汉竹编著•亲亲乐读系列

干货！产科专家说怀孕

王 琪 主编

汉 竹 编著

江苏凤凰科学技术出版社
全国百佳图书出版单位

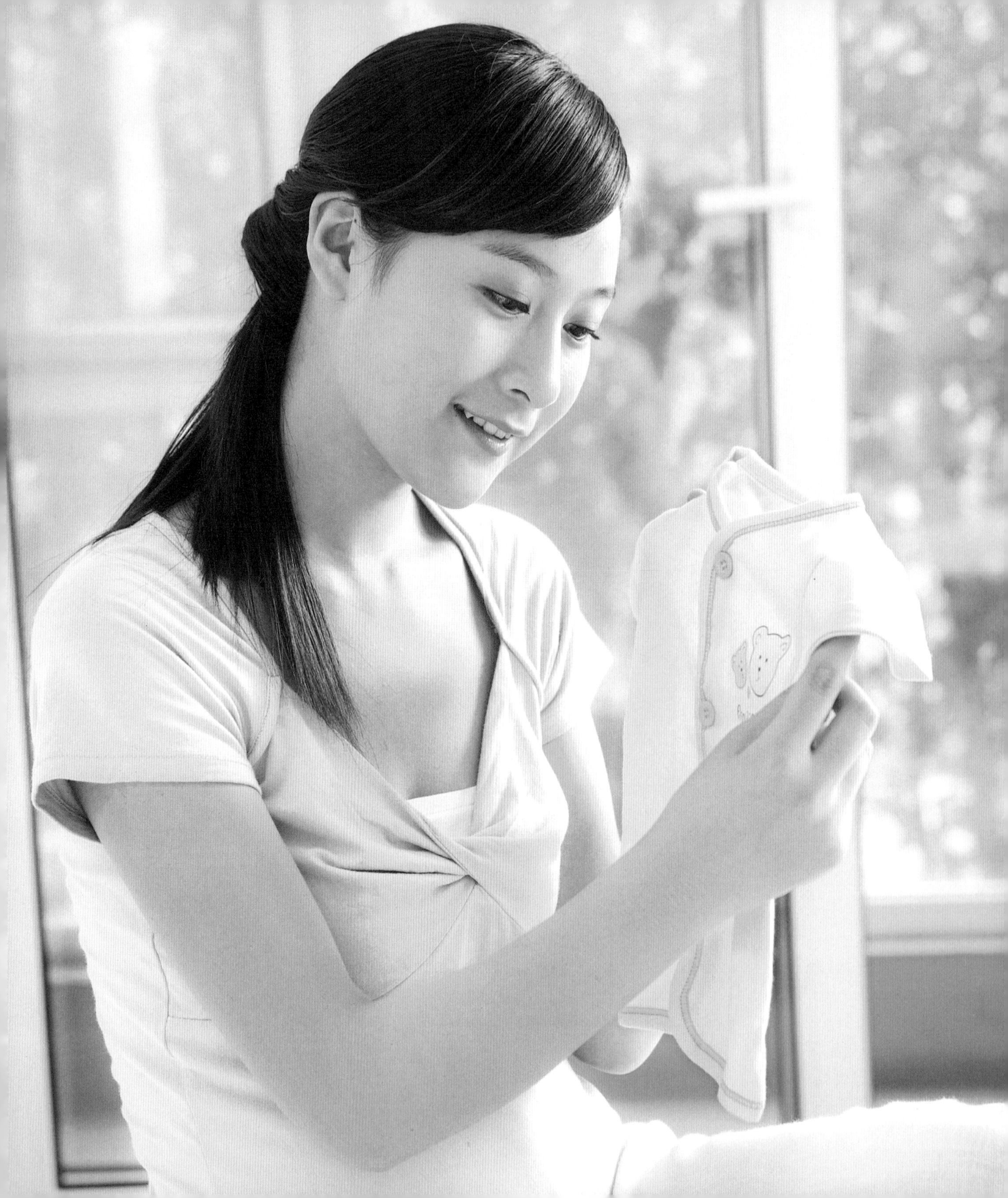

编辑导读

孕期还能随心所欲地吃喝吗？

怎么预防妊娠纹？

怎样让孕期成为一段美好时光？

……

怀孕是一段奇妙的旅程，在这段开启新篇章的人生里，一个健康的宝宝、一段舒心的怀孕时光，以及顺利的分娩过程，是每位孕妈妈及其家人所期望的。但是在长辈的叮嘱劝慰和朋友的关心爱护中，一些彼此矛盾的观点却让孕妈妈变得越来越迷茫，每次产检都匆匆忙忙，问题也越来越多。

关于怀孕，每位孕妈妈都有太多想要知道、需要知道的知识点，不同于网络搜索的常识内容，本书整理了孕妈妈普遍感到困扰却难以得到详细解答的问题，以及怀孕产检时的注意事项。不用专门跑医院，这里就有经验丰富的产科专家给孕妈妈提供全面、科学的孕期指导，为孕妈妈提供详细实用的产检窍门、营养食谱和运动计划，让孕妈妈告别怀孕过程中的老观念，科学地做好孕期保健，轻松愉快地度过孕期，迎接健康聪明的宝宝。

目录 1 2 3 4 5

孕 1 月

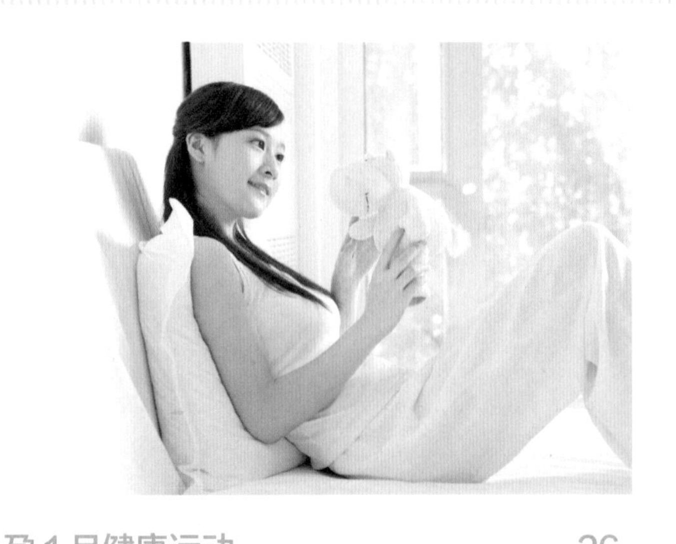

孕 2 月

6 7 8 9 10

孕 3 月

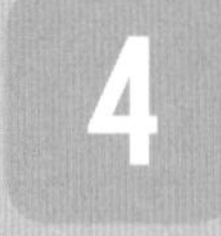

孕 4 月

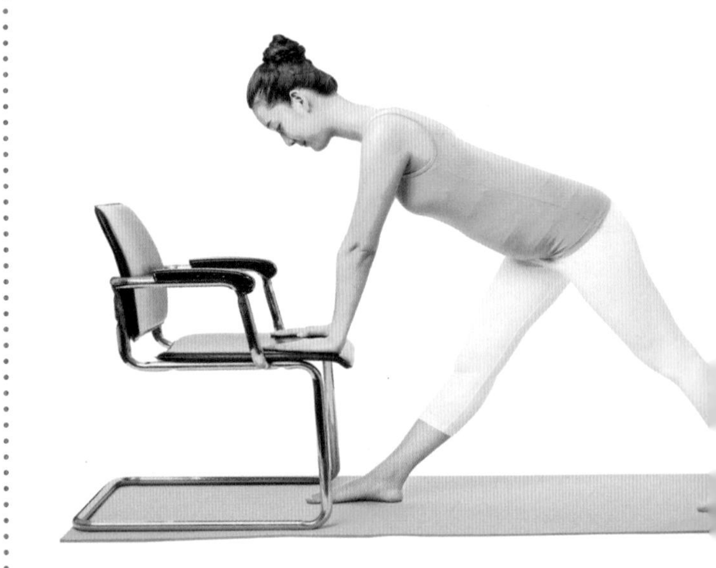

孕 5 月

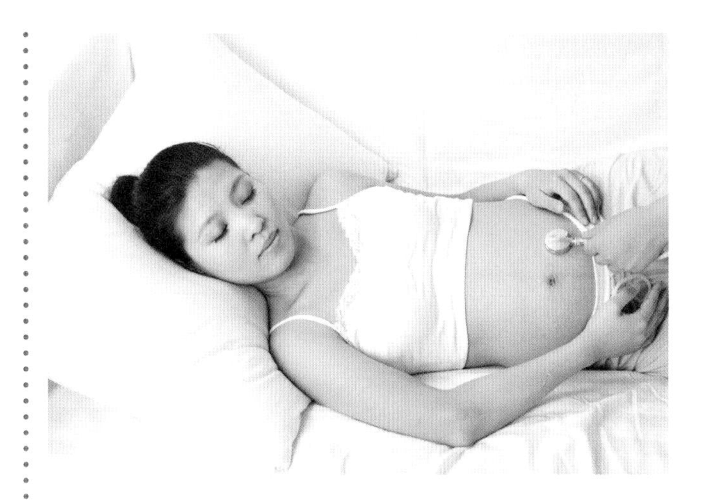

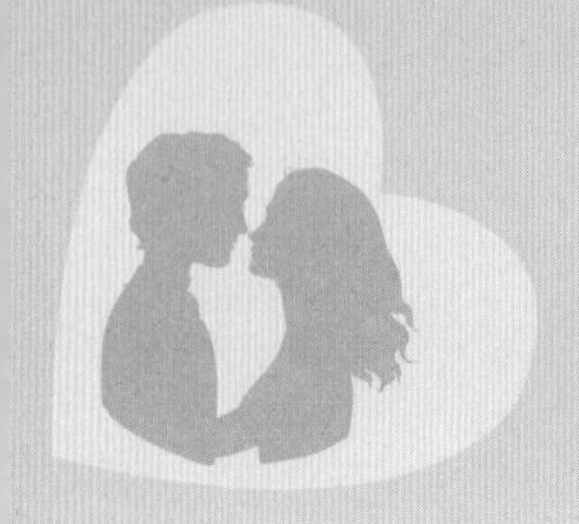

1 2 3 4 5

孕 6 月

孕 7 月

6 7 8 9 10

孕 8 月

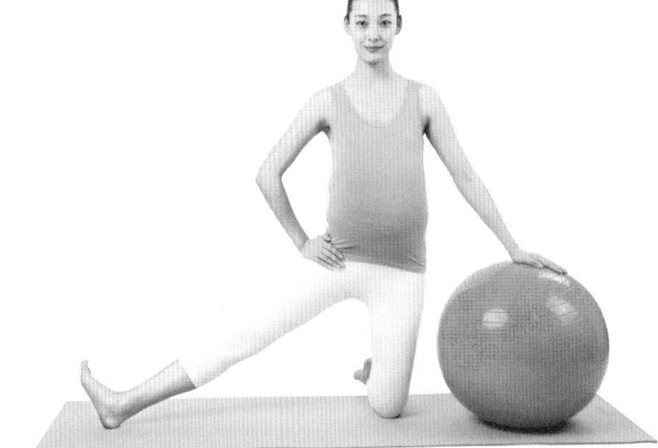

孕8月吃什么速查......136

孕8月健康运动......140

孕 9 月

孕9月产检......144

孕9月周周看......146

孕9月吃什么速查......152

孕9月健康运动......156

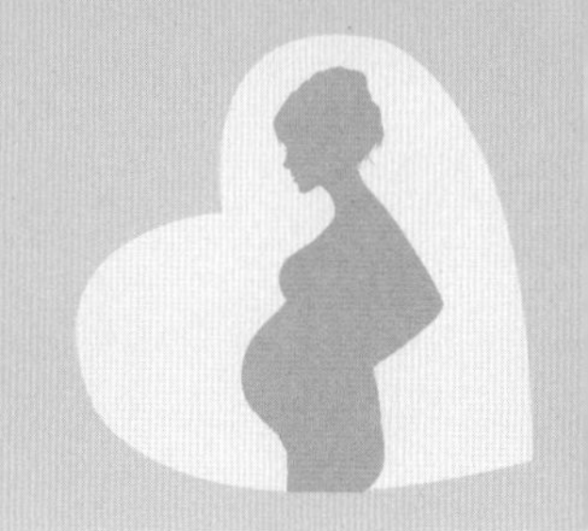

孕 10 月

附录

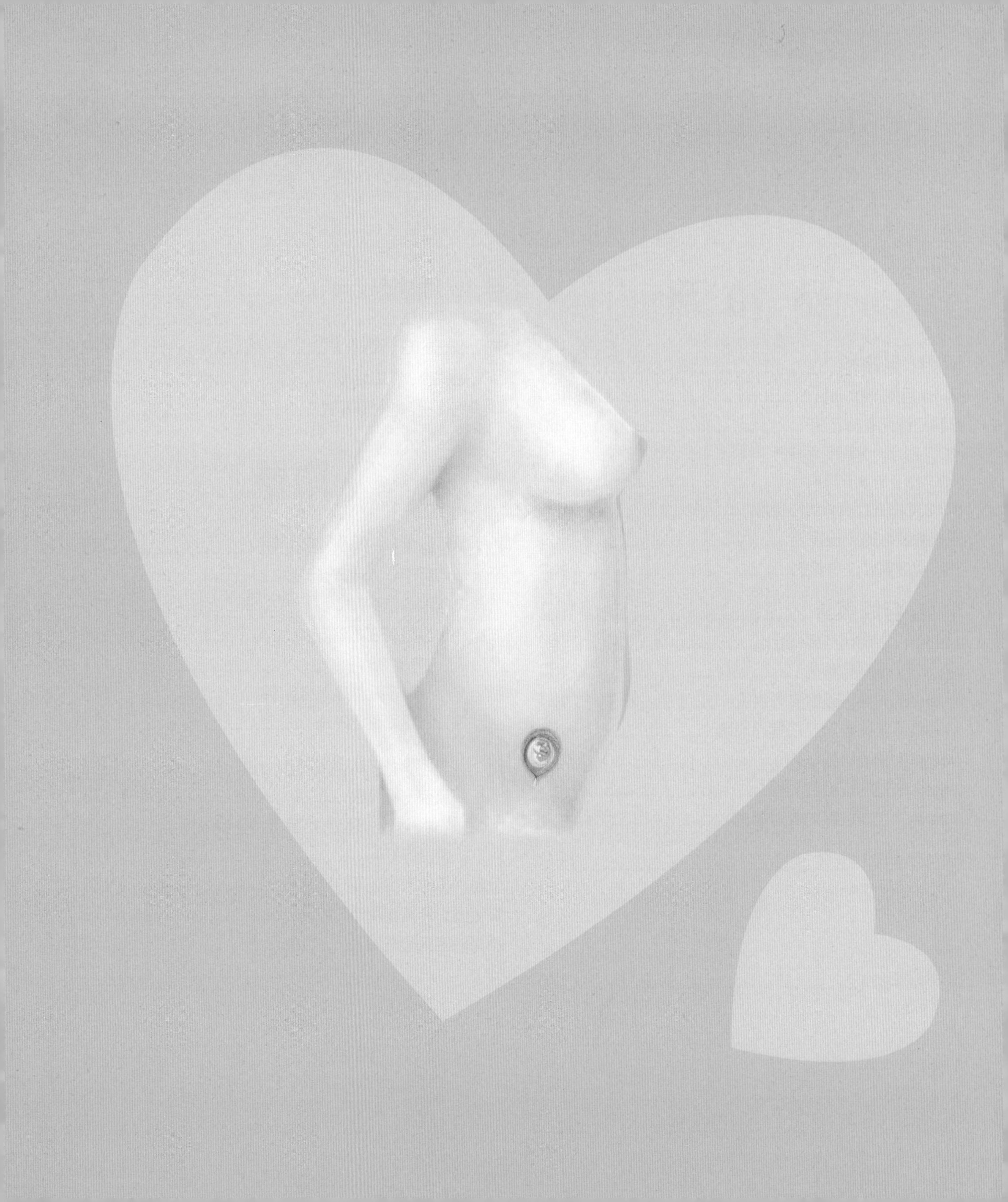

孕1月

产检小叮咛

- 第1次检查前要了解自己的亲属、丈夫及其家族成员的健康情况，有无遗传病史。
- 确认怀孕后，要听取医生建议，按时产检。

生活小叮咛

- 工作间隙要适当放松紧张的大脑，不要让自己太劳累。
- 增加睡眠时间，提高睡眠质量。

饮食小叮咛

- 需要补充蛋白质、碳水化合物及各种维生素和矿物质。
- 可适当吃些乌鸡、鲫鱼等食物，对提高卵子质量有益。

运动小叮咛

- 坚持适度地运动，避免剧烈运动和危险的动作。
- 午饭或晚饭后散散步；利用零碎时间进行运动，呼吸一下新鲜空气也不错。

孕1月产检

孕妈妈在家用试纸测试出怀孕后，还应该到医院做相应的检查进行确认，确定怀孕周数，得到医生的保健指导，这也是孕期的第1次产检。通过产检，可以及早发现孕早期可能出现的异常现象并及时进行处理，如各种原因引起的流产、异位妊娠、葡萄胎或不适宜怀孕的严重疾病等。

孕1月的产检项目

□确认是否真的怀孕

□子宫颈抹片检查

□阴道疾病检查

□遗传性疾病检查

□验尿（检查尿蛋白、有无感染等）

□营养摄取及日常生活注意事项咨询

□体重及血压检查

□甲状腺功能检查

□过去用药的历史及产科就诊的一般记录、个人及家族疾病史

□一般体检

□血液检查〔血红素（血红蛋白）、血细胞比容（血细胞占全血容积的百分比）、血型、风疹、乙肝（其他如艾滋病、性传播疾病则为选择性检查项目）〕

以上项目可作为孕妈妈产检参考，具体产检项目以医院及医生提供的建议为准。

产科门诊问答排行榜

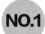

计划外怀孕的胎宝宝健康吗

从大量的案例和数据来看，建议有计划地怀孕，因此备孕女性要做好孕前检查和咨询。如果在没有准备的情况下怀孕了，孕妈妈就更要重视产检，及时到医院进行系统的检查，将怀孕期间的生活、饮食习惯告知医生，这样可以更好地判断胎宝宝的情况。

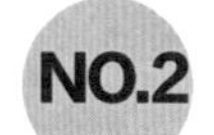

服药期间意外怀孕怎么办

从优生优育的角度来考虑，怀孕期间，特别是怀孕初期是不建议用药的，因为药物对胎宝宝存在一定影响。

不过，药物对胎宝宝的影响也与怀孕时间有关。一般情况下，若经期规律，怀孕的时间从末次月经第1天算起。

怀孕前3周：因还未形成受精卵或受精卵尚未着床，不易受药物影响。

怀孕第4周：由于胚胎组织没有分化，如果受药物影响，则容易引起流产、胚胎死亡。

怀孕第5~11周：是胚胎器官分化形成阶段，也是致畸高度敏感期。

怀孕第12周：胚胎器官分化初步完成，但药物致畸的情况也不要忽视。

孕妈妈应根据自己的实际情况，向医生咨询。如果想继续怀孕，一定要加强孕检，定期查看胎宝宝的发育情况。

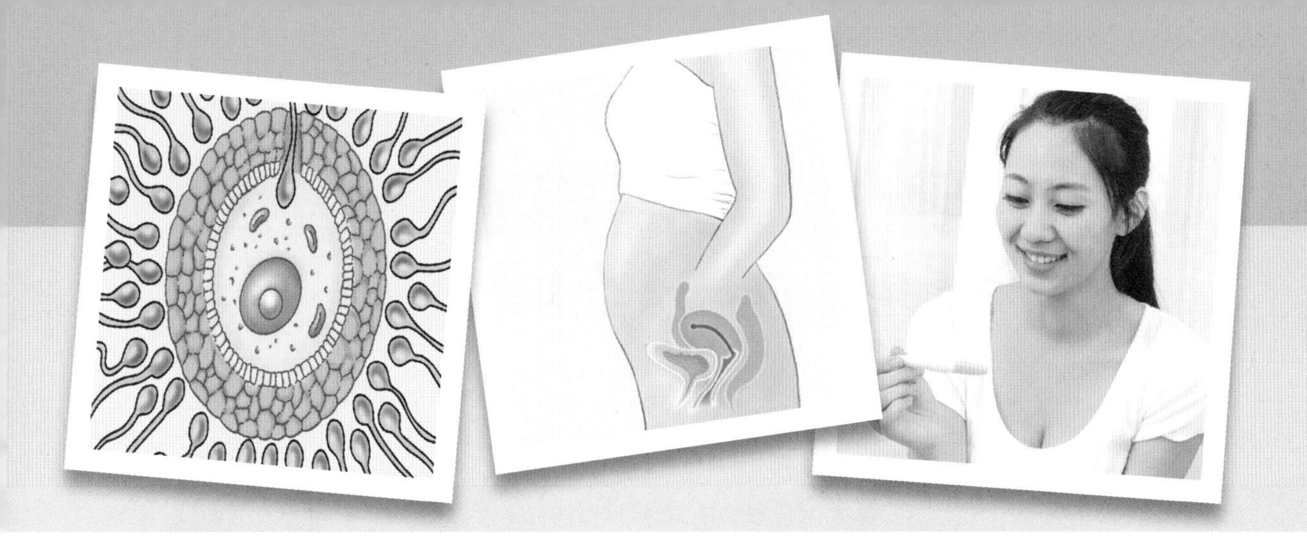

专家解读你的产检报告

有些女性孕初期人绒毛膜促性腺激素（HCG）含量比较低，用试纸测出的线条颜色比较浅，无法判断是否怀孕。在这种情况下，孕妈妈可以去医院做血液检查，通过分析 HCG 判断是否怀孕。通常来说，采用验血的方法判断是否怀孕是比较准确的。未怀孕的女性，血液 HCG 水平 <5 国际单位 / 升，而怀孕后，HCG 水平每 2.2±0.5 天约升高 1 倍，黄体酮在孕期也会明显增高。因此，若自测出已怀孕，还应通过验血的方法进一步确认。

产检前你需要注意这些

第 1 次检查前要了解自己的亲属、丈夫及其家族成员的健康情况，最好和丈夫一起检查，他可以回答既往健康状况、有无家族遗传病史等问题，以免在医生问诊时出现“一问三不知”的情况。

而在本月要进行的血液检查，是通过体内 HCG 含量的变化来判断是否怀孕的。HCG 含量是不受进食影响的，因此孕妈妈什么时候都可以检查，在检查时也不需要空腹。

NO.3 剖宫产后不到一年又怀孕了，宝宝能要吗

剖宫产的妈妈至少要等一年后才能怀孕，因此平时一定要注意避孕。若不小心怀孕，孕妈妈要去医院检查一下，医生会对你做一个全面的评估。如果医生建议不要继续妊娠，还是应听从医生的建议，以免发生子宫破裂，危及生命。

NO.4 有慢性病的孕妈妈，怀孕后需要停止治疗吗

有些慢性病，如糖尿病、癫痫或甲状腺功能亢进症等，需要长期治疗。在怀孕之前，备孕女性就应该咨询医生，评估是否需要更换药物，以保证怀上健康的胎宝宝。如果已经怀孕，孕妈妈应将所服用的药物告知医生，并配合医生对胚胎进行系统的检查。如有问题，孕妈妈应听从医生的建议终止怀孕。

NO.5 众多品牌的叶酸补充剂，该怎么选

孕妈妈补充叶酸有两种选择：一是购买斯利安叶酸片，这是我国国家批准的小剂量叶酸增补剂，每片叶酸含量是 0.4 毫克；二是购买含有叶酸的孕妇专用片。不过不管是哪种叶酸，最好还是先听听医生的建议，千万不要自己盲目服用叶酸补充剂。

孕1月周周看
做好准备迎接胎宝宝到来

孕1月，因为还没有迎来末次月经后的下一次月经来潮，所以很少有孕妈妈知道自己已经怀孕了。当本月月末时，胎宝宝就已经在孕妈妈的子宫内“安营扎寨”并悄悄发育了。

二胎妈妈看过来

有计划要二胎的女性，相比较第1次怀孕的女性而言，已经比较有经验了，对于排卵期的到来和最佳受孕时机都有所了解，心理上会比较平静。但在要二胎之前，应安抚好大宝，跟他（她）提前沟通一下，让大宝做好成为哥哥或姐姐的心理准备，不要忽视了大宝的感受。

带孩子的辛苦，相信妈妈们都有所体会。对于二宝，妈妈不要太有心理负担，有了带大宝的经验，带二宝会更得心应手。现在只需要调整好心情，别太劳累，为即将到来的二宝努力吧。

week 1 孕消息早知道

怀孕后，身体会出现各种征兆，仔细观察身体发出的信号，才能更好地度过孕期。

停经：较为准确的怀孕信号是月经停止来潮。结婚或有性生活的女性，如果平时月经规律，但某次月经延迟10~15天没来，就应考虑是否怀孕。所以有性生活的女性都应该记住自己的月经日期(可在日历上做记号)。

有极少数女性，虽然已经怀孕了，但是仍然行经一两次，不过来的经血比平常要少，行经期也短些，这在中医上称为“漏经”，但真正的原因尚不清楚。

乳房胀痛：乳房发胀，好像变大了，有点刺痛的感觉，乳头颜色

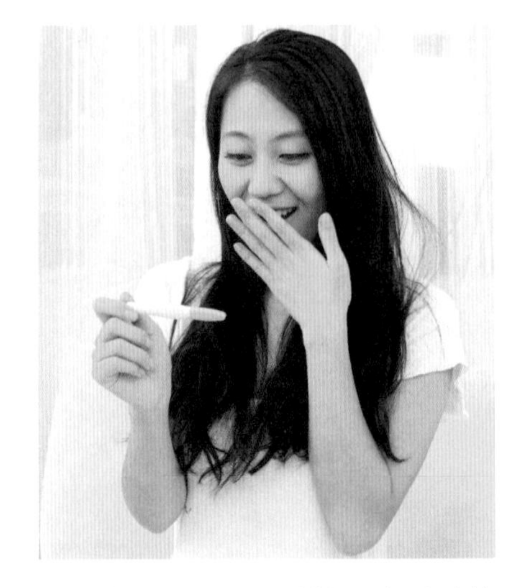

也会变深，出现小结块。这是随着受精卵的着床，体内激素发生改变，乳房做出的相应反应，也是为以后的哺乳做准备。

类似感冒：孕早期的反应和感冒相比有差别，可以区分出来。怀孕后会出现停经，而感冒通常都不会影响月经的来潮。

干货！干货！

别急着吃感冒药

♥ 在接诊过程中，确实发现有孕妈妈因为早孕的反应类似感冒而误吃感冒药，在这里要提醒所有的育龄女性，特别是备孕期的女性，当发现身体不适，特别是伴随着月经延迟时，一定要警觉是否已经怀孕了。可以先喝些姜汤驱寒，好好休息，再根据身体情况做判断，不要一发现不适就吃感冒药。

week 2 孕期用不用穿防辐射服

现代办公多用电脑，很多孕期女性担心胎宝宝受到辐射影响，在孕期，甚至孕前就开始穿防辐射服了。但实际上防辐射服并不像它所宣传的那么有效果。有实验证明，目前市场上的防辐射服对单一来源的辐射较为有效。但是生活中的辐射环境是复杂的，前后左右都可能有辐射来源。在这种状态下，辐射不能被完全隔绝在外，反而有可能在防辐射服内经反射，加大防辐射服内的辐射量。

不过，已经开始穿防辐射服的孕妈妈们也不必担心。由于现代技术的发展，各种电器的辐射量都远远低于安全标准，即使穿上防辐射服也是安全的。

穿不穿防辐射服取决于孕妈妈，虽然实验已证明防辐射服对多源辐射屏蔽效果不明显，但如果孕妈妈觉得穿防辐射服能让自己更安心，那么穿上也无妨。

防辐射服怎么选

作为防辐射服装，首先要有服装的基本性能，如透气性、舒适性，同时要能满足对家电的防辐射要求。

防辐射服一般有防辐射兜肚、马甲等，孕妈妈可以根据自己的需要选择。如果只是一般的辐射强度，防辐射兜肚就可以，而且适合所有季节；若周围辐射较强，如经常接触电脑，则可以选择防辐射马甲。

最好的方法是远离辐射

找出隐藏在家中、职场和医院中的辐射源，与它们保持安全距离。最好减少使用手机的时间，不用手机时应放在离自己至少 30 厘米远的地方。

需要特别提醒有怀孕计划的女性，在单位体检或者做其他检查需要做放射检查时，一定要告知医生你近期有怀孕的打算。

干货！干货！

辐射不是洪水猛兽

- 不少孕妈妈在看门诊的时候向我大倒苦水，说一怀孕就感觉身边到处都是辐射，电脑、手机倒还罢了，就连吹个头发、看个电视也害怕有辐射，弄得自己什么都不敢做了。

- 门诊产检、胎宝宝的发育案例证实，辐射易导致胎宝宝畸形，在孕期防辐射至关重要，但孕妈妈也不用过于紧张，对于生活中的电器，偶尔使用一下不会对胎宝宝产生影响。

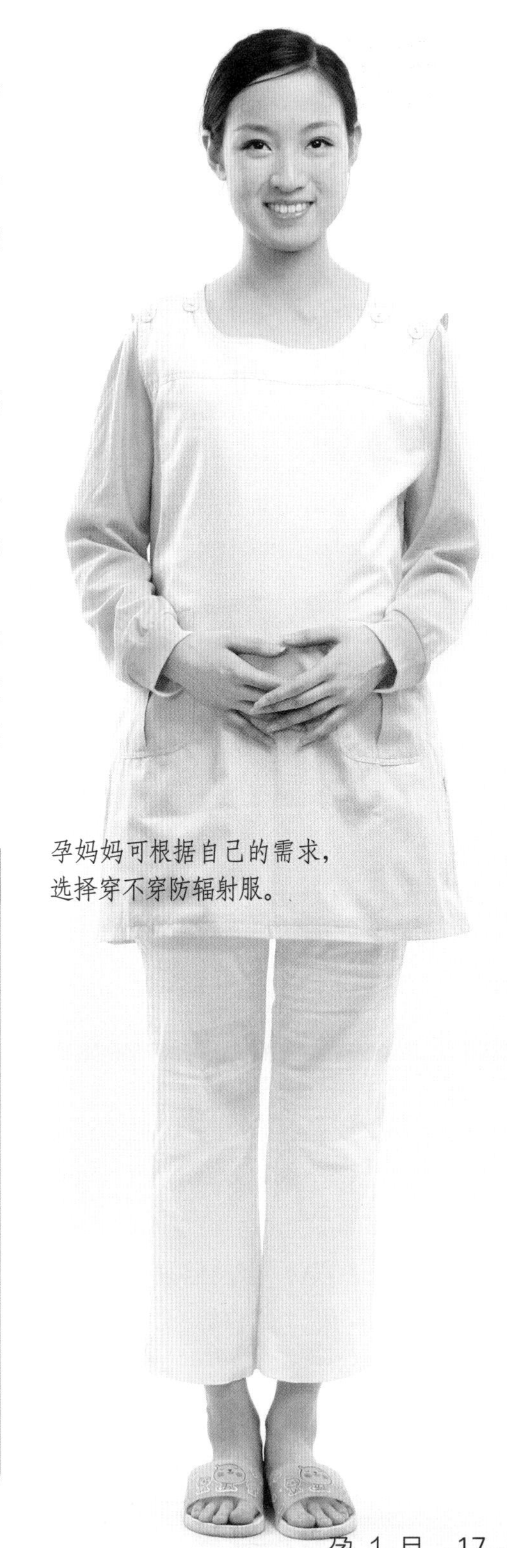

孕妈妈可根据自己的需求，选择穿不穿防辐射服。

week 3 科学处理宠物去留问题

养宠物的孕妈妈应该听说有一种叫作弓形虫的寄生虫，孕妈妈一旦受到感染，将影响胎宝宝的发育，甚至造成死胎或早产等。因此，以往的观点认为备孕及怀孕期间，应该将宠物长期寄养或送人，以免影响胎宝宝。但是宠物已经成为许多家庭中不可缺少的一员，想到要告别小宠物，孕妈妈的心情也不好。其实，只要科学处置，合理应对，孕期饲养宠物也照样可以孕育出健康的宝宝。

决定宠物的去与留主要参照的是孕妈妈体内是否存在弓形虫抗体及宠物是否携带并治疗过弓形虫。弓形虫抗体一般是感染过弓形虫的人体内产生的免疫反应。通常情况下，如果怀孕前感染过弓形虫，怀孕后即使再次感染，因为体内有弓形虫抗体，也不会对胎宝宝造成影响。建议养宠物的女性在备孕前就做弓形虫感染的血清检查，听取医生的建议后再考虑是否继续饲养宠物。如果决定继续饲养，以下几条措施可供孕妈妈参考。

1. 在备孕时带自家宠物检查、接种疫苗。

2. 让家人帮忙处理并打扫宠物窝，并在处理后用肥皂洗手，将宠物窝放在远离客厅、餐厅、卧室的地方。

3. 尽量少让自家宠物出门，尤其是不要和流浪猫、流浪狗接触。

4. 接触过宠物的玩具后要用肥皂或洗手液洗手。

5. 不要给宠物喂食生肉。

除了弓形虫之外，孕期饲养宠物还可能会感染绦虫病、蛔虫病，被宠物抓伤以及出现过敏反应等。所以孕妈妈在决定宠物去留的时候，一定要全面考虑，并且咨询医生，做好详细的诊断。

干货！干货！

不怕一万，就怕万一

前不久，一位年轻的孕妈妈递给我的检查单上，弓形虫一栏的检查结果是阳性。原来她家里一直养猫，虽然她没有感冒发热的症状，但是检查结果是弓形虫感染，胎宝宝可能存在畸形，最终她选择了引产。孕妈妈在日常生活中应注意仔细检查自己的生活、工作环境以及个人的生活习惯，避开那些会影响胎宝宝发育的危险因素，对于宠物，如果没有十足的把握，最好是将其长期寄养或送人。

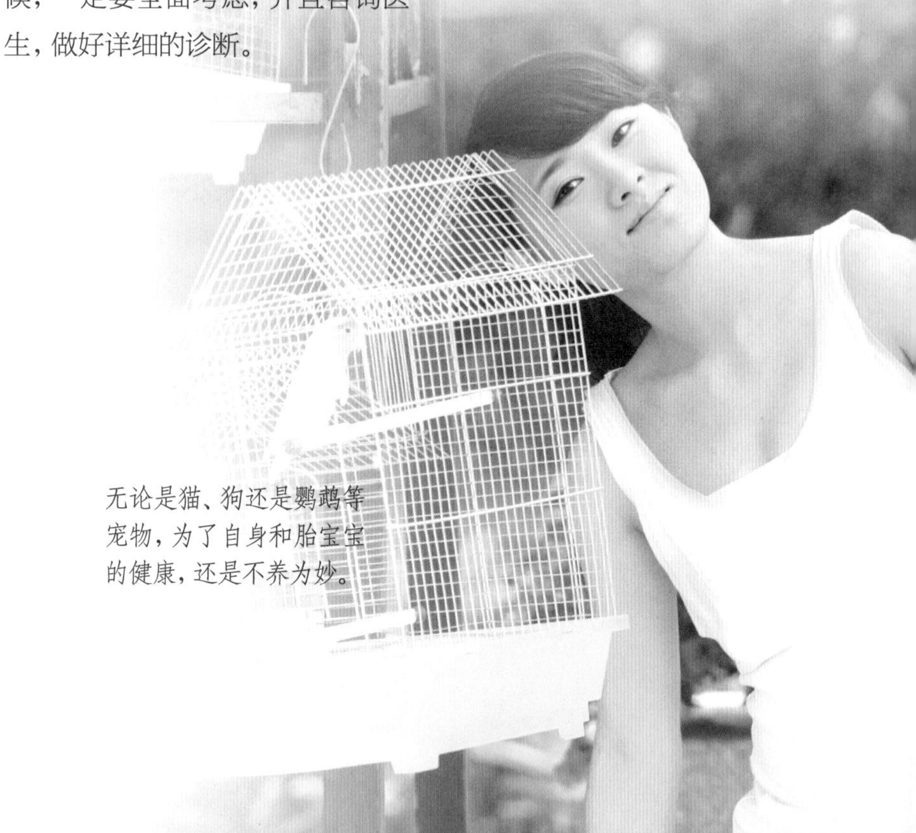

无论是猫、狗还是鹦鹉等宠物，为了自身和胎宝宝的健康，还是不养为妙。

week 3 补充叶酸，势在必行

相对来说，孕期是一个比较特殊的生理阶段，对比平时，孕妈妈更需注意对各种营养素的补充，尤其是叶酸。因此，如果计划怀孕或已经怀孕，孕妈妈可在医生的指导下更有针对性地补充叶酸，将更有利于孕妈妈和胎宝宝的健康。

从日常食物中获取的叶酸有限

叶酸广泛存在于动植物类食物中，尤以动物肝脏及绿叶蔬菜中含量较多。但由于叶酸遇光、遇热后会变得不稳定，容易失去活性，所以人体真正能从食物中获得的叶酸并不多。

发现怀孕后再吃叶酸也来得及

不少孕妈妈是意外怀孕，没有提前补充叶酸，当发现自己怀孕时，可能第一反应就是：完了，还没吃叶酸呢，孩子会不会畸形？其实也不用太过担心，即便是发现怀孕后才开始补充叶酸，仍然可以降低胎宝宝发育异常的危险。因为怀孕后的前 3 个月都是胎宝宝神经系统发育的关键时期，孕妈妈从现在起补充叶酸也可以明显减少胎宝宝神经系统畸形的风险。

week 3 叶酸虽好，但要适量

虽然孕妈妈都知道，孕期补充叶酸是非常必要的，但是过量摄入叶酸会导致胎宝宝患某些进行性、未知的神经损害的危险增加。研究显示，孕早期每日摄入 0.4 毫克叶酸，孕中期每日摄入 0.6~0.8 毫克即可。孕妈妈对叶酸的日摄入量可耐受上限为 1 毫克。因此，补充叶酸虽然必要，但是也不能过量，补充的剂量要在合理的范围内，否则对身体一样有害无益。除此之外，孕妈妈长期过量摄入叶酸还会干扰体内锌的代谢，影响胎宝宝发育。

干货！干货！

补叶酸不会影响“大姨妈”

- 当备孕女性来门诊做孕前检查的时候，我们会讲许多注意事项，比如“提前 3 个月服用叶酸”等。但是有很多人对此表示怀疑，说自己以前也补过叶酸，但是那个月的“大姨妈”就来迟了。那么，吃叶酸真的会让“大姨妈”迟来吗？

- 叶酸是一种水溶性的维生素，不是激素，不会改变月经周期。出现月经周期推迟情况一般另有原因，比如因为老想着要怀孕而紧张焦虑，或者碰巧工作压力大，或者内分泌失调等，从而影响月经的周期规律，导致月经延迟。

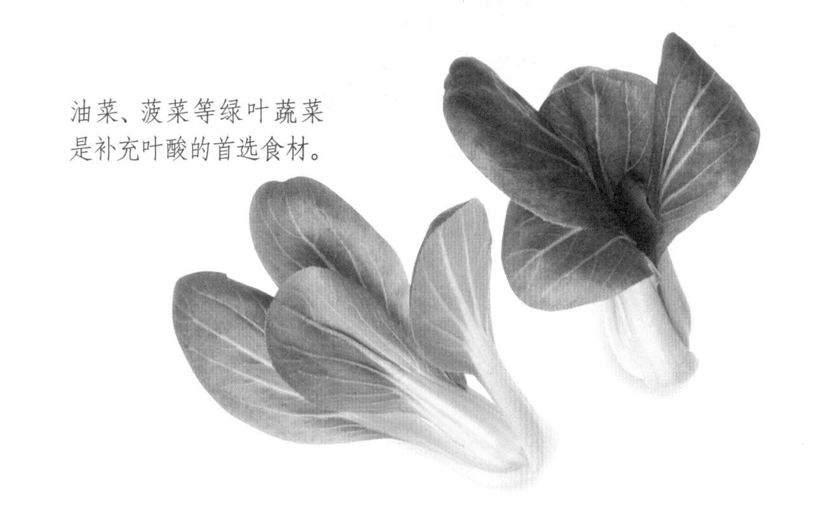

油菜、菠菜等绿叶蔬菜是补充叶酸的首选食材。

week 4 算一算什么时候能见到宝宝

一旦确定怀孕，孕妈妈和准爸爸接着想了解的问题是不是“宝宝什么时候出生”呢？那么孕妈妈要怎样计算自己的预产期呢？

俗话说“怀胎十月”，但是这个“十月”并不是平时的10个自然月，而是妊娠月，所以整个孕期约为280天(40周)。预产期也不是精准的分娩日期，只是个大概时间。这个日期是否准确，要看孕妈妈自己的月经周期是否遵循28天为一个周期的规律。如果月经周期较短或较长，那么分娩的日期就可能提前或者推迟。真正在预产期那一天分娩的孕妈妈并不多，所以不要把预产期这一天看得太重。在孕38周到孕42周分娩都是正常的，大多数胎宝宝都会在预产期前后一周内出生。

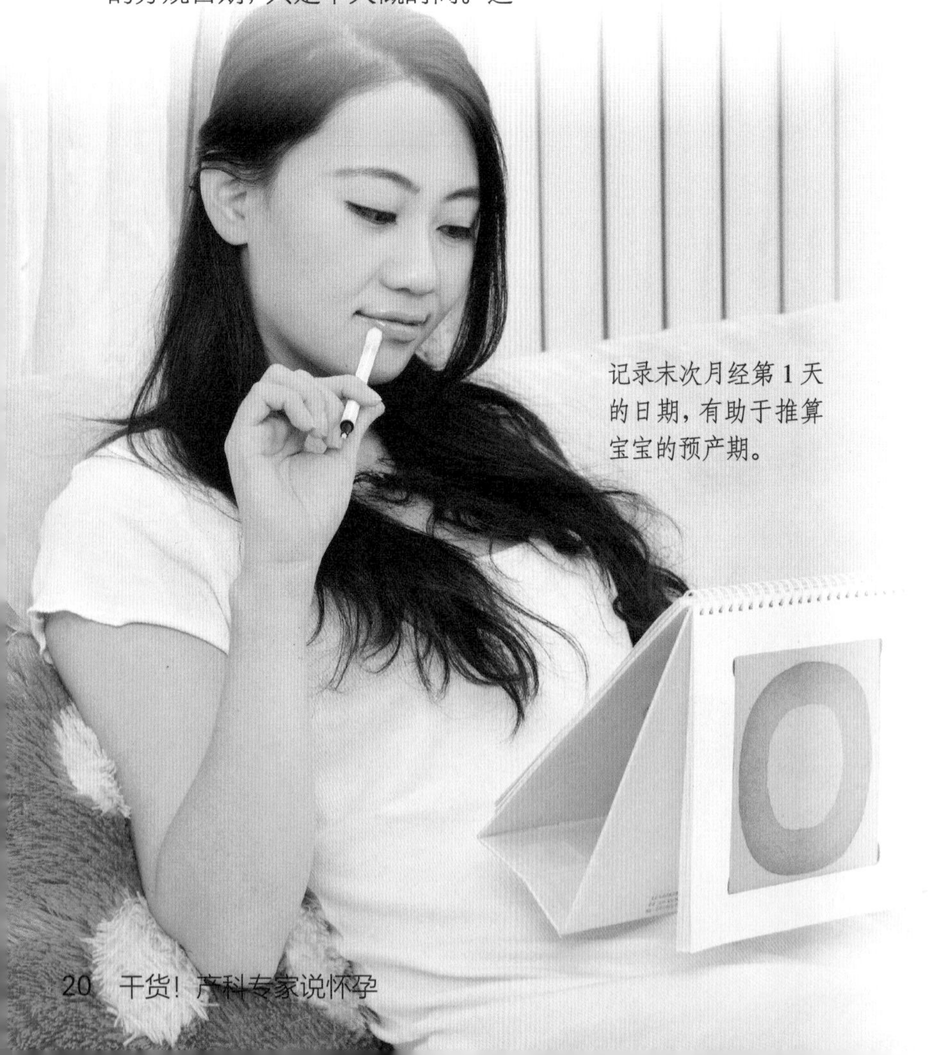

记录末次月经第1天的日期，有助于推算宝宝的预产期。

预产期的计算方法如下：

预产期月份：末次月经月份 –3 或 +9，以3月份为节点，3月份以后的在这个月份上 –3（相当于次年的月份）；在3月份和3月份之前就在这个月份上 +9（相当于当年的月份）。比如，末次月经月份是2016年7月，那么预产期就应该是2017年4月。

预产期日期：末次月经日期 +7，如果得数大于30，则需 –30，月份相应 +1。比如，末次月经的日期是2016年7月3日，那么预产期就应该是2017年4月10日。

虽然不是一定在预产期这一天分娩，但是预产期可以让孕妈妈知晓宝宝安全出生的时间范围。

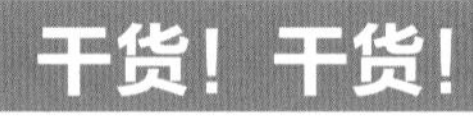

干货！干货！

不记得末次月经了怎么办

♥ 在孕早期的产检中，我们会例行询问孕妈妈末次月经的时间，用来推算孕周和预产期。但是有些粗心或者计划外怀孕的孕妈妈，实在想不起来自己末次月经的具体日期，继而为无法推算预产期而发愁。其实孕妈妈不必担心，这只是推算预产期的方法之一，遇到孕妈妈自己记不清末次月经日期的时候，我们也可以在产检时根据早期的B超结果推算孕周。

week 4 如何在家验孕

许多女性开始备孕后都会准备早孕试纸或者验孕棒自测是否怀孕，这的确是既简单又有效的办法。孕妈妈选用正规品牌的早孕试纸或验孕棒，再配合正确、科学的操作方法，在家验孕的准确率也很高。

那么同房后多久能确认怀孕呢？如果是采用尿液检测，同房后10天就可以用早孕试纸测试是否怀孕，也可以到医院通过抽血检查HCG含量。如果是B超检查，一般同房后20~35天就可以检查出是否怀孕。

早孕试纸的使用方法

①打开包装，手持试纸条上端，不要触摸实验区。

②取1杯尿液。

③将试纸带有箭头标志的一端浸入尿杯(尿样不要超过MAX线)，约3秒钟后取出平放。

④在反映区内出现一条红线为“阴性”，表示未怀孕；出现两条红线则为“阳性”，表示已经怀孕。

验孕棒的使用方法

①撕开包装，取出验孕棒。

②紧捏验孕棒手柄一端。

③用吸管吸几滴尿液，滴到吸尿孔。

④在观察窗中的“C”“T”位置，如果出现两条紫红色线，表明已怀孕；如果只出现一条线，表明未怀孕。

专家特别提醒

早孕试纸或验孕棒应到正规药店去购买，并注意生产日期；在验孕前仔细阅读说明书，谨慎操作；验孕时间不宜太早或太晚。

在家验孕会有测不准的情况，也许是忽略了测试尿液应该用晨尿这个关键点。测试用的尿液要收集清晨第1次的，因为这时的尿液比较浓，含的激素量较多，能保证测验结果更准确。

如果早孕试纸显示一深一浅两条线，就表示体内的HCG含量比较低，测试结果为弱阳性。这可能是受怀孕或测试时间、试纸的灵敏度乃至其他因素影响，这时最好去医院做个详细检查，确定是否真的怀孕了。

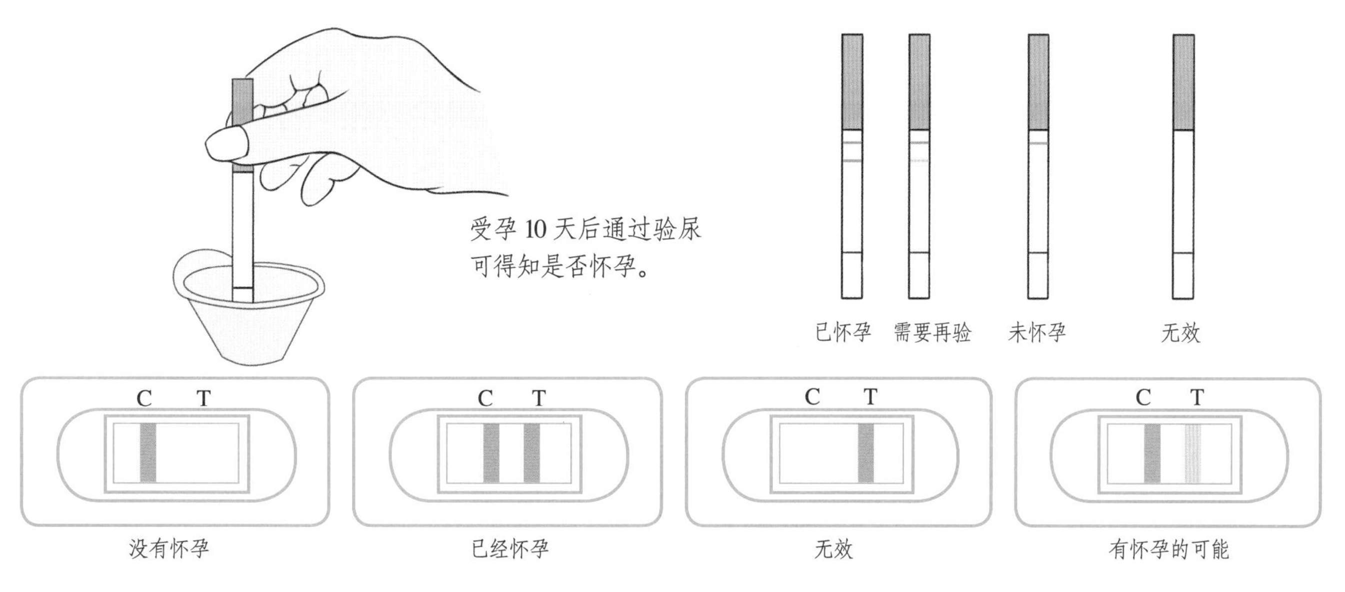

受孕10天后通过验尿可得知是否怀孕。

孕1月吃什么速查

本月必吃的1种食材

牛肉

牛肉味道鲜美，蛋白质含量高，而脂肪含量低，孕妈妈可多吃些牛肉，不仅能增强自身体质，还不易长胖。

妈妈补 宝宝壮

增强免疫力

牛肉含维生素 B_6、锌，可增强身体免疫力，促进蛋白质的消化吸收和合成，既有助于促进胎宝宝神经系统的发育，又有助于孕妈妈安然度过孕期，迎接考验体能的生产大事。

预防缺铁性贫血

牛肉中富含铁，而铁是人体必需的造血原料之一。适当吃牛肉能有效预防孕期贫血，这对孕妈妈和胎宝宝都非常有利。

孕妈妈的御寒佳品

牛肉中富含蛋白质，其含有的氨基酸比猪肉更能满足人体需要，这有助于增长肌肉、增强力量。寒冬食牛肉，有暖胃作用，所以牛肉是孕妈妈的寒冬补益佳品。

牛肉中的锌比植物中的锌更容易被**人体吸收**，吸收率为**21%~26%**，而植物中的锌吸收率为**10%~20%**。

牛肉 主打营养素

牛肉含人体所需的多种必需氨基酸、蛋白质、脂肪、糖类、钙、铁、锌、磷等成分，非常适合孕妈妈食用。

蛋白质	脂肪	锌	铁
19.9克	4.2克	4.7毫克	3.3毫克

注：图表中的数值仅供参考，代表每100克牛肉中所含的该种营养素。

1个星期吃一两次**牛肉**即可

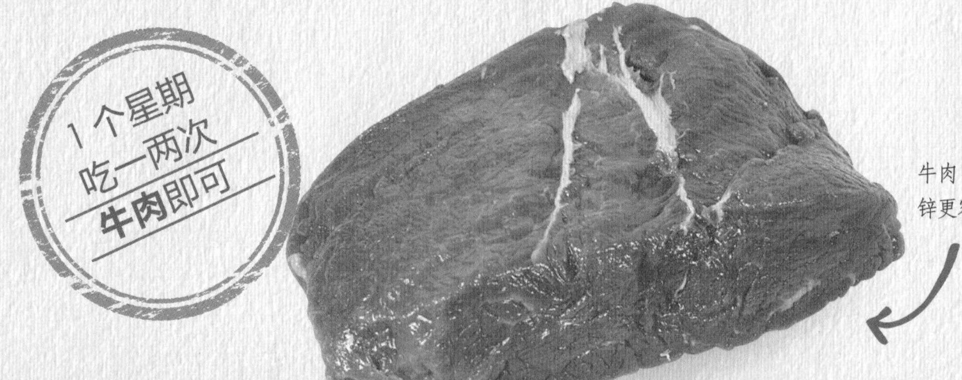

牛肉中的锌比植物中的锌更容易被人体吸收。

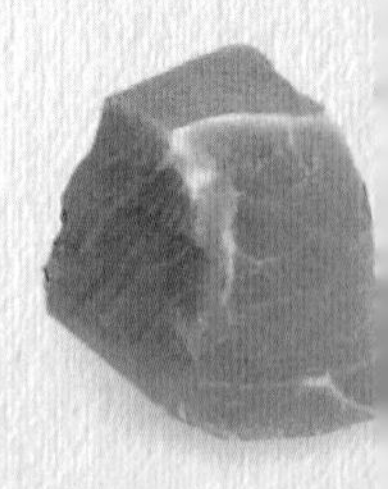

孕妈妈食用禁忌

牛肉性温热，常吃易上火，一周不宜超过两次，可搭配凉性和平性的蔬菜，能起到清热、解毒、去火的功效。

烹调牛肉时宜采用炖、煮、焖、煨、卤、酱等长时间加热的方法，经过长时间的烹饪能使牛肉的营养和鲜美的滋味慢慢散发出来，口感更好。

此外，患皮肤病、肝肾功能不良的孕妈妈应慎食牛肉。牛肉与中药牛膝不要同时食用。

产科专家说营养

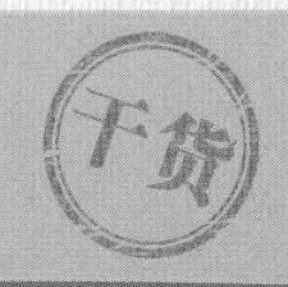

牛肉中的蛋白质含量高于猪肉，而且牛肉的脂肪含量比猪肉低。因此，对于喜欢吃肉的孕妈妈来说，牛肉是孕期既营养又不会长胖的食材。

推荐食用方法

红烧牛肉

原料：牛腱肉 500 克，胡萝卜 100 克，酱油、料酒、淀粉、姜片、白糖、盐各适量。

做法：①将牛腱肉洗净后控水切块，放入酱油、淀粉、料酒腌制 20 分钟；胡萝卜去皮，洗净，切成和牛肉大小相同的块。②油锅烧热，放姜片爆香，再放入牛肉块翻炒片刻，加酱油、白糖炒匀。③加适量清水，中火烧开，倒入胡萝卜块，烧至牛肉熟烂，加盐调味即可。

牛肉卤面

原料：牛肉 250 克，面条 100 克，胡萝卜、红椒、竹笋、酱油、盐、水淀粉各适量。

做法：①将牛肉、胡萝卜、红椒、竹笋分别洗净，切丁。②油锅烧热，放入牛肉丁翻炒至变色，再将胡萝卜丁、红椒丁、竹笋丁倒入，加酱油、盐翻炒均匀，炒至所有食材熟软后，用水淀粉勾芡盛出备用。③另起锅加水，水开后放入面条煮熟，盛入碗中，将炒好的牛肉卤浇在面条上即可。

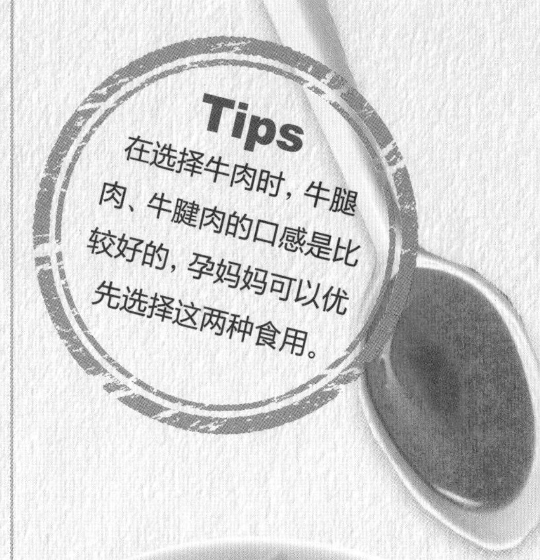

Tips

在选择牛肉时，牛腿肉、牛腱肉的口感是比较好的，孕妈妈可以优先选择这两种食用。

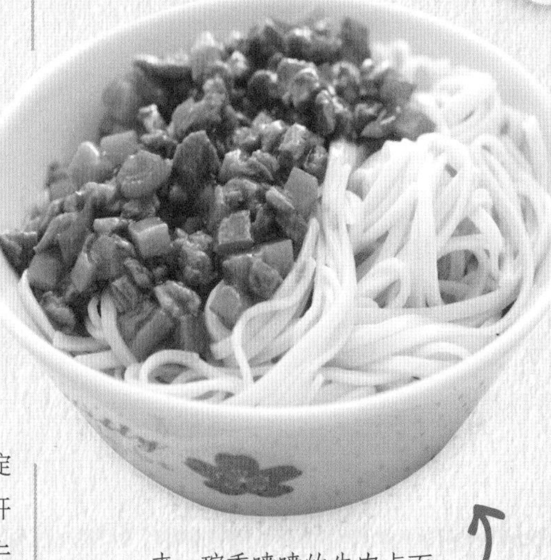

来一碗香喷喷的牛肉卤面，菜、肉、主食都有了。

平均每 **100 克**牛肉中蛋白质的含量高达 **19.9 克**，可以有效地满足孕期孕妈妈和胎宝宝对蛋白质的需求。

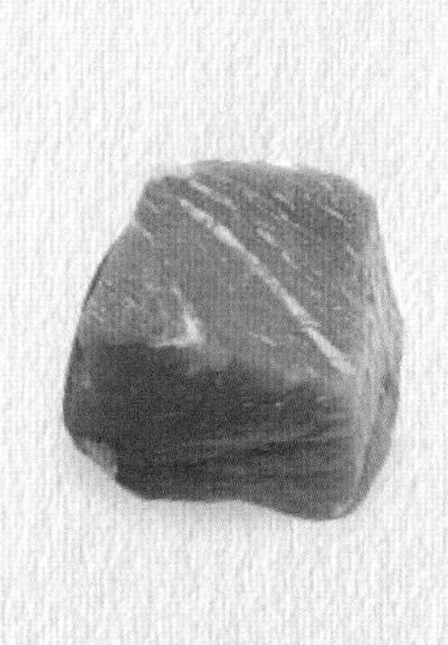

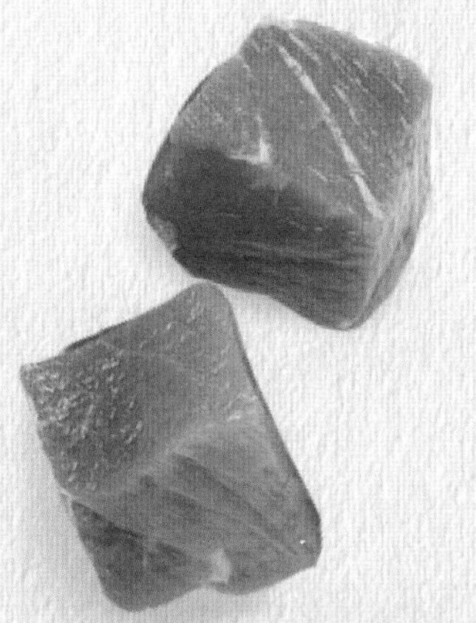

本月推荐食谱

1. 明虾炖豆腐

原料：豆腐 250 克，明虾 200 克，盐、料酒、胡椒粉、姜片、葱各适量。

做法：①将虾去须除杂，清水洗净，切成两段；豆腐切块；葱去根须，洗净后切段。②锅内放水烧沸，放入虾段和豆腐块略煮。③放入料酒、葱段和姜片，再次烧沸后撇去浮沫，加盖用小火炖至虾肉熟透。④拣去葱段和姜片，加入盐、胡椒粉即可。

孕妈妈便签：虾营养丰富，肉质松软，易消化，是孕妈妈滋补的好选择；豆腐含有丰富的植物蛋白和钙，可以为胎宝宝早期的生长发育提供充足的营养。

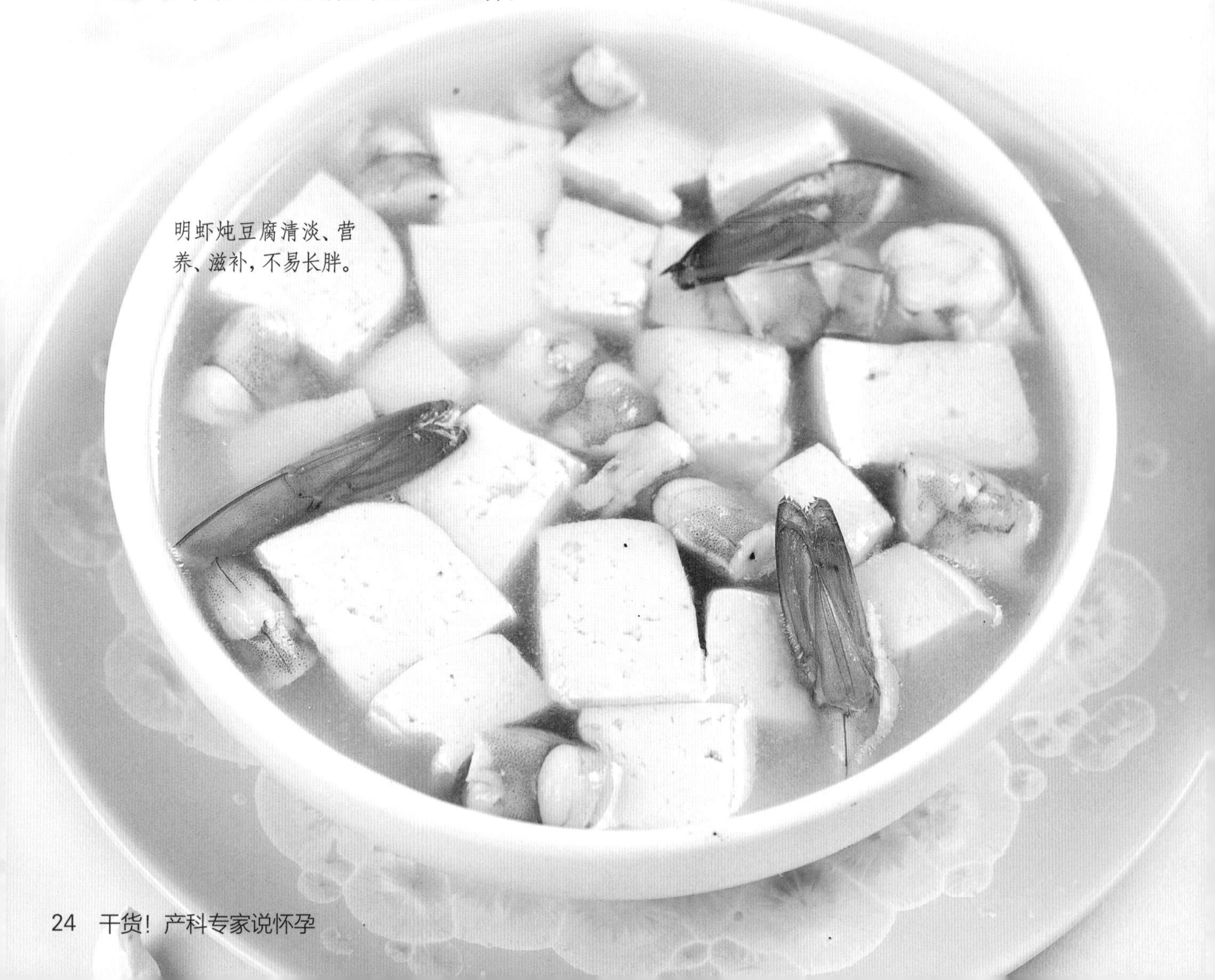

明虾炖豆腐清淡、营养、滋补，不易长胖。

2. 燕麦南瓜粥

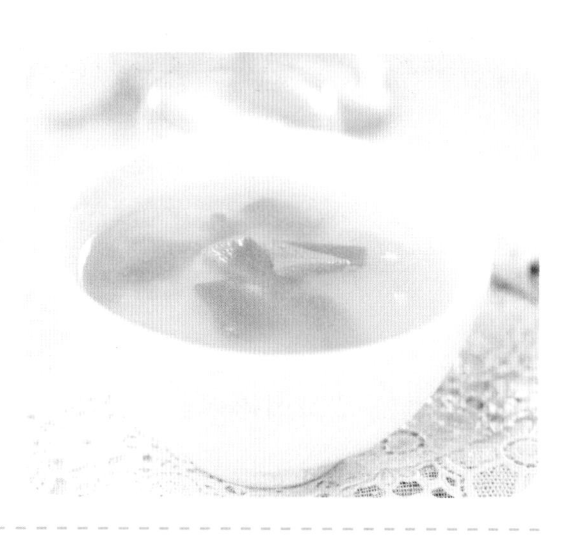

原料：燕麦 30 克，大米 50 克，南瓜 200 克，盐适量。

做法：①南瓜洗净削皮，切片；燕麦洗净，提前用清水浸泡 2 小时；大米洗净，用清水浸泡半小时。②将浸泡过的燕麦、大米放入锅中，加适量水，大火煮沸后换小火煮 20 分钟。③放入南瓜片，小火煮 20 分钟。④熄火后，加入盐调味即可。

孕妈妈便签：燕麦能刺激食欲，促进消化，让孕妈妈在孕早期保持好胃口，防止营养不良。

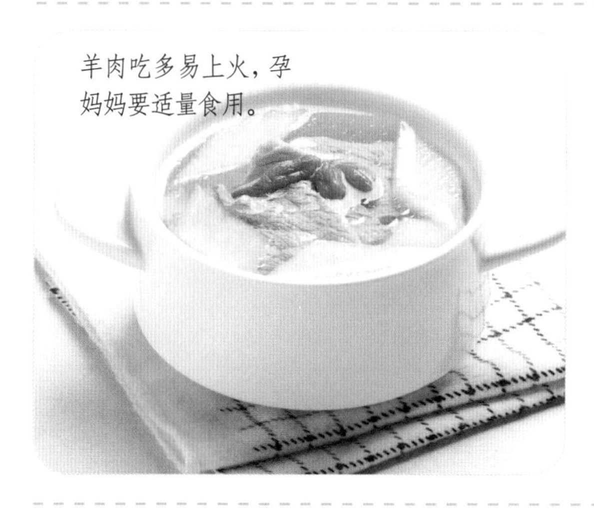

羊肉吃多易上火，孕妈妈要适量食用。

3. 山药羊肉汤

原料：羊肉 250 克，山药 50 克，姜片、枸杞子、料酒、盐各适量。

做法：①将羊肉去尽筋膜，汆水去血沫，切块；山药去皮，洗净，切成薄片。②将羊肉块、山药片、姜片放入锅中，加适量水，倒入料酒，加入枸杞子，大火煮开，然后用小火将羊肉炖烂，加盐调味即可。

孕妈妈便签：此汤适合孕妈妈冬天食用，有补益脾胃的效果，还可增强体质。

4. 素炒豆苗

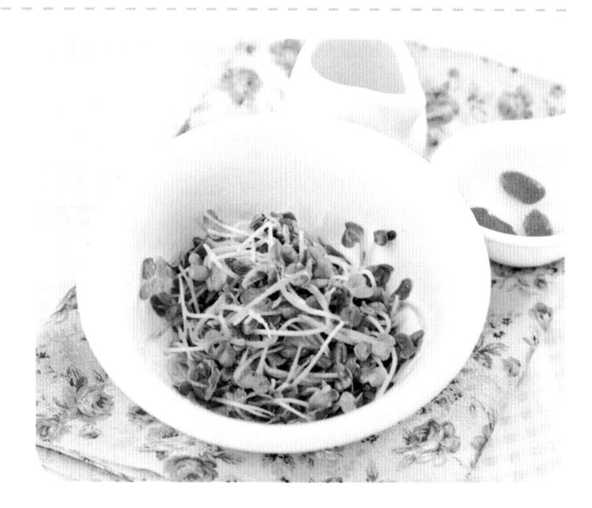

原料：豆苗 300 克，高汤、白糖、盐各适量。

做法：①将豆苗洗净，捞出沥水。②油锅烧热，放入豆苗迅速翻炒，再放盐、白糖、高汤，翻炒至熟即可。

孕妈妈便签：此菜清淡爽口，孕妈妈食用可以补充维生素、叶酸。

孕 1 月健康运动

现在大多数孕妈妈都有孕期体重增长过快的问题，许多新妈妈在产后会抱怨身材走样，由此引发诸多不快。从孕 1 月开始进行体重管理，不仅能让孕妈妈身体健康，也有助于宝宝的顺利出生，以及产后的顺利瘦身。

从了解自己的体重开始

不同体型的孕妈妈孕期体重增长也是不同的，要判断是胖还是瘦，就需要用身体质量指数（Body Mass Index，BMI）为标准来衡量。

BMI 是目前常用的判断人体胖瘦的标准，是通过人的身高和体重的比例来估算一个人标准体重的一种方法，我国成人标准的体重指数为 18.5~23.9。

BMI 的计算公式：

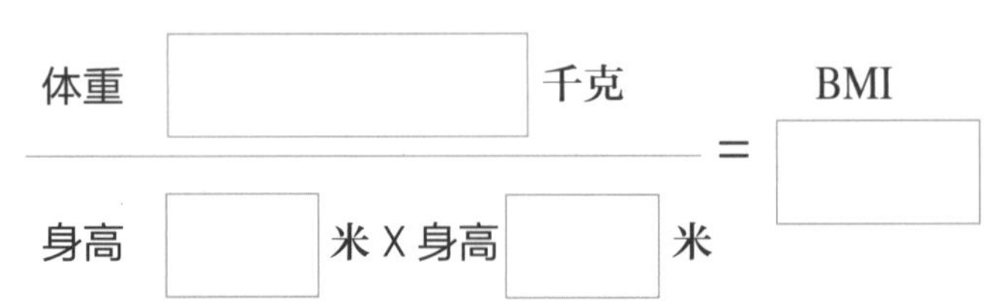

孕期标准增重表

孕前 BMI 在 18.5 以下的孕妈妈，请参考蓝色曲线。

孕前 BMI 为 18.5~23.9 的孕妈妈，请参考绿色曲线。

孕前 BMI 在 24 以上的孕妈妈，请参考红色曲线。

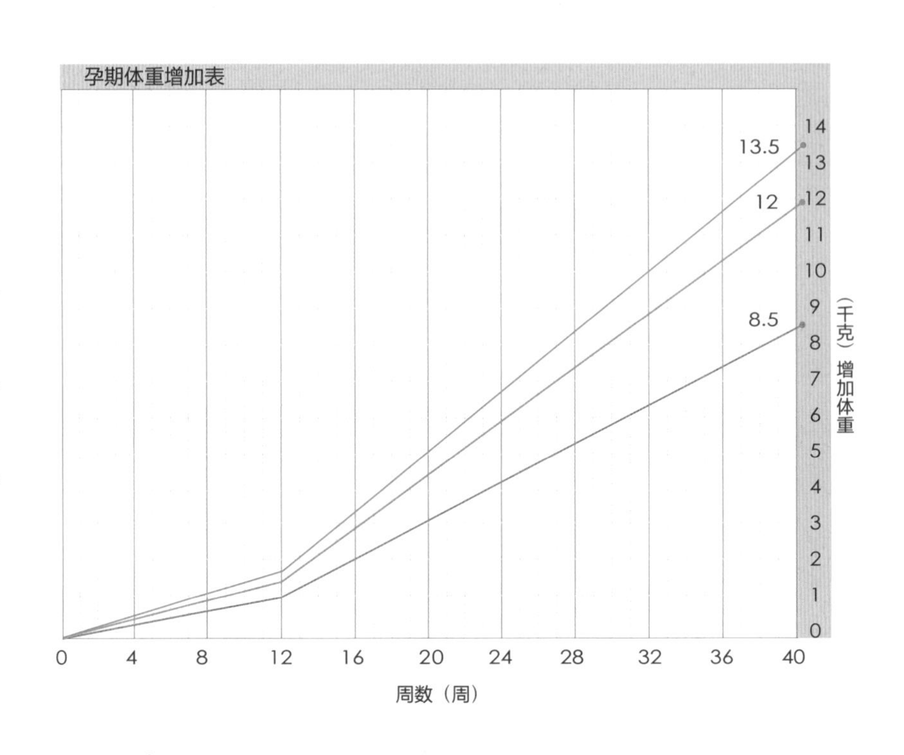

孕妈妈体操：颈部练习

大多数孕妈妈在孕 1 月的时候还奋战在工作的第一线，但是怀孕打乱了原本的工作节奏，让孕妈妈容易感到疲惫。孕妈妈可以利用工作的间隙做一下颈部练习，活动肩颈，缓解疲劳。颈部有可能会发出“咯咯”的响声，这是由于因怀孕而引起的紧张得到舒缓，以及神经、肌肉和韧带发生摩擦而产生的。此练习有助于预防和消除紧张及头痛，放松颈部及肩部神经。

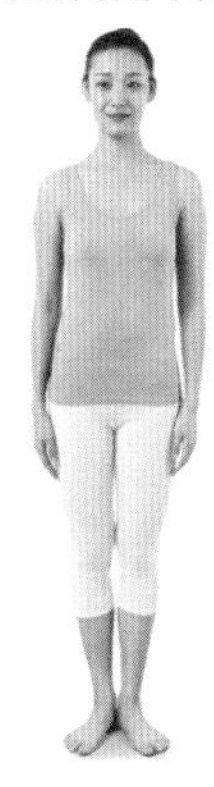

1 可以选择站姿，也可以选择坐姿。两肩平直不动，保持这个姿势。吸气时把头部转向右边，呼气时再缓缓转向左边。

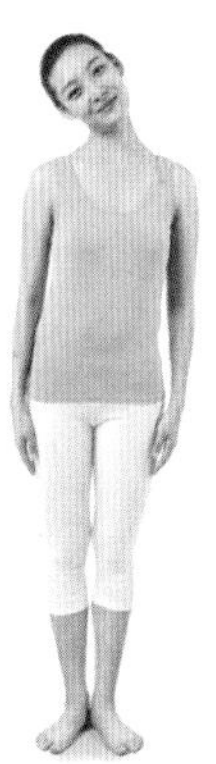

2 两眼直视前方，吸气时将头向右方倾斜，右耳向右肩靠拢，呼气时回到初始位置。反向亦然。

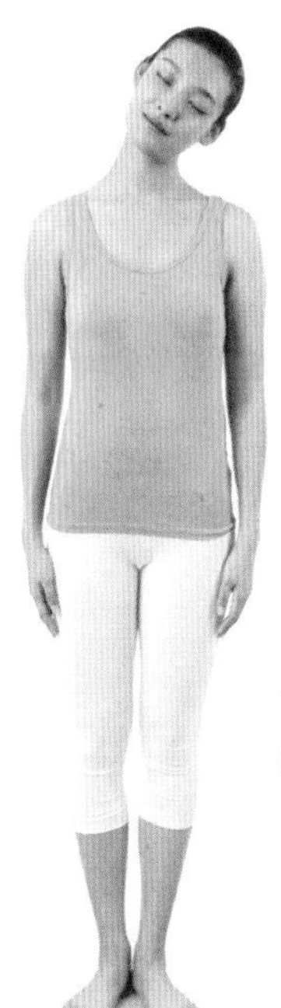

3 运动时闭着眼，还可以缓解眼部疲劳，保护视力。不过闭眼练习时动作一定要缓慢，以免引起头晕。

小提醒

❤ 这套动作简单易行，不需要借助什么工具，孕妈妈可以在肩颈感到疲惫的时候做一做。

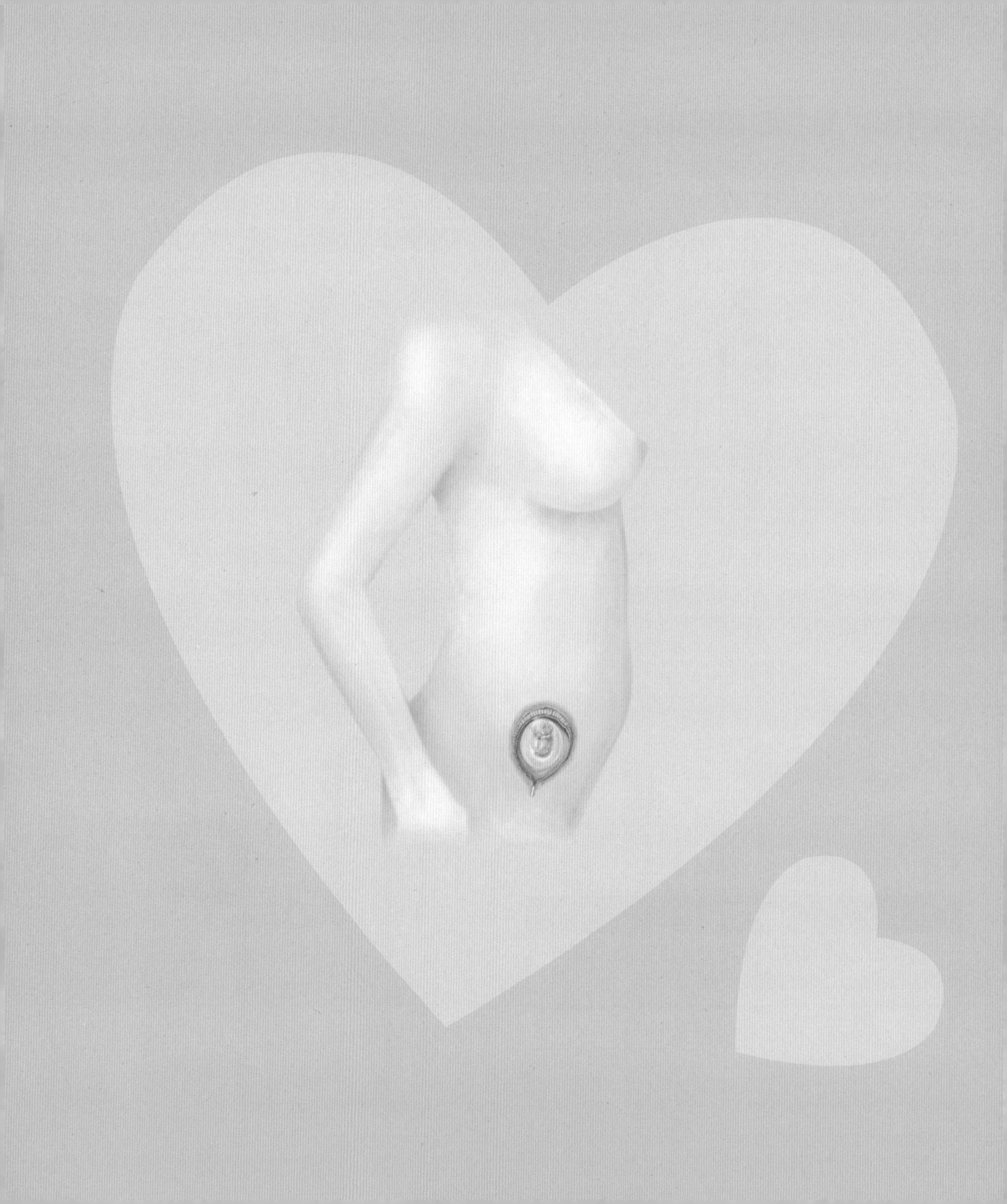

孕2月

产检小叮咛

- 如果产检结果显示异常，是否需要保胎要听从医生的建议，不可盲目做判断。
- 有时候发生自然流产是身体生理因素的自然选择。

生活小叮咛

- 适当多休息、补充睡眠，为胎宝宝提供优质的孕育环境。
- 避免提重物、向高处伸手等动作，否则易发生流产。
- 睡前平躺，慢慢调整呼吸，让身体和大脑都处于放松状态。

饮食小叮咛

- 特别要注意营养均衡、全面，不挑食、不偏食，多吃蛋白质含量高的食物。
- 早孕反应较严重时，可以适量吃一些饼干、糖果。

运动小叮咛

- 不宜过量运动，以散步为主，以不感觉疲惫为宜。

孕 2 月产检

对于孕妈妈来说，产检是一件令人头痛的事，繁多的检查项目令人头晕目眩，在医院里走来走去也十分疲惫。但是孕妈妈千万不要因为这些原因就放弃产检或者随便检查一下就草草了事。孕妈妈可以提前了解一下产检项目和注意事项，做到心中有数，不仅方便检查，还能节省时间。

孕 2 月的产检项目

- □血红蛋白及血细胞比容的检查（检查是否有贫血现象）
- □尿常规检查（有助于肾脏疾患早期的诊断）
- □ B 超检查（计算胎囊大小，根据胎儿头部至臀部的长度值可以推算出怀孕周数及预产期，此外可以发现胚胎的发育异常情况）
- □妇科产检
- □体重及血压检查
- □营养摄取及日常生活注意事项咨询
- □可与医生讨论怀孕后心情的变化和自己关心的问题

以上项目可作为孕妈妈产检参考，具体产检项目以医院及医生提供的建议为准。

产科门诊问答排行榜

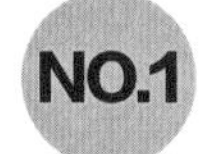

老是腹痛是怎么回事

大多数孕妈妈会在怀孕早期经历腹痛，为此孕妈妈会非常紧张。多数情况下，轻微、短暂的腹痛是因为子宫变大拉扯韧带造成的，孕妈妈不用太过担心。但是如果持续疼痛并且疼痛加重，就有可能是由疾病引起的，一定要及时就医，以便尽早处理和治疗，切不可掉以轻心。

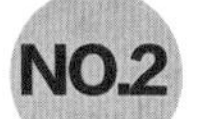

有早孕反应后需不需要大补

本月孕妈妈因受早孕反应的影响，饭量大大减少，有些孕妈妈会担心胎宝宝营养不良而食用大量补品。其实这是完全没有必要的。目前还没有明确的研究数据证明食用大量补品有益于孕妈妈和胎宝宝；相反，高碳水化合物、高脂肪的饮食还易让孕妈妈遭受妊娠糖尿病和妊娠高血压疾病的困扰。

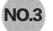

夏天能吹空调吗

炎热的夏季，借助风扇或空调降温是可以的。但孕妈妈要注意以下几点：出汗时不要马上吹；避免直吹；保持室内空气流动，定时关机开窗，通风换气；空调要定期清洗，及时去除灰尘以及附着在上面的尘螨和细菌；空气要保持湿润；温度不能调太低，室内外温差太大的话，孕妈妈很容易感冒。

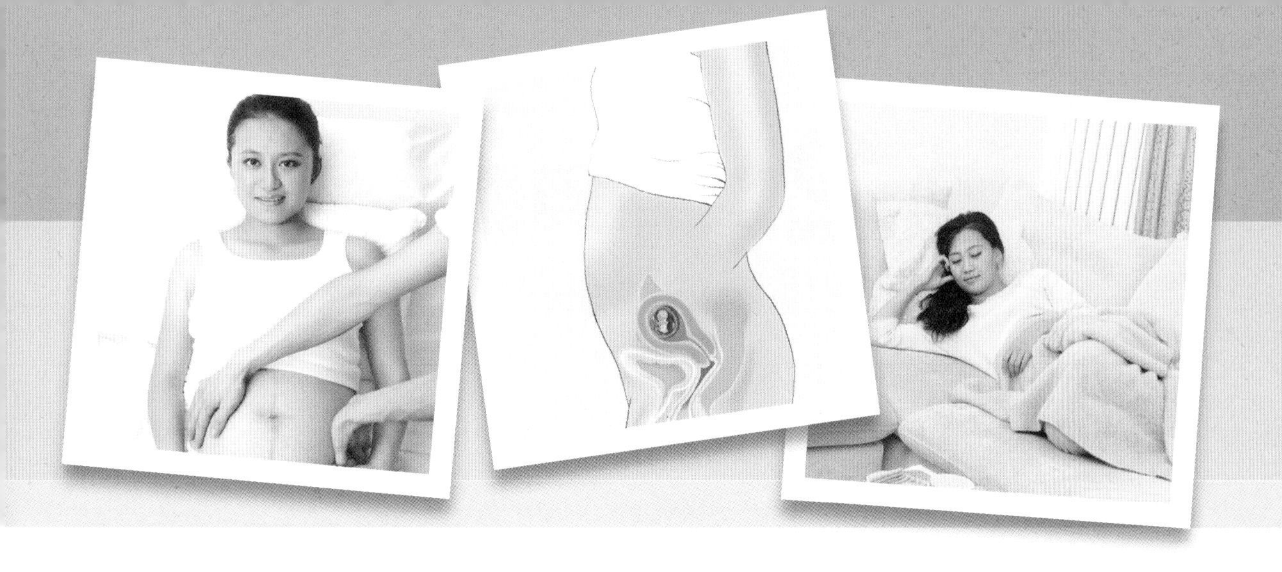

专家解读你的产检报告

本月的B超检查，孕妈妈要留意以下2个指标。

胎囊（GS）：只在孕早期出现，主要用于判定孕7~12周胎龄，位于子宫的宫底、前壁、后壁、上部或中部，形态圆形或椭圆形、清晰的为正常；不规则形态、模糊，位于子宫下部的为异常。伴有腹痛或阴道流血时，则有流产的征兆。

胎芽：孕2月做B超检查时，可以看到胎芽为正常。

产检前你需要注意这些

本月的产检中有B超检查，需要露出腹部，所以孕妈妈的衣服要宽松易脱，最好不要穿连衣裙。产检前孕妈妈不要吃易产气的食物，如牛奶、红薯等，避免进食后产生气体，在B超检查时阻碍超声波的穿透，造成所检脏器显像不清。

在做尿常规检查取样的时候，如不注意的话，尿液往往会被白带污染，不能真实地反映尿液的情况，所以宜选取中段尿。

NO.4 感冒了怎么办

孕早期是胎宝宝器官形成的关键期，服药容易造成畸形或流产，用药一定要慎之又慎。如果感冒症状严重，可以向医生咨询后使用一些孕妇可以使用的药物加以缓解。当孕妈妈已经有了发热症状时，请务必及时就医。

NO.5 黄体酮保胎会不会有不良反应

在保胎期间，激素水平低、黄体功能不良的孕妈妈，在医生对孕妈妈和胎宝宝的情况进行评估后，再通过注射或口服等方式补充黄体酮。孕妈妈不用担心，要听从医生的建议，科学地进行保胎。如果保胎后胚胎正常，同时经过休息和治疗后黄体酮和HCG保持在正常范围内，胎宝宝就会正常发育。

NO.6 保胎生出的宝宝健康吗

出现先兆流产症状的孕妈妈，需要到正规医院做检查，如果检查后医生建议保胎，那么就意味着保胎后胎宝宝的各项发育指标都能达到正常、健康的水平，否则医生是不会建议保胎的。事实上，那些保胎成功的宝宝绝大多数出生后都很健康。

孕2月周周看

胎宝宝真的到来了

孕2月，大多数孕妈妈已经得知了自己怀孕的消息，身体也慢慢地发生了一些变化，可能有些孕妈妈暂时还不能适应，但是要开始认真做“妈妈”了。

二胎妈妈看过来

虽然早就让大宝做好了会有弟弟或妹妹的心理准备，但是孩子毕竟是孩子，可能昨天他（她）还在跟你一起憧憬有了弟弟或妹妹后的场景，今天就“翻脸不认人”了。孕妈妈千万不要为此而苦恼，更不需要为此而生气。在二宝真正到来之前，二胎妈妈要多观察大宝的态度，平和地对待他，多加安抚，给大宝足够的时间去接受。在平时，也可以多让大宝接触其他的小朋友并和他们一起玩耍，从中学会分享与谦让，这样大宝更容易接受二宝，并能更好地与其相处。

week 5 跟流产说再见

流产的高发时段为孕早期的3个月，主要的信号就是阴道出血和腹痛。如果孕妈妈发现自己阴道有少量流血，下腹有轻微疼痛、下坠感或者腰酸等症状，这可能就是身体发出的流产征兆，一定要引起重视，及时就医。

那么在生活中，孕妈妈要怎样避免流产呢？

戒烟戒酒：香烟中的尼古丁以及酒中的酒精都会影响胎宝宝的正常发育，造成流产。因此孕妈妈和准爸爸都要戒烟、戒酒，还有避免吸入二手烟。

加强营养：孕期的营养一定要均衡，不可因为体重增加就盲目地节食减肥，这会影响胎宝宝的正常发育。

避免接触有害化学物质：孕妈妈最好不要在装修中或刚装修完的房屋里停留太久，平时的护肤品也要选用孕妇专用的产品，尽可能不使用化妆品。

保持心情舒畅：紧张情绪会影响孕妈妈的内分泌系统，从而对胎宝宝造成影响。

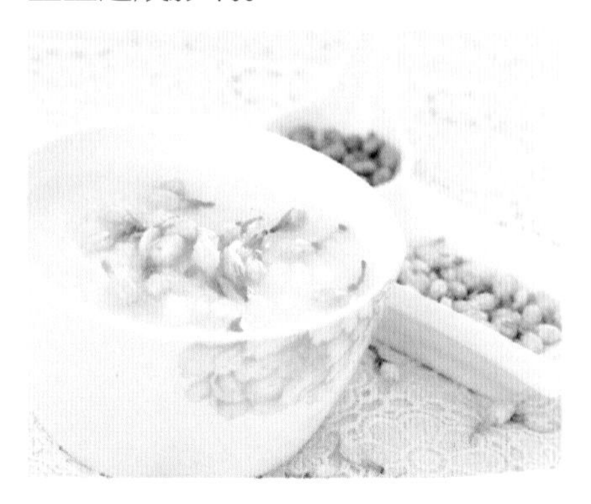

孕前检查防流产

干货！干货！

我在出诊时，发现许多夫妻都有着相同的疑惑：怀孕前月经正常，身体健康，为什么会保不住宝宝？当我问到有没有做过孕前检查时，大多数夫妻都会摇头。其实有很多疾病的症状是不明显的，在怀孕后却有可能会影响胎宝宝的生长发育。所以，孕前检查一定要做，而且最好夫妻二人一起去做，健康的宝宝是需要夫妻双方共同努力的。

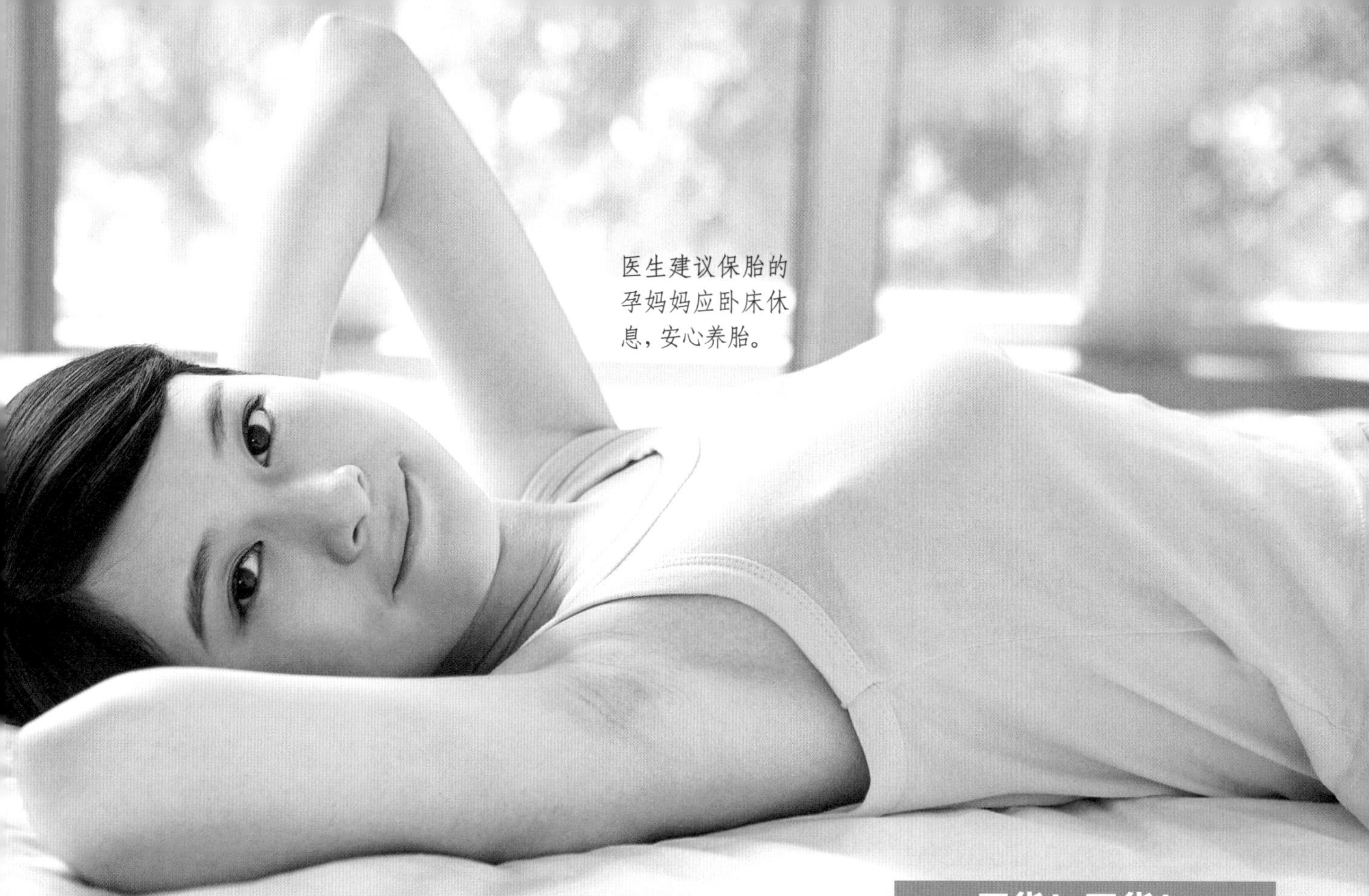
医生建议保胎的孕妈妈应卧床休息，安心养胎。

week 6 不盲目保胎

孕早期发生的流产有很多种，先兆流产是可以酌情通过治疗保胎的。例如，有以下情况的，在刚怀上宝宝时，医生通常会建议保胎：有习惯性流产史、不孕史以及阴道流血和腹痛等症状的孕妈妈。其他情况要听从医生建议，不可盲目保胎。

在自然流产中，有的是胎宝宝染色体异常引起的，如果勉强保胎，胎儿可能会发育为不健康的宝宝。

如果孕妈妈在致畸高敏期服用过药物，发现后一定要去医院进行检查，如实告诉医生自己服用的药物及服用量，医生会通过药物毒副作用的大小及有关症状加以判断。如果胎宝宝的情况不好，不宜盲目保胎。

此外，还有生殖器官疾病、免疫排斥、环境因素等原因会造成流产，这些情况也需要医生诊断，不宜盲目保胎。

干货！干货！

出现胎停育千万不要保胎

- 有很多胎停育的孕妈妈会要求保胎。在此要告诉所有要保胎和正在保胎的孕妈妈，胎停育的胚胎不会继续生长，如果强行保胎，就可能让死去的胚胎牢牢地粘连在孕妈妈的子宫上，易导致宫内出血。如果胎停育后保胎的时间较长，还需要手术清宫，这会对孕妈妈的身体造成很大的伤害。若孕妈妈有出血或下腹疼痛的现象，并已经确诊为胎停育，应按照医生的建议处理，养好身体后再为下次怀孕做准备。

week 7 早孕反应来了

孕吐是常见的怀孕早期症状，也是在这一阶段中困扰孕妈妈的主要问题，大部分孕妈妈会在孕 6 周左右的时候出现食欲不振、轻度恶心、呕吐、头晕、疲倦等早孕反应。对于这些症状，孕妈妈不用担心，这是由保护腹中胎宝宝的一种本能反应引起的。孕妈妈体内会分泌大量激素，增强孕妈妈嗅觉和呕吐中枢的敏感性，以此来降低孕妈妈通过食物摄入毒素的可能性，确保胎宝宝的正常发育。此外，孕妈妈体内分泌的激素会作用于消化道的平滑肌，使孕妈妈的肠胃蠕动减慢，造成消化不良，也会影响食欲。

week 7 合理饮食缓解孕吐

虽然孕吐是怀孕早期的正常反应，但是如果置之不理，也会对孕妈妈和胎宝宝造成不良影响。有些孕妈妈为了缓解孕吐，会用一些民间治疗孕吐的小偏方。对于这些小偏方，孕妈妈一定要谨慎对待。其实，合理的饮食调节就可以起到很好的缓解孕吐的作用，既能保证孕妈妈的营养，又很安全，孕妈妈不妨了解一下。

适当吃酸味食物：很多孕妈妈在怀孕后会偏爱酸味食物，那是因为酸味可以刺激胃液分泌，提高消化酶活力，从而增进孕妈妈的食欲。当孕妈妈因早孕反应而食欲不振的时候，可以吃些天然的酸食增进食欲，如橙子、番茄等。

少食多餐：营养专家主张孕妈妈的饮食应以“喜纳适口”为原则，尽量满足其饮食的嗜好，但应忌食油腻和不易消化的食物。少食多餐，每隔两三个小时进食 1 次，食物品种要多样化。

吃新鲜蔬果：适当吃些凉拌菜会让孕妈妈胃口好一些，也可以在包里备些洗净的水果，在早孕反应发作时用来缓解不适。

生姜缓解孕吐：用生姜、橘皮和红糖煮成茶饮用或口含生姜，都可以在一定程度上缓解孕吐。

干货！干货！

孕吐也有度

❤ 在民间流传着一种不科学的说法：孕妈妈孕吐得越严重，胎宝宝越聪明。所以很多孕吐很严重的孕妈妈会隐瞒自己的孕吐情况，直到我们发现孕妈妈很憔悴，加以询问时才知道是妊娠剧吐造成的。妊娠剧吐非常不利于孕妈妈和胎宝宝的身体健康，当孕妈妈早孕反应严重到无法正常进食或饮水、体重明显下降、出现严重的电解质紊乱或虚脱等症状的时候，就要及时就医，不要因为轻信谣言危害到自身及胎宝宝的健康。

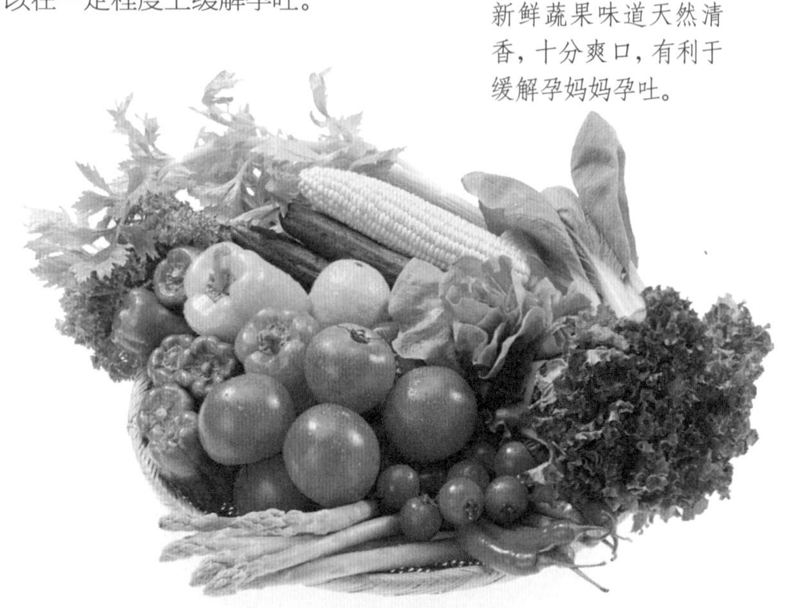

新鲜蔬果味道天然清香，十分爽口，有利于缓解孕妈妈孕吐。

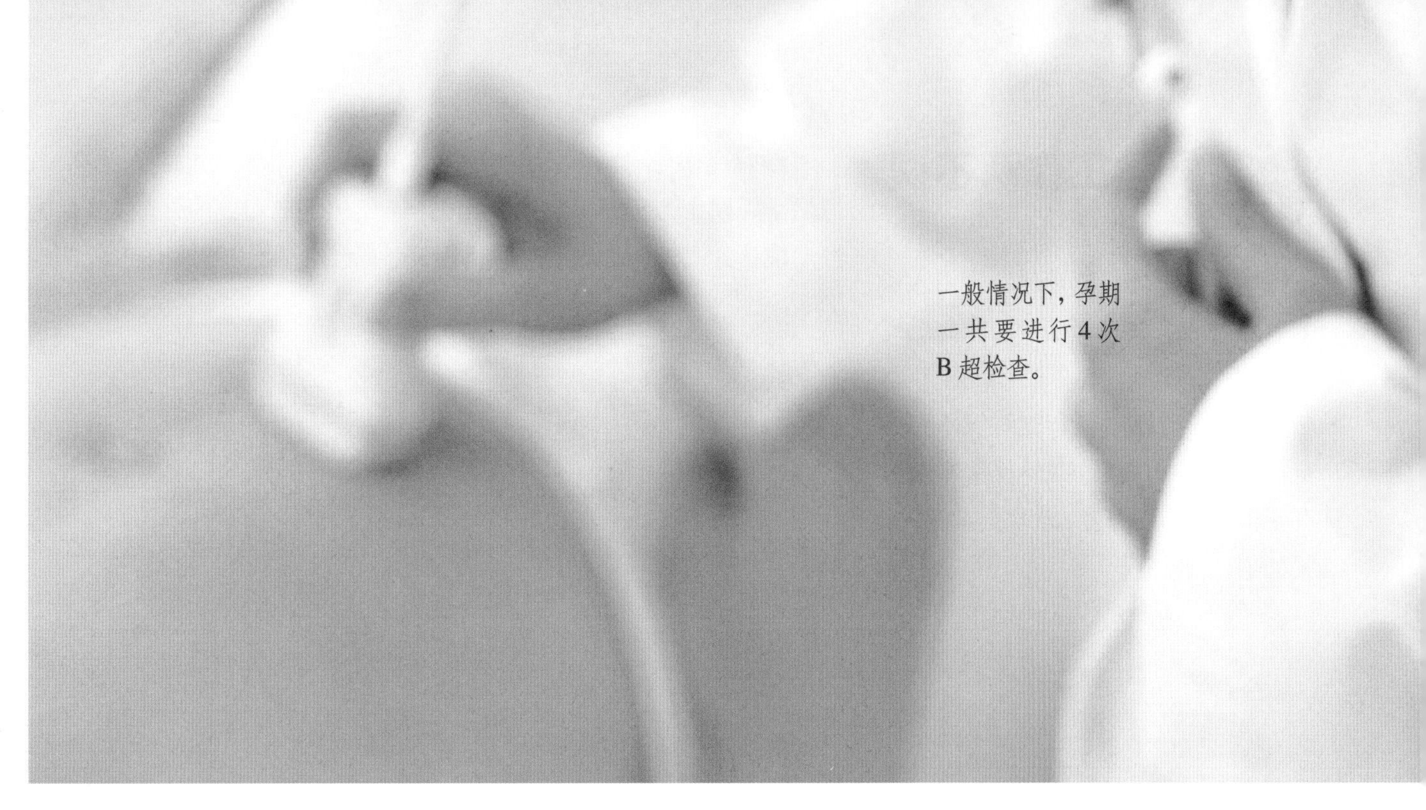

一般情况下，孕期一共要进行4次B超检查。

week 7

B超不是每月一查

B超是产检时不可或缺的项目，可以方便、准确地检查胎宝宝的发育情况，是保证胎宝宝和孕妈妈孕期健康、安全的有效手段。但大部分孕妈妈对B超检查的了解都停留在表面，不够全面和深入。

孕期B超检查并不是越多越好，应按照医生的建议，在相应的月份进行检查。一般而言，B超检查时间不宜过早，孕6周以内医生通常不建议孕妈妈做B超，但特殊情况除外，比如孕早期有阴道出血或腹痛症状，可以通过B超来确定是否为宫外孕。

B超时间早知道

正常情况下，孕期产检需要做4次B超。

第1次应在孕7~13周。可以确定怀的是单胎还是多胎，并可测量胎宝宝的大小及预产期。

第2次应在孕18~24周。可以了解胎宝宝的生长发育情况，还可以尽早发现胎宝宝是否有畸形。

第3次应在孕30~34周。可以观察胎宝宝胎位及大小、胎盘位置、羊水量等。

第4次应在孕37~38周。这时胎宝宝已足月，B超检查可以帮助孕妈妈了解最后的胎位、胎宝宝体重，估计胎盘成熟度、羊水量。这些数据对决定分娩方式有着重要意义。

但是有特殊情况的孕妈妈，如出现腹痛、阴道流血、胎动频繁或减少等异常现象的孕妈妈及大龄孕妈妈，需根据医生检查情况适当增加B超检查次数。

另外，产检做B超时并不是都要憋尿。孕早期做腹部B超通常要憋尿，这是为了利用充盈的膀胱帮助看清子宫以及输卵管、卵巢等，到了孕中期、孕晚期可不用憋尿。阴道B超则要在检查前排空尿液，且由于接近子宫和卵巢，图像清晰分辨率高，检查结果较准确。孕妈妈可以事先咨询医生，以便提前了解。

week 8 怀孕工作两不误

怀孕后孕妈妈就面临着继续工作还是回家休养的选择。相信大多数孕妈妈还是会选择前者。既然选择继续工作，那么就请保持你的工作状态吧。正常出勤，工作的时候不要浏览育儿网站，开会的时候尽量不要去洗手间，工作时不打或少打与工作无关的电话。

孕妈妈在与同事分享了怀孕的喜讯之后，大家一定也会为此高兴，但是孕妈妈千万不要拿胎宝宝当借口，不停地请假、推脱工作或是想当然地认为同事们都应该照顾自己，否则会对孕妈妈的职场形象造成影响。

不过孕妈妈自己也要注意，怀孕后不要太逞强，不要硬撑着做一些力所不能及的工作，比如搬运重物等，这样会对胎宝宝造成影响。

另外，孕妈妈要尽早跟自己的领导沟通，方便领导在分配工作时做出适当调整，站在领导的立场上多想一想，思考一下怀孕是否会影响到重要的工作计划。沟通较好的时机是在一项工作圆满完成之后，这样本身就可以传达出一个很有说服力的信息：我虽然怀孕了，但是我的工作丝毫没有受到影响。

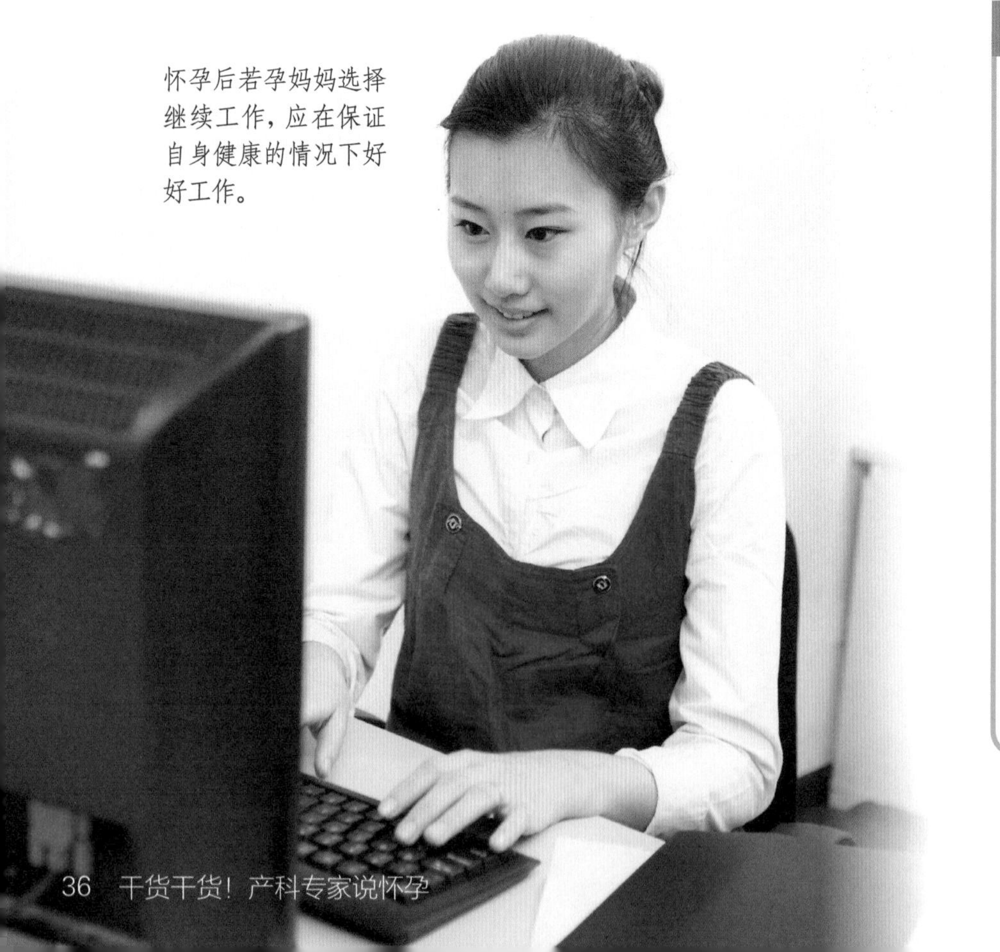

怀孕后若孕妈妈选择继续工作，应在保证自身健康的情况下好好工作。

干货！干货！

孕期尽量不要出差

在产检时一再叮嘱孕妈妈“有问题打电话”之后，我经常会接到一些“急救电话”，其中很大比例是出差在外的孕妈妈打来的。虽然我可以根据孕妈妈的描述解决部分问题，但是一旦出现紧急情况，我在电话这头也只能干着急，所以孕妈妈尽量不要出差。若必须出差，要做好充分的准备工作，最好提前与医生沟通，听取医生的意见。同时，要随身携带孕妈妈产前检查手册、保健卡，以及平时做产前检查的医院和医生的联络方式。这很重要，可以帮助孕妈妈应对一些紧急状况。

week 8 孕期感冒不能小视

感冒了没什么大不了，孕妈妈一定要从思想上轻视它，但是从行动上却要重视它，给自己和胎宝宝更好的关怀和保护。

感冒多数由普通感冒病毒引起，部分由流感病毒引起。轻度感冒仅有鼻塞、轻微头痛症状者一般不需用药，应多饮开水，充分休息，一般很快可以自愈。

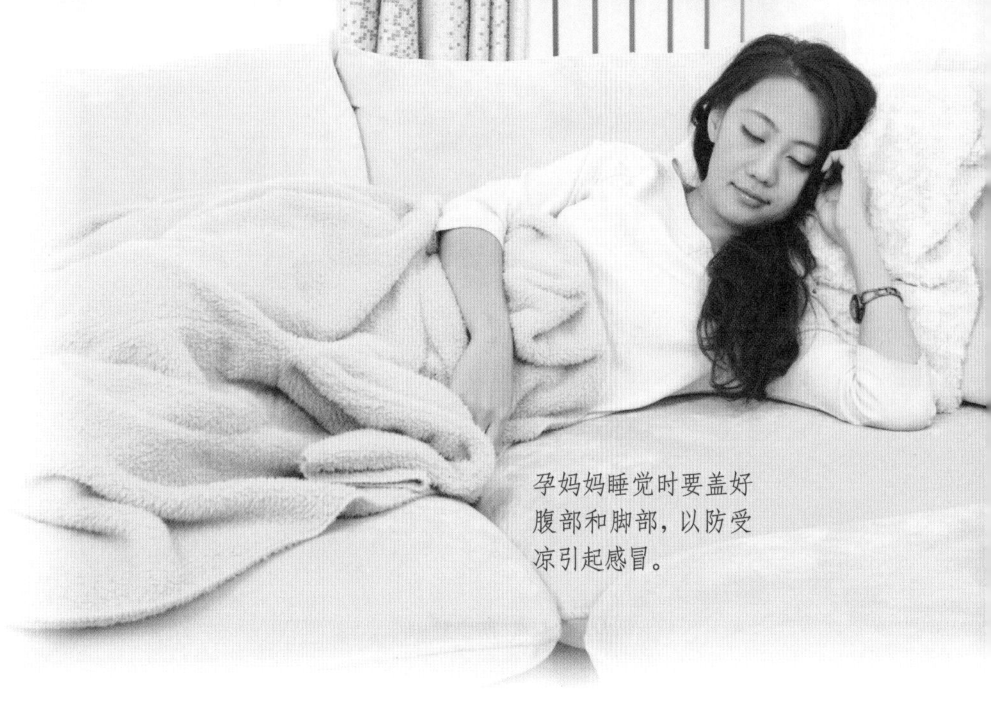

孕妈妈睡觉时要盖好腹部和脚部，以防受凉引起感冒。

如果有高热症状，应在医生指导下采取相应措施对症处理，切不可盲目使用退热剂之类的药物。但孕妈妈也不要放任高热不管，以免拖延病情。

度过怀孕初期后，感冒带来的影响将会有所减少，因为那时的胎宝宝心脏发育已经渐渐成熟，体积也逐渐增大。

week 8 如何预防孕期感冒

想要保护好胎宝宝，不受药物、感冒病毒的伤害，应以预防感冒为主。那么在孕期应如何预防感冒呢？孕妈妈要注意以下 4 点。

1. 注意保暖，防止季节性感冒。冬季气温低，要注意保暖。特别是足部，如果受凉，会反射性地引起鼻黏膜血管收缩，容易受到感冒病毒侵扰。

2. 勤洗手，防止病从口入。勤洗手，尤其是在碰触钱、门把手、水龙头等后。同时要避免接触感冒患者使用过的碗碟。

3. 少去人群密集的公共场所。尽量避免去人群密集的公共场所，外出时最好也要戴上纯棉或棉纱材质的口罩。

4. 营造好的居室环境。经常开窗通气，使室内空气流通，并保持温度、湿度适宜。还可根据室内干湿情况选用加湿器或除湿机。

万一孕妈妈已经患上了感冒，需要及时处理，防止进一步影响胎宝宝的健康。持续高热达 3 天以上者应积极治疗，病情痊愈后要再进行一次检查，以确保胎宝宝发育正常。孕妈妈感冒后可以进食一些对感冒有治疗效果的汤粥类食物，来达到缓解病症、逐渐康复的目的。

葱白粥：大米洗后浸泡一夜；大葱取葱白，洗净后切段；将大米、葱白放入锅中加适量水煮成粥即可。

白萝卜汤：把白萝卜洗净切片，放入锅中，加适量水，烧开后改小火煮 5 分钟即可。

此外，孕妈妈还要多休息，避免劳累与压力，减少病症的发生；多喝水，利于排出体内的毒素，促进孕妈妈早日恢复。

孕 2 月吃什么速查

本月必吃的 2 种食材

橙子

橙子清香味甜，是深受孕妈妈喜爱的水果之一。橙子中的维生素 C 含量很高，可提高孕妈妈的免疫力，是孕期的保健水果。

妈妈补 宝宝壮

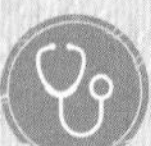

提高免疫力

橙子中含有大量的维生素 C 和 B 族维生素，且易于被机体吸收，并有一定的预防感冒、提高免疫力、将脂溶性有害物质排出体外的作用，孕妈妈常吃不仅身体好，还可预防妊娠斑。

促进食欲

本月，孕妈妈会发生早孕反应，导致孕妈妈胃口减弱、消化功能下降。吃些橙子可缓解孕吐、增强食欲。

橙子 主打营养素

橙子中含有丰富的果胶、蛋白质、钙、铁及维生素 B_1、维生素 B_2、维生素 C 等多种营养成分，适合孕早期的孕妈妈食用。

维生素C	钙	铁	维生素B_1
33毫克	20毫克	0.4毫克	50微克

注：图表中的数值仅供参考，代表每 100 克橙子中所含的该种营养素。

孕妈妈 食用禁忌

橙子的含糖量比较高，所以血糖偏高的孕妈妈最好不要食用。橙子中的有机酸会刺激胃黏膜，对胃不利，所以尽量不要空腹食用橙子或饮用橙汁。

推荐食用方法

橙香鱼排

原料：鲷鱼 1 条，橙子 1 个，红椒、冬笋各 20 克，盐、淀粉各适量。

做法：①鲷鱼收拾好，切块；冬笋、红椒洗净，切丁；橙子取肉粒。②油锅烧热，鲷鱼块裹适量淀粉入锅炸至金黄色，捞出控油备用。③另起锅，锅中放水烧开，放入橙肉粒、红椒丁、冬笋丁，加盐调味，用淀粉勾芡，浇在鲷鱼块上即可。

吃完橙子应及时刷牙漱口，以免腐蚀牙齿。

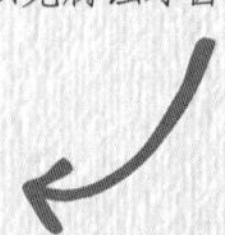

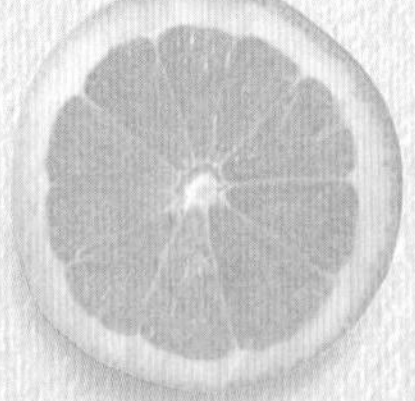

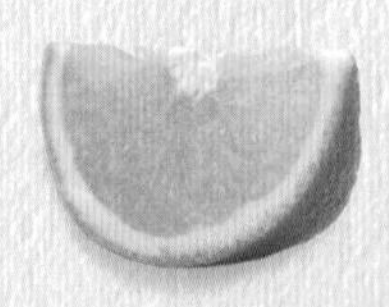

小米

小米不含麸质，所含的膳食纤维较为温和。除此之外，小米还有防止反胃、呕吐的功效，有助于滋阴养血，孕妈妈可在晚饭时用小米熬粥。

妈妈补 宝宝壮

缓解孕吐，补充营养

小米中含有铁、钙、碳水化合物和膳食纤维，具有健脾、益肾气、清虚热、滋阴养血的功效，可以帮助孕妈妈保持体力，辅助调理孕妈妈脾胃虚弱、食欲缺乏、呕吐、反胃等症状。

促进泌乳功劳大

小米在孕早期对孕妈妈有一定的调养作用，在孕晚期食用，其中的B族维生素还能够促进乳汁分泌，为产后哺乳打好基础。

小米 主打营养素

小米脂肪含量少，蛋白质含量高于大米，且维生素 B_1 的含量位居所有粮食之首。小米含丰富的铁，适合肤色暗淡的孕妈妈食用，同时供孕妈妈和胎宝宝进行营养储备。

膳食纤维	维生素E	维生素 B_3	维生素 B_1
1.6克	3.6毫克	1.5毫克	0.33毫克

注：图表中的数值仅供参考，代表每100克小米中所含的该种营养素。

孕妈妈 食用禁忌

煮小米粥加碱是很多家庭的习惯，加碱能让小米粥熟得更快并且更黏稠。但是小米中所含的B族维生素在碱性条件下加热会大量流失，降低小米的滋补功效。此外，碱还会加强淀粉的糊化作用，对孕妈妈控制血糖十分不利。

推荐食用方法

小米凉糕

原料：小米120克，枸杞子、蜂蜜各适量。

做法：①小米洗净。②电饭锅煮至米粒软烂，舀去多余米汤。③装入模具冷藏至凝固。④食用时扣出，淋上蜂蜜，点缀枸杞子即可。

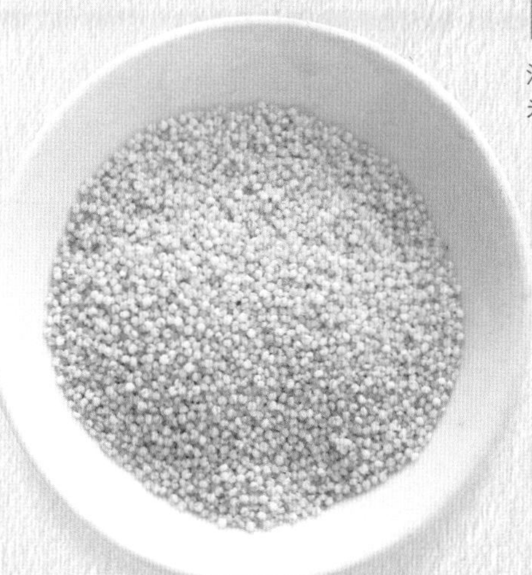

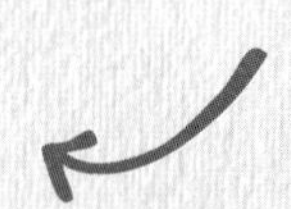

小米的蛋白质含量为9.28%，消化率为83.4%，高于小麦和大米，这是小米成为优良营养源的基础。

本月推荐食谱

1. 松仁玉米

原料：玉米粒 150 克，松子仁 50 克，胡萝卜 50 克，豌豆 50 克，盐、白糖、水淀粉各适量。

做法：①胡萝卜洗净，切丁；玉米粒、豌豆和松子仁洗净，备用。②油锅烧热，放入胡萝卜丁、玉米粒、豌豆翻炒至熟，加盐、白糖调味，加松子仁，用水淀粉勾芡即可。

孕妈妈便签：玉米和松仁搭配在一起食用，口感好，能刺激食欲，能缓解孕妈妈因早孕反应产生的食欲不振，还能补充膳食纤维、维生素 E、不饱和脂肪酸等营养素。

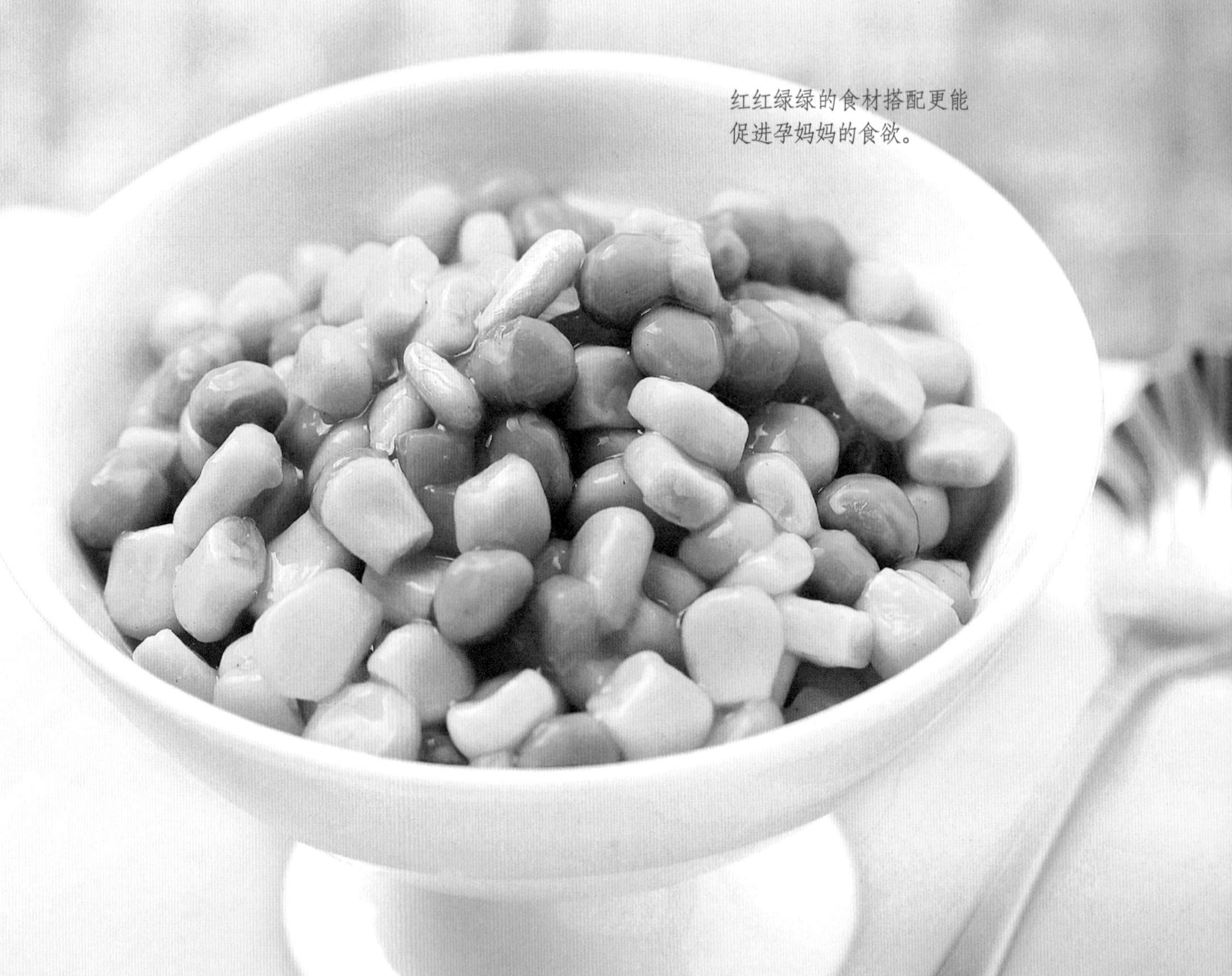

红红绿绿的食材搭配更能促进孕妈妈的食欲。

2. 小米蒸排骨

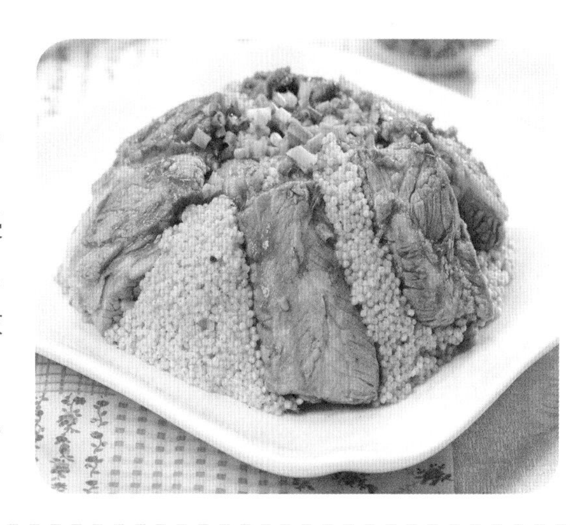

原料：排骨 400 克，小米 100 克，料酒、冰糖、豆瓣酱、盐、葱末、姜末各适量。

做法：①排骨洗净，斩段；豆瓣酱剁细；小米淘洗干净后用水浸泡待用。②排骨加豆瓣酱、冰糖、料酒、盐、姜末拌匀，装入碗内，加入小米，上蒸锅用大火蒸熟。③取出扣入圆盘内，撒上葱末即可。

孕妈妈便签：小米富含铁和膳食纤维，有利于孕妈妈补充营养。

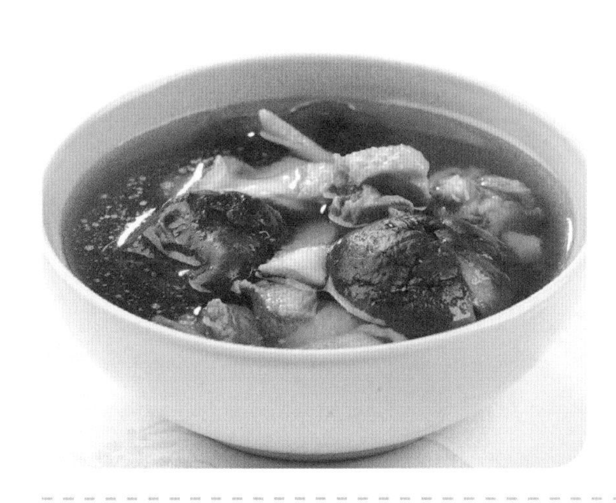

3. 香菇炖鸡

原料：干香菇 3 朵，鸡 1 只，盐、高汤、葱段、姜片、料酒各适量。

做法：①将干香菇用温水泡开洗净，划十字刀；鸡去内脏洗净，剁块，然后放入沸水中汆一下，捞出洗净。②锅内放入高汤和鸡块，用大火烧开，撇去浮沫，加入料酒、盐、葱段、姜片、香菇，用中火炖至鸡肉熟烂即可。

孕妈妈便签：鸡肉鲜美，营养丰富，香菇鲜香，含有丰富的 B 族维生素和钾、铁等营养素，有助于提升孕妈妈的食欲。

4. 豆角焖米饭

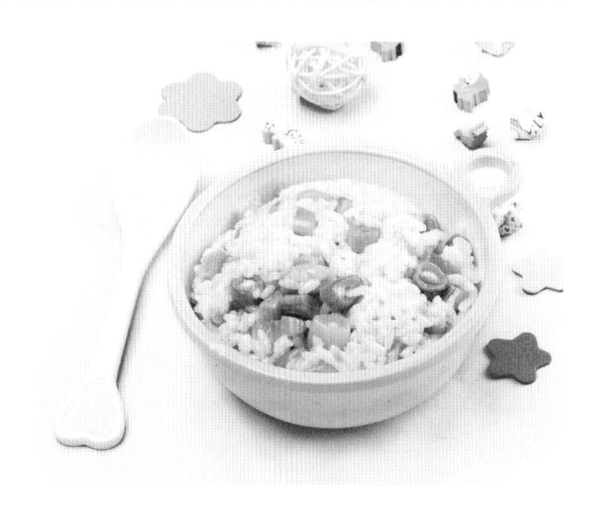

原料：大米 150 克，豆角 200 克，盐适量。

做法：①豆角、大米分别洗净。②豆角切丁，放在油锅里略炒一下。③将炒过的豆角、大米放在电饭锅里，再加入比平时稍少一点的水，焖熟，根据自己口味适当加盐调味即可。

孕妈妈便签：豆角焖米饭能健脾开胃，有助于改善因早孕反应产生的食欲不振，豆角中的烟酸是天然的血糖调节剂，可以帮助孕妈妈预防妊娠糖尿病。

孕 2 月健康运动

本月，孕妈妈应该已经得知了怀孕的好消息，但此时胚胎着床还不够稳定，烦人的孕吐也开始了，所以此时的运动宜舒缓，像散步、孕妇体操、孕妇瑜伽等都是不错的选择。

运动可以缓解孕吐

不少孕吐的孕妈妈会选择卧床休养，结果反而使孕吐更加严重。其实，适当的运动能够减轻孕妈妈的早孕反应，散步就是一个很好的选择。

在天气适宜的时候，孕妈妈可以到空气清新的地方散散步，能够缓解水肿，松弛神经，消除疲劳，稳定情绪。不过散步一定要有家人陪同，远离车多、人多的交通要道，穿宽松舒适的衣服和合脚的软底运动鞋，在天气恶劣时要避免外出，防止发生意外。

孕吐厉害时不要强迫自己运动

虽然运动可以缓解孕吐，但是孕吐厉害时不要强迫自己运动。孕妈妈可以坐下来休息一会儿，看看周边赏心悦目的事物，也可以置身于户外的美景中，让自己静下心来，细细体会自然界的美妙。待孕吐状况缓解后，孕妈妈可以先吃一点儿东西，然后再散步回去，这样不但能起到锻炼效果，也是不错的胎教方式。

把上班之路变成运动之路

这个月孕妈妈容易感觉到疲惫，加上正常上班，很多孕妈妈已经没有精力和时间再单独进行运动了。其实平时在上班途中走路就是一种很好的运动锻炼方式，孕妈妈自己掌握好运动的时间和强度即可。

不过与普通的散步不同，上班路上难免有很多行人和车辆，孕妈妈一定要谨慎慢行，眼观六路，见到行色匆匆的行人要主动避让。

选择室内运动还是室外运动

孕妈妈在运动时要根据天气情况选择进行室内运动还是室外运动。天气状况良好时，要尽可能地进行室外运动。室外运动可以让孕妈妈晒晒太阳，补充维生素 D，有助于促进钙的吸收，降低孕妈妈患骨质疏松和胎宝宝患佝偻病的概率。此外，室外运动可以让孕妈妈呼吸到更多的新鲜空气，对心肺功能有很好的调节作用。而当遇到炎热、寒冷、刮风、雾霾或者雨雪等恶劣天气时，为了不中断运动，孕妈妈就要选择室内运动了。此时可以选择广播操、孕妇操或孕妇瑜伽等运动，适时适度，效果不减。

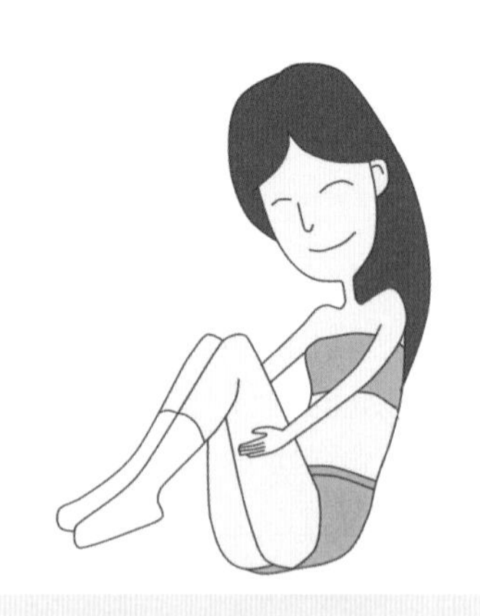

孕妈妈体操：跪立运动

受早孕反应困扰的孕妈妈不妨在饭后半小时后做做跪立运动，可以促进消化，增加胃部和胸腹盆腔的空间，从而缓解孕吐。同时，这项运动可以锻炼腿部，预防大腿内侧和外侧出现妊娠纹。

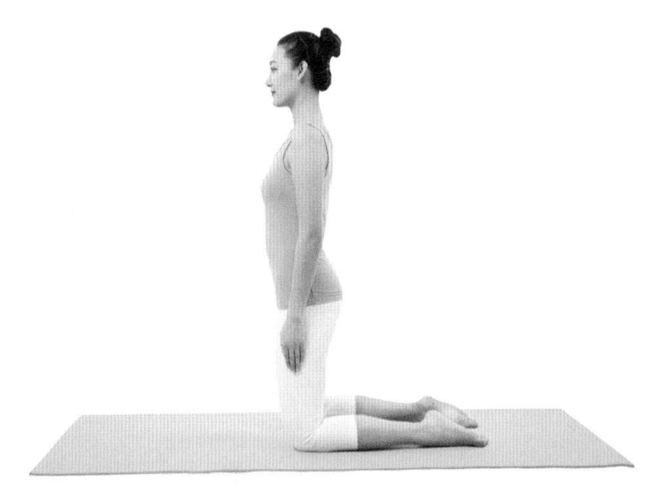

1 双腿自然跪立在垫子上，双腿分开与肩同宽，双手自然放于身体两旁，调整一下呼吸。

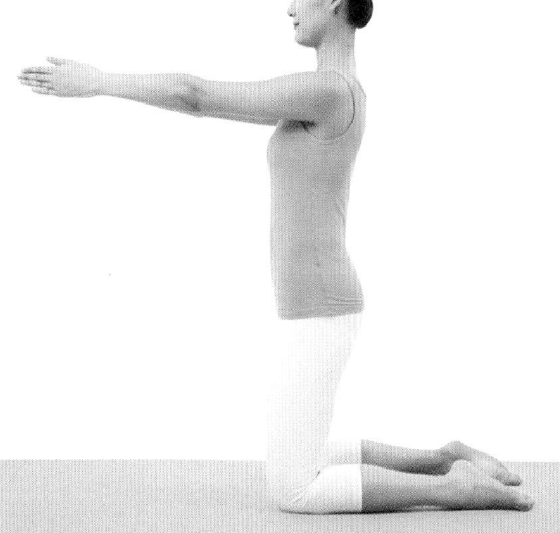

2 双臂平举，与肩同高，感受肩背部拉伸，保持 1 分钟。完成此动作时不要太急，以手臂的力量控制手的速度。

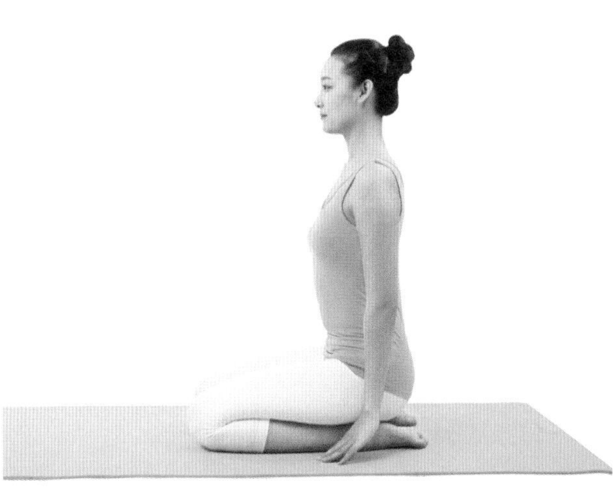

3 双腿慢慢跪坐下来，同时双手缓慢收回、还原，到此算 1 组动作。每次做 5~10 组，感觉膝盖疲劳时可酌情少做几组。

小提醒

- 这套运动的强度不大，可随时进行，但需注意不要在饭后立即练习。在练习时，孕妈妈要根据动作保持均匀的呼吸。

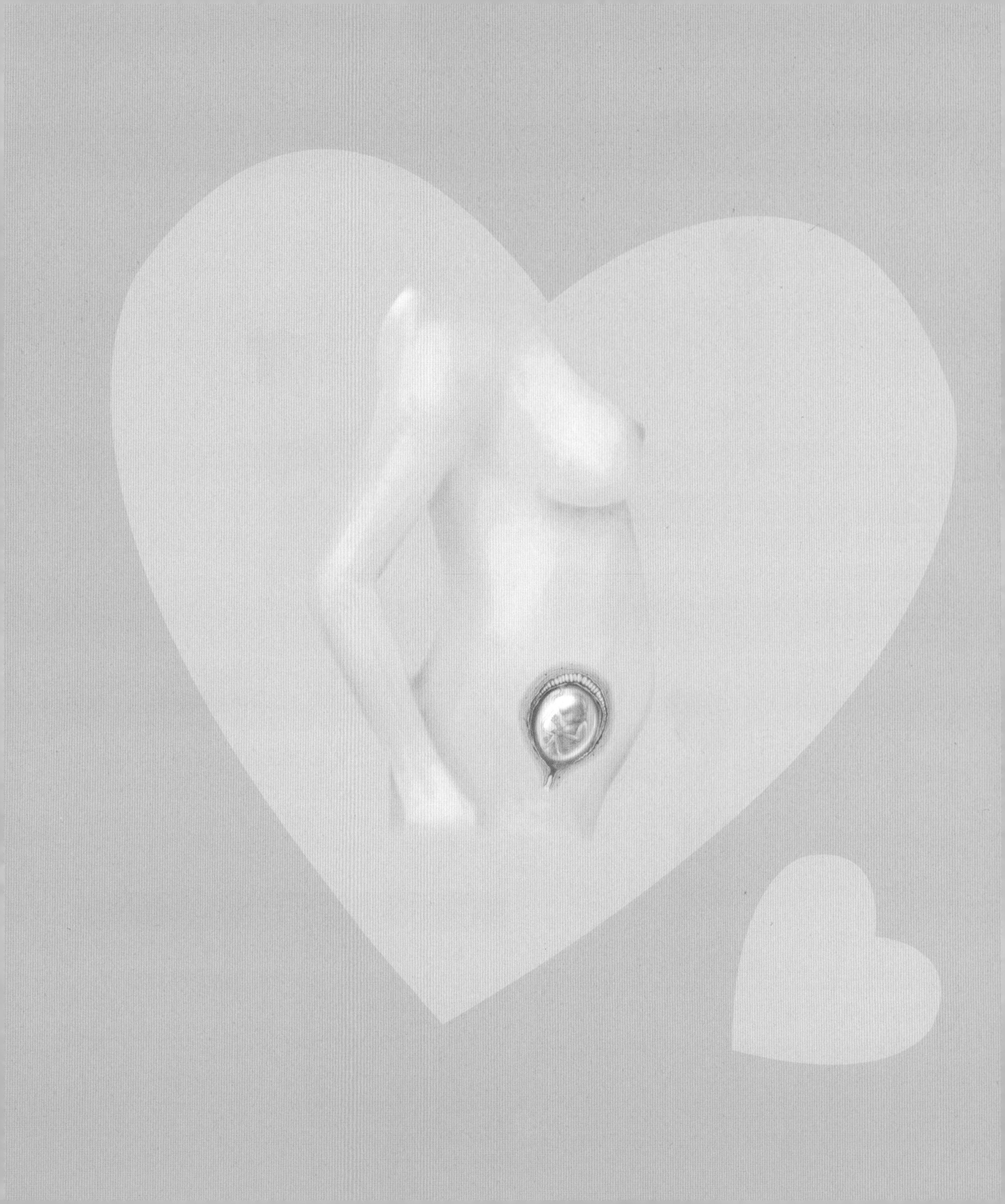

孕3月

产检小叮咛

- 本月产检要进行抽血，抽血需要空腹进行。
- 大部分医院可在孕 3 月建档，有的医院需要提前预约才能建档，孕妈妈准爸爸应提前咨询医院。

生活小叮咛

- 尽量少用微波炉，必须使用时不要站在旁边，要等微波炉停止运行时再去处理食物。

饮食小叮咛

- 孕吐严重可多吃带酸味的天然食物，如番茄、苹果等。
- 一般来说，孕妈妈无须忌口，尽可能地保证营养均衡。

运动小叮咛

- 孕期可以做舒缓的孕妇体操，但最好有专业人员的指导。
- 适宜大多数孕妈妈的运动方式是散步，安全又有效。

孕 3 月产检

在本月，大多数孕妈妈都会进行一次系统的产检，此次产检的项目比较全，也比较多，所以准爸爸最好能陪着孕妈妈一起去，在缓解孕妈妈紧张情绪的同时，也能对孕妈妈和胎宝宝的健康状况有一个了解。

孕 3 月的产检项目

□子宫隆起及腹部检查

□血常规检查（血色素及血细胞比容的检查）

□尿常规检查（有助于肾脏疾患的早期诊断）

□乙肝六项检查

□艾滋病病毒检查

□通过多普勒超声波仪检查胎心音

□梅毒血清学检查

□体重及血压的检查

□胎儿颈项透明层（Nuchal Translucency，NT）检查（排查胎儿畸形）

□对有肿胀现象的手脚部位进行检查（水肿、静脉曲张情况）

□营养摄取及日常生活注意事项咨询

□可与医生讨论怀孕后心情的变化和自己关心的问题

以上项目可作为孕妈妈产检参考，具体产检项目以医院及医生提供的建议为准。

产科门诊问答排行榜

NO.1 保胎需要保到什么时候

如果孕妈妈是轻微的先兆流产，那么经过休息和黄体酮治疗 3~5 天后症状消失，就可以考虑停药，并需注意调养。但如果是卵巢功能不良引起的先兆流产，孕妈妈服用保胎药的时间就要长一些，通常要到孕 12 周胎盘功能完善后，再考虑停药。

NO.2 做 B 超会伤害胎宝宝吗

在特定的时间做 B 超可以直观地了解到胎宝宝的发育情况，以便医生给予正确的建议与指导。

B 超不是电离辐射和电磁辐射，而是一种声波传导，对人体组织没什么伤害。一般来说，如果不是频繁地、长时间地做 B 超就不会伤害胎宝宝。

NO.3 阴道分泌物增多可以用药物冲洗吗

很多孕妈妈会在孕 3 月发现阴道分泌物增多，这是体内孕激素持续旺盛分泌导致的，属于正常现象，孕妈妈不必惊慌。随着糖原的增加和多种激素的影响，孕妈妈可能还会出现外阴瘙痒及灼热症状，此时使用清水清洗外阴可缓解症状，不要私自用药物冲洗。

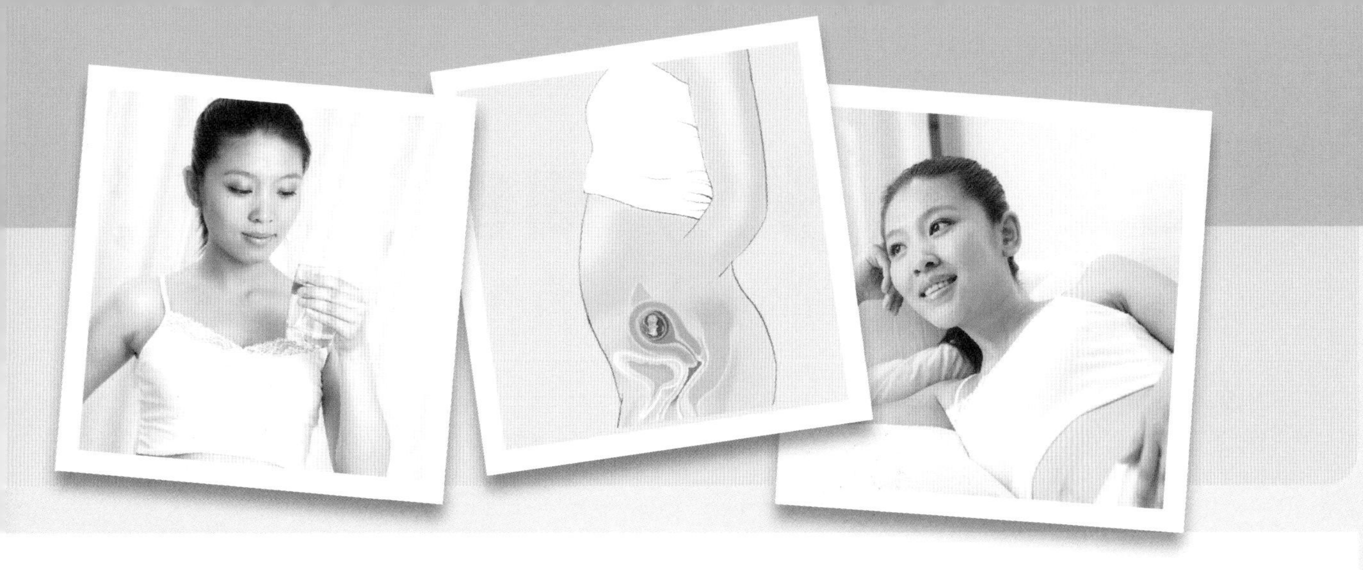

专家解读你的产检报告

在孕 11 周左右，孕妈妈还会做一个早期的排畸检查，即 NT 检查。孕妈妈可能会对这个检查比较陌生，让我们一起来看看怎么看懂报告单吧。

NT 是指胎儿颈后部皮下组织内透明液体的厚度。NT 检查是孕早期的排畸检查，便于及早发现唐氏儿和患有先天性心脏病的胎宝宝，并及时予以干预。此项检查一般在孕 11~14 周做。

产检前你需要注意这些

本月的产检是孕妈妈的第 1 次正式产检，孕妈妈要带上身份证和各种证件材料，选好医院，准备建档。此后，医生将在上面记录所有产检的相关内容。

本次抽血需要空腹进行，抽血当天，不要穿袖口过紧的衣服。在听胎心音前，孕妈妈要保持良好轻松的心态，避免大喜大悲等情绪波动，不要喝浓茶或者咖啡。

NT 值为 1.2 毫米。NT 值小于 3 毫米即为正常。如果颈项透明层厚度较大，超过 3 毫米，则提示胎宝宝发育异常，在孕中期的唐氏筛查和排畸检查时，应重点检查，进一步排除。NT 值不存在越小越好的说法，只要在参考范围内就都是正常的。

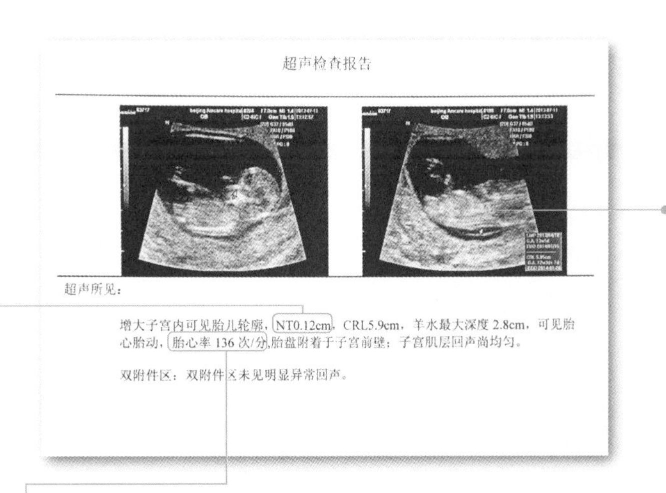

超声检查报告

超声所见：

增大子宫内可见胎儿轮廓，NT0.12cm，CRL5.9cm，羊水最大深度 2.8cm，可见胎心胎动，胎心率 136 次/分，胎盘附着于子宫前壁；子宫肌层回声尚均匀。

双附件区：双附件区未见明显异常回声。

高密度的组织例如骨骼显示为白色，充满液体的区域显示为黑色。在孕 12 周时，胎宝宝已经形成了头骨和清晰的脊椎骨。心脏作为胸腔内的高密度影像是可见的，能看见它在屏幕上有规律地跳动。

在 NT 检查报告单上还有胎心等信息。在孕 12 周的时候，可以听到胎宝宝那像马蹄声一样的心跳。正常的胎心率在 120~160 次 / 分，如果胎心率 <120 次 / 分或 >160 次 / 分，可休息 10~20 分钟后重新听。

孕3月周周看

距轻松舒适的孕中期只有1个月了

孕3月是孕早期的最后一个月，也是胚胎器官形成的关键期。在这个月中，胎宝宝的五官日渐清晰，大脑和内脏器官逐渐发育完成，成为名副其实的“胎宝宝”。只要平安度过了这个月，胎宝宝和孕妈妈大多会顺利迎来舒适的孕中期，基本远离了致畸和流产。

二胎妈妈看过来

虽然有了二宝，但是妈妈也不要忽视大宝的感受，在身体条件允许的情况下，尽量不要改变原有的生活模式。孕妈妈可以选择坚持给大宝读诗、讲故事或者唱儿歌，并告诉大宝你们现在又多了一个听众。经过一段时间的亲子互动，相信大宝对二宝已经不再陌生了。

week 9 该到医院去建档啦

建档应在孕12周以前完成。一般只要第1次正式产检检查结果符合要求，医院就会允许建档。

建档主要是为了更加全面地了解孕妈妈的身体状况以及胎宝宝的发育情况，为以后的分娩做好准备，所以建档医院通常就是今后孕妈妈产检和分娩的医院，在选择的时候可以从以下几方面考虑。

离家近：多数孕妈妈在最后要分娩的时候已经在家休假了，分娩时，需要尽快从家赶到医院。医院离家近也方便孕妈妈每次产检和家人陪护。

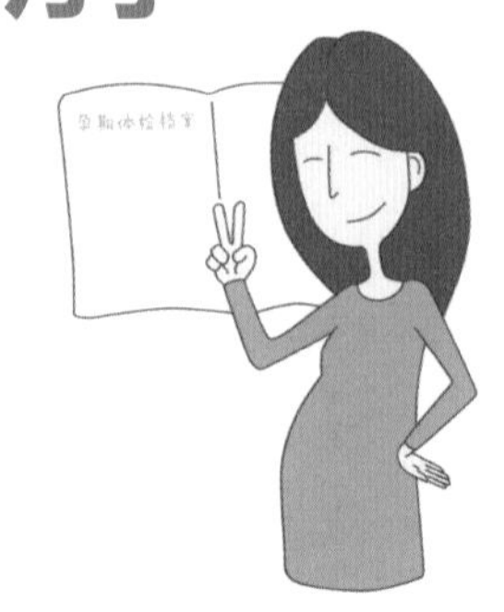

就医环境：与综合医院相比，专科医院的就医人员相对单一，交叉感染的概率要小一点。但如果孕妈妈本身有疾病，最好选择综合医院，这样如果需要多科会诊就会很方便。

产后病房条件：生产时是否允许家属陪护，申请单间病房是否容易，最好有家属陪住的地方。

如果在孕期发生了变故，更改建档医院也是可以的，具体事项需要孕妈妈自行咨询。

干货！干货！

建档手续省不得

- 虽然在孕妈妈第1次正式产检的时候，我们都会郑重其事地建议孕妈妈尽快建档，但是仍然有些孕妈妈重视产检，却对建档不以为意，因此忽略了建档手续的办理，这其实是有很大的潜在风险的。
- 如果没有在医院规定的期限内完成建档手续的办理，在孕晚期出现意外时，医院不一定正好有空余的病床，假如需要抢救，医生也无法快速地了解孕妈妈和胎宝宝的情况，很可能会因此而耽误抢救时机。

week 10 别委屈了乳房

很多孕妈妈会在怀孕后发现自己原本合适的内衣变小了，这是因为孕期在黄体酮和其他激素的影响下，孕妈妈的乳房会增大。不过这种情况会随着孕早期的结束而消失。

随着乳房的大小发生变化，孕妈妈的乳房也会变得比以前更敏感，甚至可能有触痛感，穿戴专门的孕妇内衣可以在一定程度上解决这个问题。孕妇内衣可以给孕妈妈的乳房提供可靠的支撑，保证乳房的血液循环通畅，对促进乳汁分泌和提高乳房的抗病能力都有好处，还能保护乳头免受擦伤。

保证了内衣的舒适度之后，孕妈妈还要保持乳房的清洁，这样可以保证乳腺管的通畅。另外，最好从孕早期就开始按摩乳房，不仅可以缓解孕期乳房的不适并为哺乳期做准备，还能保持产后乳房不走形、有弹性。

week 10 孕期这样选购内衣

除了专门的孕妇内衣，有较宽肩带且不含钢圈的运动内衣也很合适，孕期选购内衣要遵守以下几点。

1. 应选择纯棉质地的内衣，最好是浅色系，这样的布料比较适合皮肤敏感的孕妈妈。

2. 选择内衣时要清楚自己的尺寸，过于宽松的内衣不能给胸部提供足够的支撑，容易导致胸部下垂，而过小的内衣会压迫乳房，对乳腺造成影响。

3. 孕期更换内衣时不能一味图大，购买时穿着合适即可，如果感到内衣小了，就要再次更换。不过孕妈妈可以购买调整型哺乳内衣，这样整个孕期都可以根据自己的胸部大小随时调整，在分娩后的哺乳期也方便哺乳。

干货！干货！

孕妇内衣更加契合孕妈妈的身材

♥ 在产检的时候，我们一般会提醒孕妈妈根据情况及时更换内衣，避免压迫乳房。但是仍然有不少孕妈妈会问，为什么更换了大号的内衣还是感觉乳房受到了压迫？其实孕妈妈的乳房是从下半部分开始向腋窝处增大的，所以在选购内衣时，不要盲目追求美观或收拢效果，罩杯大小以能完全贴合胸部、没有多余脂肪露出为宜，最好选择孕妇内衣。

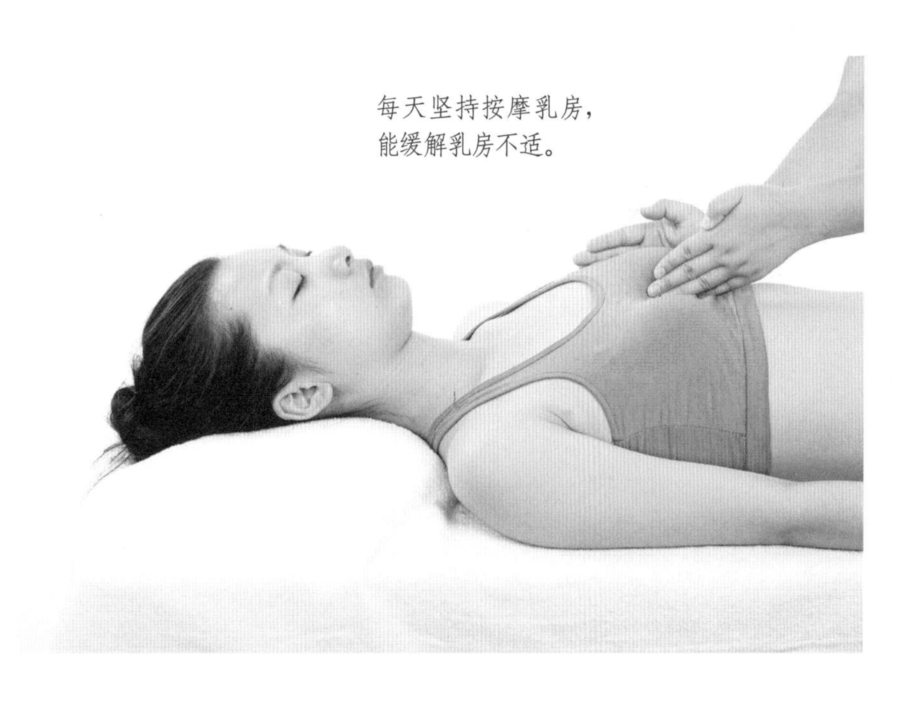

每天坚持按摩乳房，能缓解乳房不适。

week 11 牙齿好才能吃得香

怀孕会带来许多改变，牙齿也会有变化。在孕期，孕妈妈的牙齿会因为体内激素变化而容易出血，极易让一些病菌和毒素乘虚而入，受到感染。再加上孕妈妈需要少食多餐，一旦口腔清洁不及时，就会引发各种各样的牙齿问题。

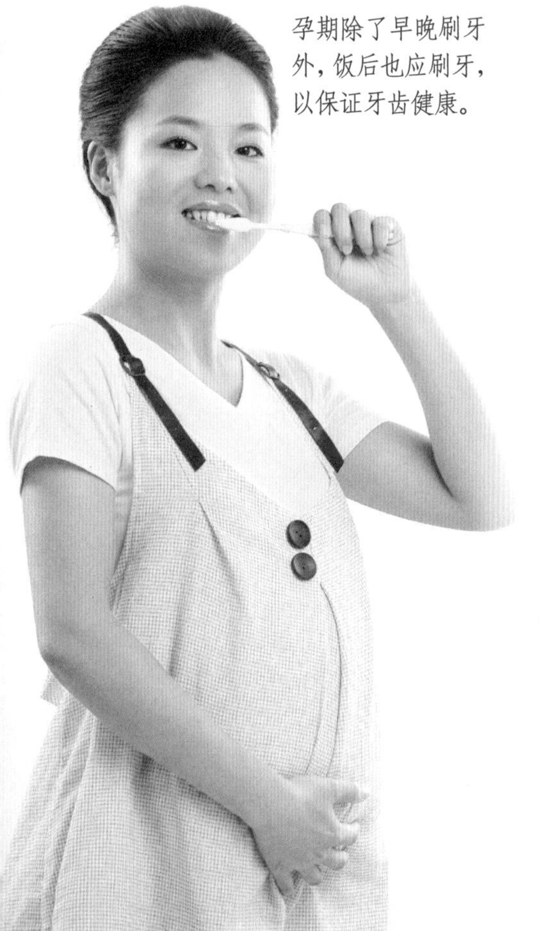

孕期除了早晚刷牙外，饭后也应刷牙，以保证牙齿健康。

那么孕期要如何保护牙齿呢？

勤刷牙，勤漱口：除了早晚刷牙之外，如果午饭后要小睡，最好补刷1次，每次刷牙不少于3分钟，吃完东西后要及时漱口，或用牙线清洁牙齿，减少食物残留。

少吃甜食：甜食在入口后会生成酸性物质，易侵蚀牙釉质，损害牙齿，所以孕妈妈要尽量选择低糖的食物。

补充钙：孕期容易缺钙，孕妈妈要均衡饮食，保证钙的摄入量，如果仍然无法满足需求，则需要听取医生的建议，服用钙片。同时，要经常到户外散步晒太阳，保证体内生成足够的维生素D。

选择好牙刷和牙膏：要选择软质、细毛、刷头较小的牙刷，这样许多死角也可以轻松清洁，且不会伤害牙龈，另外要保证每3个月换1次牙刷。孕妈妈用一般的牙膏即可，除非医生要求，一般不要使用药物牙膏。

如果孕妈妈已经出现了牙齿问题，一般的牙科治疗和例行检查都是可行的，只要身体允许，孕妈妈不用刻意回避。但是比较复杂的牙科治疗最好推迟到产后，比如需要拍摄X光片的牙齿疾病等。

干货！干货！

用好牙线，预防牙痛

有位孕妈妈，在一次产检时向我抱怨说自己牙周炎犯了，但是随身携带牙膏、牙刷不太现实，问我有没有好方法。这其实是很常见的问题，因为孕期不建议做牙科治疗，所以无论是否有牙周炎，孕妈妈都要好好保护牙齿。不方便随时刷牙的话，孕妈妈可以使用牙线，方便携带，也方便使用，还能清洁牙刷不易清洁到的牙缝。该讲究时别将就，否则“牙疼不是病，疼起来真要命”哦。

异常妊娠尽早发现

孕妈妈得知自己怀孕之后，都会关心自己的状况是否正常。因此了解自己怀孕时的身体状况，认识可能发生的异常妊娠现象，是每一位孕妈妈都需要学习的课程。

宫外孕

正常怀孕情况下，受精卵在子宫内膜着床、生长发育，如果它在子宫体腔以外的地方生长发育，就是异位妊娠，俗称“宫外孕”。

典型症状：停经6~8周后，感到下腹剧烈疼痛，阴道少量出血。但如果只是少量出血，而没有腹痛，这可能是受精卵在子宫内膜上着床时引起的“点状出血”，并无危险。若孕妈妈无法分辨，应及时就医。

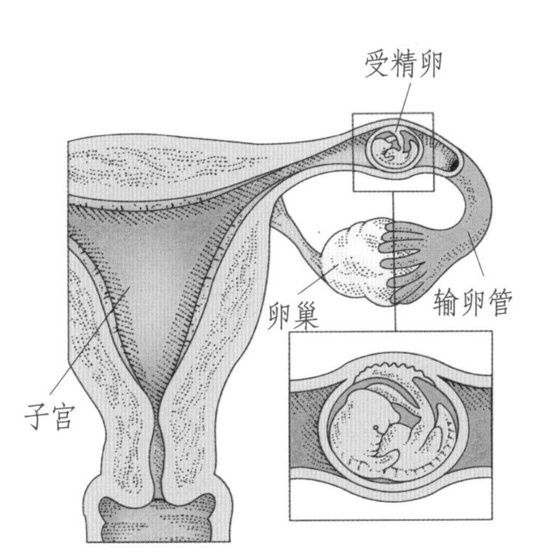

宫外孕示意图

其他症状：出现恶心、呕吐、尿频。尿妊娠试验阳性，B超扫描或腹腔镜可协助诊断。

专家提醒：发生宫外孕时，即使是输卵管破裂，只要治疗及时，就不会对母体产生很大的影响。但如果治疗不及时，就会因大量出血而导致危险状况发生。

预防方法：第一，减少盆腔感染，约90%以上的宫外孕发生在输卵管，约60%的输卵管妊娠患者曾患过输卵管炎，所以应预防输卵管损伤及感染，做好日常保健工作；第二，防止病原体滋生，绝大多数盆腔感染是由于上行性感染造成的，即由阴道内的病原体沿着黏膜上升而感染到盆腔器官（主要是输卵管）。

葡萄胎

葡萄胎指实际上没有胎儿或有胎儿但发育不正常，胎盘底部的微细绒毛产生异常，子宫内形成葡萄形状的水泡，并充满子宫的情况。

葡萄胎分为良性葡萄胎和恶性葡萄胎。

良性葡萄胎也叫水泡状胎块，这种情况下，胎儿很早就会死亡，而且自溶被吸收。葡萄胎局限于子宫腔内的，被称为良性葡萄胎。如

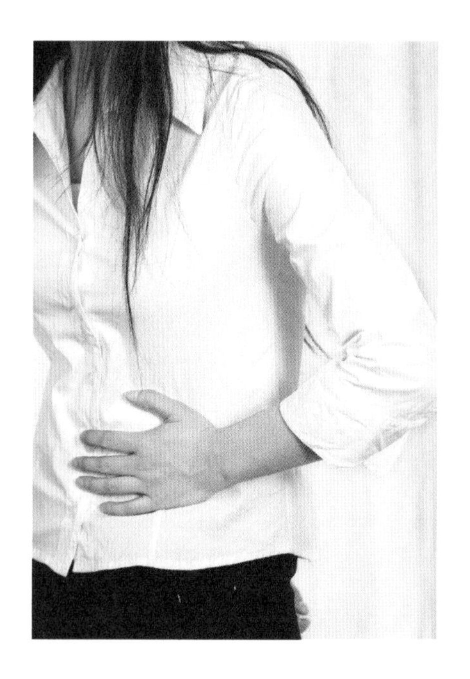

果病灶侵入子宫肌层或附近组织，或向远处转移，称为恶性葡萄胎。

典型症状：恶心、呕吐等症状会非常严重。大多数患者会在停经8~12周左右开始出现不规律的阴道出血，反复发作，逐渐增多，下腹产生膨胀感。

专家提醒：利用B超检查，在怀孕五六周时就能够准确诊断出葡萄胎，确诊后要及时进行清宫。第1次清宫不必完全清理，防止损伤子宫内壁，可以在休息1周后进行第2次清宫，术后要做好护理，且1年内必须避孕，以免悲剧再次发生。

week 12 细心护肤，变成“孕美人”

怀孕会让孕妈妈体内的激素水平产生变化，加上新陈代谢加快，很多孕妈妈的皮肤状态发生了改变。有一些孕妈妈会惊喜地发现自己的皮肤变得红润、细腻、光滑，但有的孕妈妈则没有那么幸运，她们会感觉自己面部变得油腻、粗糙，甚至敏感脆弱，反复出现皮疹和瘙痒。除此之外，不少孕妈妈发现自己的皮肤颜色变深了，乳头、乳晕及外生殖器等部位的皮肤颜色改变尤其明显，而脸上的痣与雀斑，看起来也比孕前颜色要深。

为了胎宝宝的健康，很多孕妈妈舍弃了护肤品，看着自己的皮肤发生的变化，让这些原本爱美爱保养的孕妈妈很不舒服。其实孕期不能用护肤品指的是普通的护肤品，如果粗暴地说成孕期不能用所有护肤品，那对孕妈妈皮肤的损伤会非常大。

现在市面上有很多没有刺激成分、不含香料的护肤品，也就是人们常说的“基础类保养品”，以及孕妇专用的护肤品，都可以在孕期使用，孕妈妈需要到正规商场或超市选择正规品牌的产品。

当然孕妈妈也不能过度依赖这些护肤品，改善生活细节才能长久保持肌肤细腻亮白，从现在开始，认真对待自己娇嫩的肌肤吧。

1. 注意防晒。上午 10 点到下午 3 点之间出门要尽量防晒，可以涂孕妇专用防晒霜、打伞或戴遮阳帽。

2. 清洁皮肤。清洁皮肤要根据皮肤的特点，使用没有刺激成分、不含香料或者孕妇专用的产品。

3. 防止便秘。便秘会使身体内的毒素排不出来，甚至重复吸收，皮肤更容易受影响。

干货！干货！

误用化妆品不要慌

很多孕妈妈在怀孕 1 个月甚至 2 个月时才后知后觉地发现自己怀孕了，十分担心自己在不知情的情况下使用的化妆品会影响到胎宝宝，所以来医院咨询。确实，很多化妆品中含有重金属等成分，如果进入孕妈妈的身体，胎宝宝的健康也会受到影响。所以孕妈妈在发现自己怀孕后应及时停用。

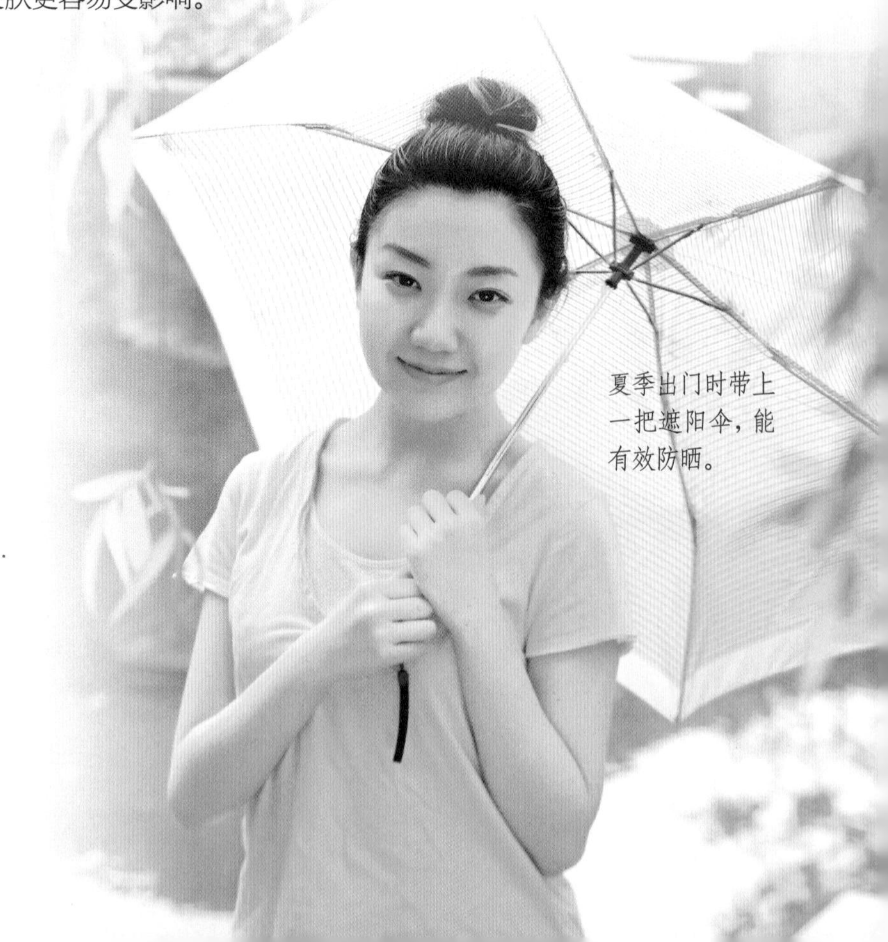

夏季出门时带上一把遮阳伞，能有效防晒。

week 12

白带增多时时关注

孕妈妈在怀孕以后，体内的雌性激素会随着孕期的推移而增多。雌性激素有促进宫颈腺体和子宫内膜分泌的作用，使阴道黏液增加，因此白带要比以前多一些。只要白带呈乳白色，无臭味，如蛋清样，就是正常现象。不过即使是正常的白带增多，孕妈妈也要注意保持外阴清洁，不要让细菌有任何可乘之机，因为一旦护理不当，外阴就会很容易被感染。

week 12

私处卫生更重要

孕期护理私密处的卫生更重要，孕妈妈可以参照以下建议。

保持外阴清洁：每天用温水清洗外阴两三次，切忌将手指伸进阴道内，也不要用碱性皂清洗阴道，以免阴道酸碱度改变导致病菌侵入与繁殖。水温要适度，最好是40℃左右。

大便后，要从前面向后面揩拭，避免将肛门周围的脏物带入阴道内。

不要穿太紧的裤子或裤袜，尽量保持私处干燥透气。

注意清洗方式：用盆清洗外阴时，应从前向后洗，注意不要把脏水灌入阴道。如果孕妈妈阴部有发炎现象，切忌使用肥皂或含有香精成分的刺激性用品，也不要用温度过高的热水清洗，以免加剧红肿或瘙痒的症状。

勤换内衣、内裤：换下来的内衣裤要及时清洗，以免长时间放置滋生细菌。洗净的内衣裤不要在阴暗的角落晾干，应放在太阳底下暴晒。在洗涤内裤时，最好用中性肥皂单独清洗，不要和其他衣物一起洗。

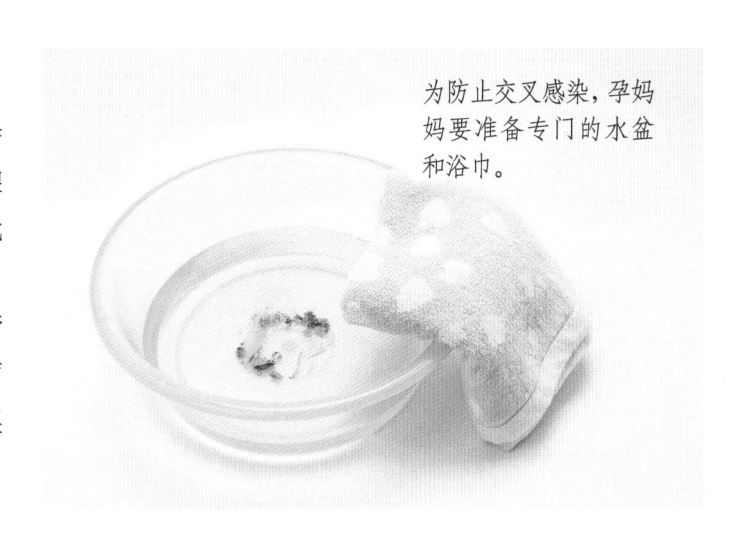

为防止交叉感染，孕妈妈要准备专门的水盆和浴巾。

week 12

警惕白带异常

其实孕妈妈在怀孕期间，子宫颈本身具有保护机制，因细菌感染而影响胎宝宝的概率并不大，但念珠菌混合其他细菌的感染可能导致胎膜早破。如果感染严重或治疗不及时，细菌上行经早破的胎膜到达子宫，就有可能波及胎宝宝，使胎宝宝发生宫内感染。

当孕妈妈阴道分泌物出现异常或有瘙痒等症状出现时，应该尽快去医院就诊，尤其是以下这几种情况：阴道分泌物出现黄色、绿色、灰色、凝块等，有时还伴有下腹疼痛的现象，孕妈妈需要尽快就医诊治。

如果孕妈妈的白带呈乳凝块状，应及时去医院就诊，查看是否感染了滴虫性阴道炎或真菌性阴道炎，确诊后在医生指导下用药。

如果阴道分泌物呈乳白色或者稀薄的雪花膏的颜色，气味不强烈，则属于正常的生理性变化，孕妈妈不用担心。

如果白带呈脓样，或带有红色，或有难闻气味，或混有豆腐渣样的东西，加之外阴瘙痒，则可能是阴道炎，应立即就医。

孕 3 月吃什么速查

本月必吃的 2 种食材

黑芝麻

黑芝麻富含维生素 E、铁，有补肾养血、乌发之功效，还能改善孕期贫血。不过黑芝麻不易消化，如果将黑芝麻研成粉，做成黑芝麻糊，其中的营养更容易被吸收。

妈妈补 宝宝壮

养血、保胎

黑芝麻具有养血的功效，常吃黑芝麻会让皮肤有光泽。其中含有的铜元素还有助于增强胎膜的弹性和韧性，预防胎膜早破。

滑肠、润肤

黑芝麻中富含维生素 E、脂肪、蛋白质等，常吃可使孕妈妈的皮肤保持柔嫩。习惯性便秘的孕妈妈，肠内存留的毒素会伤害肝脏，也会造成皮肤粗糙，吃黑芝麻能滑肠，有助于治疗便秘。

黑芝麻 主打营养素

黑芝麻含有多种人体必需的氨基酸，其中维生素 E 和维生素 B_1 的含量也较高。

蛋白质	脂肪	钙	维生素E
19.1克	46.1克	780毫克	50.4毫克

注：图表中的数值仅供参考，代表每 100 克黑芝麻中所含的该种营养素。

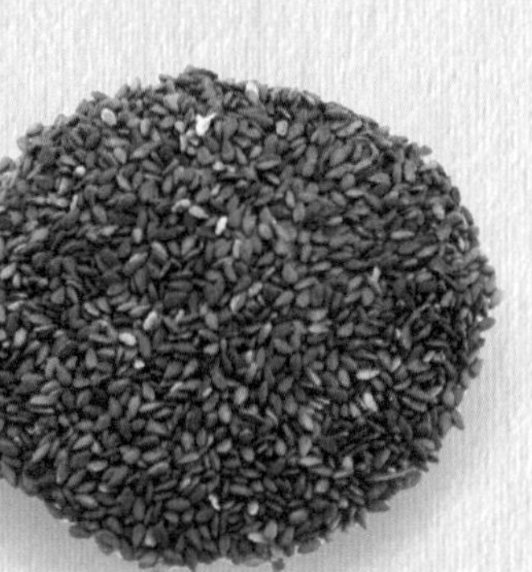

芝麻有黑白两种，食用以白芝麻为好，补益药用则以黑芝麻为佳。

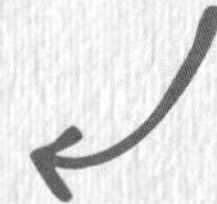

孕妈妈 食用禁忌

适量食用黑芝麻可以滋养头发，缓解孕妈妈因孕期激素变化造成的发质受损，但是如果过量食用，反而会导致内分泌紊乱，引发头皮油腻，毛皮枯萎、脱落。另外，黑芝麻的通肠作用比较好，所以大便稀或者腹泻的孕妈妈不宜多吃。

推荐食用方法

黑芝麻糊

原料：黑芝麻 100 克，糯米粉 50 克，白糖适量。

做法：①黑芝麻洗净，晾干，放入炒锅中用小火慢慢炒出香味，凉凉。②将炒好的黑芝麻放入搅拌机中研磨成细腻的粉末。③糯米粉放入锅中，用小火慢慢炒至颜色变成淡黄色，如有较大颗粒需过筛。④将炒好的糯米粉和磨好的黑芝麻粉混合，根据自己的口味加入白糖和适量水，搅拌均匀即可。

玉米

玉米中的维生素含量非常高，是稻米、小麦的 5~10 倍。除此之外，玉米脂肪中含有 50% 以上的亚油酸、卵磷脂，这些营养物质都能促进胎宝宝的大脑发育。

妈妈补 宝宝壮

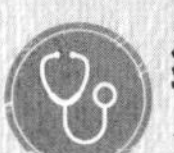

缓解便秘

玉米中含有大量的膳食纤维，食用后可以促进消化系统蠕动，缓解孕期便秘，有利于肠道健康。

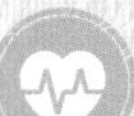

安胎促发育

玉米中含有丰富的维生素 E，有助于安胎，可以用来防治习惯性流产和胎宝宝发育不全。另外，玉米中的 B 族维生素可以增进孕妈妈的食欲，促进细胞的发育和再生，从而促进胎宝宝发育。

玉米 主打营养素

玉米中的脂肪以亚油酸和不饱和脂肪酸为主，除此之外，玉米中的蛋白质、糖类、维生素、矿物质和膳食纤维等的含量都比较丰富，是十分适合孕妈妈全面补充营养的食物。但玉米中所含的热量十分有限，所以如果不适量补充其他食物，会影响孕妈妈和胎宝宝的健康。

膳食纤维	维生素C	维生素B_3	维生素E
2.9克	16毫克	1.8毫克	0.5毫克

注：图表中的数值仅供参考，代表每 100 克玉米中所含的该种营养素。

孕妈妈 食用禁忌

由于玉米含有大量的膳食纤维，所以适量食用即可，如果食用过量，反而会加重孕妈妈的肠胃负担。

推荐食用方法

玉米排骨汤

原料：猪排骨 500 克，玉米粒 150 克，料酒、姜片、盐各适量。

做法：①猪排骨洗净，切段，开水汆去血沫；玉米粒洗净，备用。②锅中加适量水，放入猪排骨段、玉米粒、料酒、姜片，大火烧开后转小火炖煮至排骨与玉米粒软烂，加盐调味即可。

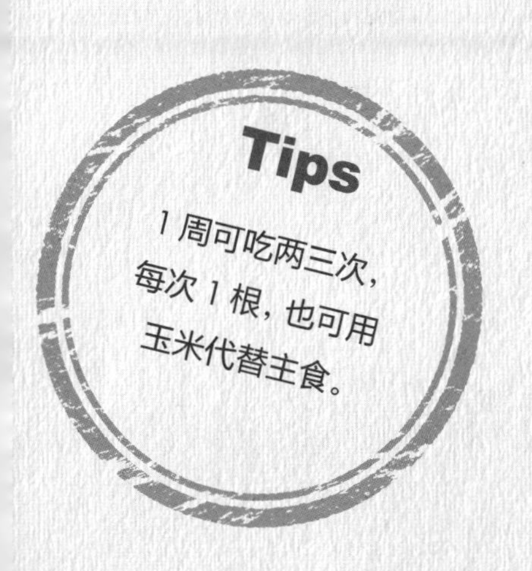
Tips
1 周可吃两三次，
每次 1 根，也可用
玉米代替主食。

挑选玉米时最好选择七八成熟的。太嫩，水分太多；太老，其中的淀粉增加，蛋白质减少。

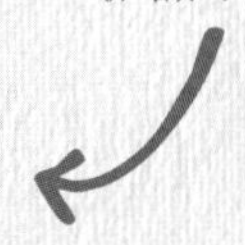

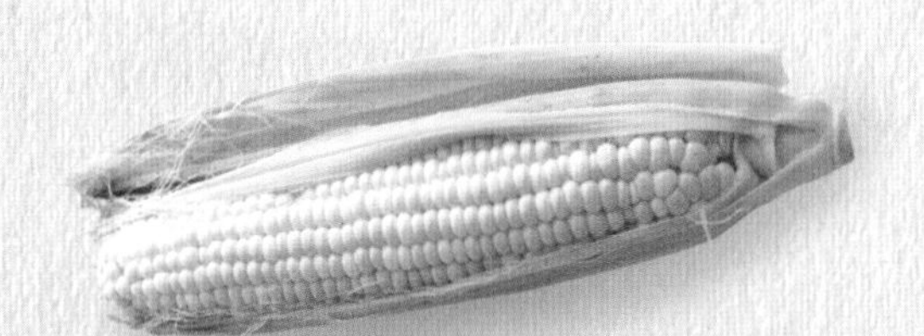

本月推荐食谱

1. 拌金针菇

原料：金针菇 150 克，鱿鱼、鸡肉各 80 克，高汤、姜片、香油、盐各适量。

做法：①鸡肉洗净，切丝，放入沸水中煮熟；金针菇洗净，去根，煮熟。②鱿鱼切花刀后切条，与姜片一起放入沸水煮熟成卷。③向金针菇、鱿鱼卷、鸡肉丝中加入高汤、香油和盐搅拌均匀即可。

孕妈妈便签：金针菇具有低热量、高蛋白、低脂肪、多维生素的特点，很适合需要控制体重的孕妈妈食用。

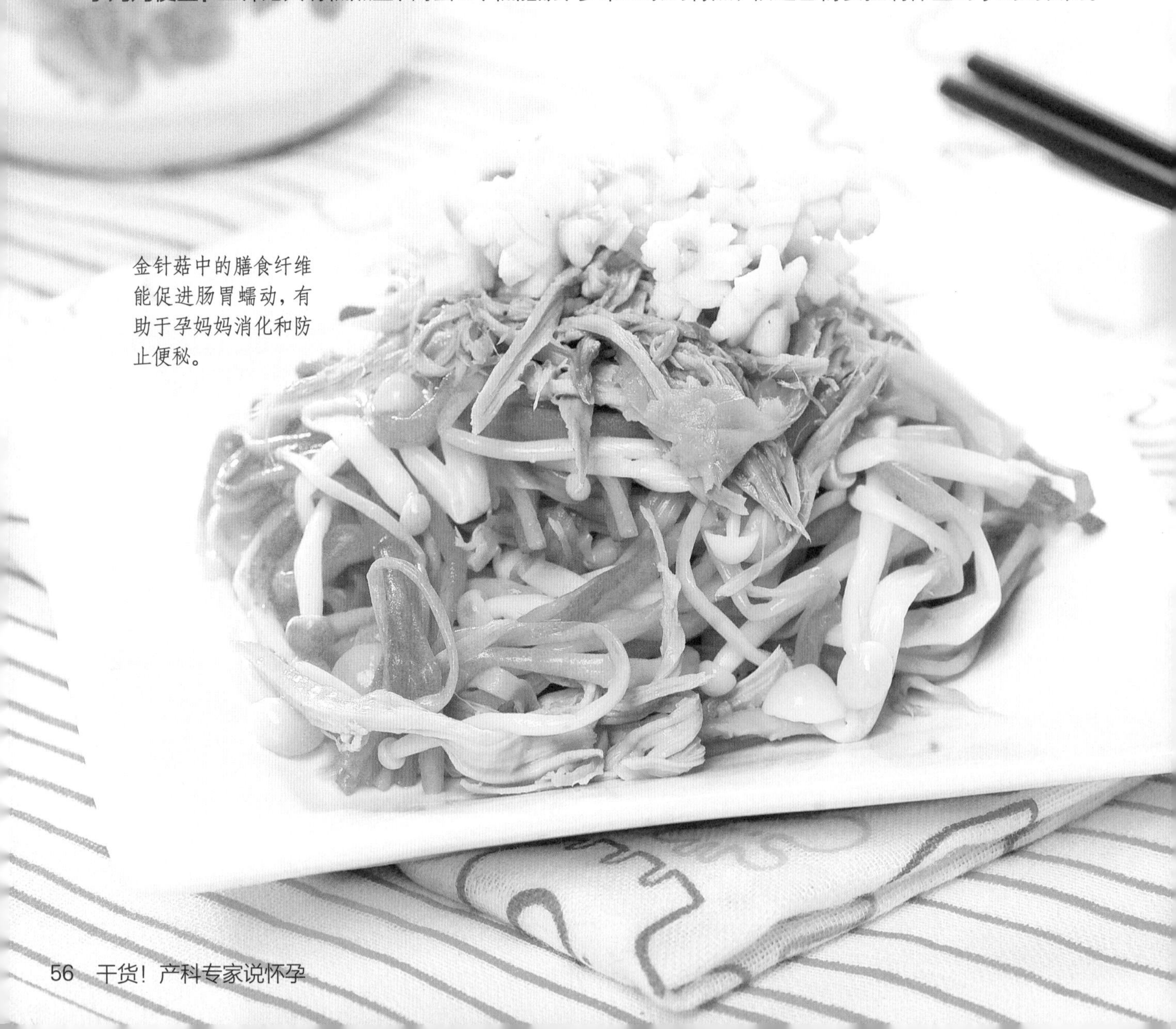

金针菇中的膳食纤维能促进肠胃蠕动，有助于孕妈妈消化和防止便秘。

2. 糖醋莲藕

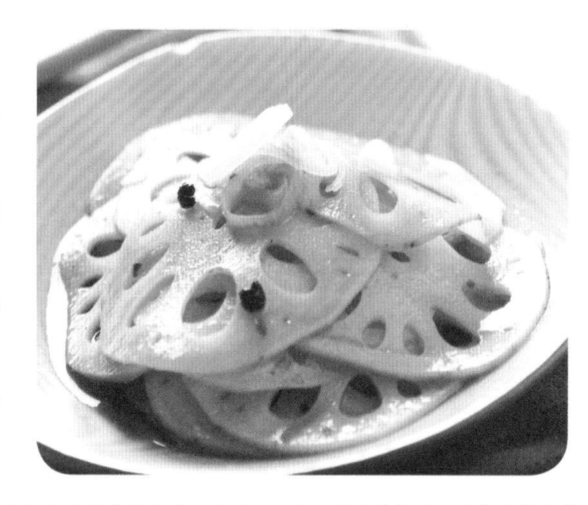

原料： 莲藕 1 节，料酒、盐、白糖、米醋、香油、花椒、葱花各适量。

做法： ①莲藕去节，削皮，切成薄片，用清水漂洗干净。②油锅烧热，放入花椒，炸香后，再放入葱花略煸，倒入藕片翻炒，加入料酒、盐、白糖、米醋，继续翻炒，待藕片熟透，淋入香油即可。

孕妈妈便签： 本菜味道酸甜适中，并且含有丰富的碳水化合物、维生素 C 及钙、磷、铁等多种矿物质。

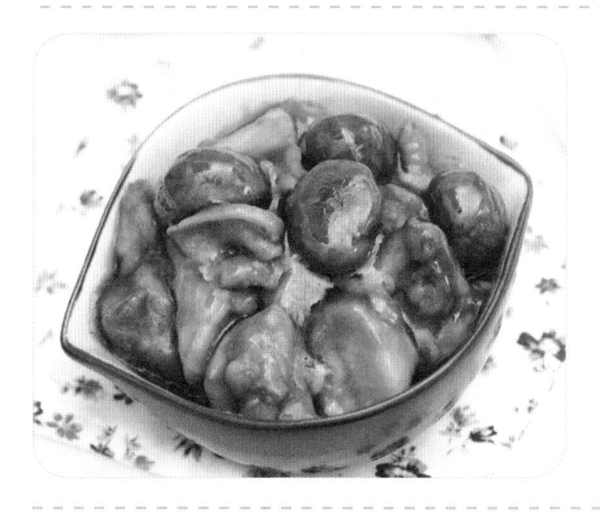

3. 板栗烧鸡

原料： 板栗 200 克，三黄鸡 1 只，高汤、酱油、盐、料酒、白糖、蒜瓣各适量。

做法： ①板栗用刀开一小口，放入锅中加适量清水，大火煮 10 分钟，捞出剥去外壳。②将三黄鸡洗净，切块，放酱油、白糖、盐、料酒腌制 10 分钟。③将板栗、三黄鸡块放入锅中，加入高汤，调入酱油、料酒、白糖，焖烧至板栗熟烂，再调至大火，加入蒜瓣，焖 5 分钟即可。

孕妈妈便签： 板栗有补脾健胃的功效，利于孕妈妈调养身体。

4. 白灼芥蓝

原料： 芥蓝 300 克，葱丝、姜丝、红椒丝、酱油、白糖、盐、香油各适量。

做法： ①芥蓝洗净，去根部粗皮，放入沸水锅中焯至断生后捞出，摆入盘中。②将酱油、白糖、盐、香油和少许水兑成白灼汁，倒入锅内烧开后浇在芥蓝上，撒上葱丝、姜丝、红椒丝即可。

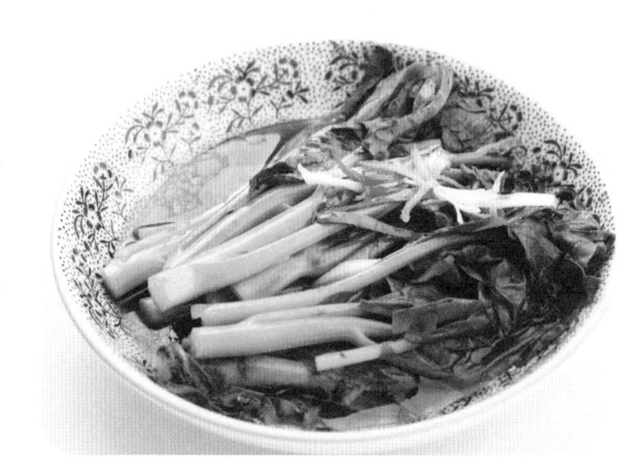

孕妈妈便签： 芥蓝属于深色蔬菜，可为孕妈妈提供胡萝卜素、维生素 C 和膳食纤维等营养成分，有清热明目、润肠通便、帮助消化的功效。

孕3月健康运动

孕3月的胎宝宝还处在胚胎阶段，胎盘与母体子宫壁的连接还不够稳固，所以孕妈妈在运动时依然要注意，不要让子宫受到震动，以舒缓的放松动作为主，活动幅度不要太大，跳跃、扭曲或快速旋转这样的动作千万不要做。

不是所有孕妈妈都适合做运动

虽然在孕期做运动对孕妈妈和胎宝宝都好处多多，但并不是所有的孕妈妈都能找到适合自己的运动方式。如果孕妈妈有流产史、心脏病、妊娠高血压疾病、肾脏疾病、多胞胎、前置胎盘或出现不规则出血、宫缩等现象的话，需咨询医生后再决定是否做运动，一般有这些情况的孕妈妈最好选择静养。

避免流产需要注意的问题

天气炎热时，孕妈妈要量力而行，不要为了完成运动计划强迫自己运动，否则会中暑或引起身体不适，反而不利于胎宝宝的健康。

在运动过程中要注意补充水分，孕妈妈可以在运动前准备适量的温开水或一些含水量大的水果，不仅能有效预防脱水，还能控制体温上升。如果孕妈妈的体温迅速上升，胎宝宝的心跳也会随之加快。

孕妈妈的运动强度要适当，心跳速率要保持在100次/分左右，如果心跳速率超过140次/分，孕妈妈的血流速度会较快，血管可能负荷不了。

职场孕妈妈也要注意运动

长时间坐着对身体是没有好处的，孕妈妈要经常起身走动一下，尤其是还在工作且需要长时间坐着的孕妈妈，一旦忙起来就无暇顾及其他，这对腰椎是非常不利的。

孕妈妈可以自己制作一个工作日活动的时间表，定时起身活动筋骨。比如，每工作1小时，就起身活动10分钟左右，可以到办公室外走走，或者站在窗前远眺，这样不仅可以缓解紧张的工作情绪，还有利于工作的顺利进行。

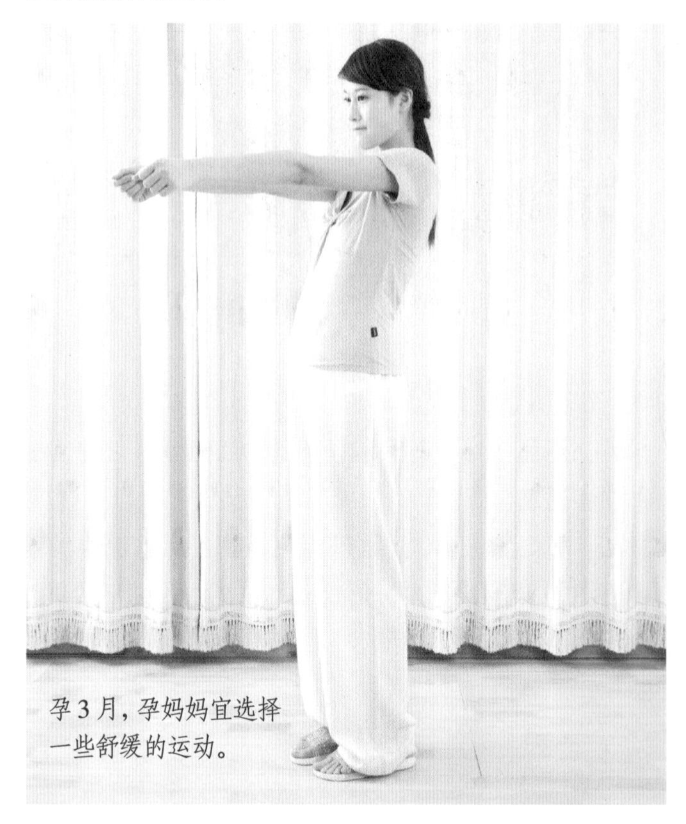

孕3月，孕妈妈宜选择一些舒缓的运动。

孕妈妈体操：三角式

三角式可增加腿部力量，还可以预防静脉曲张，经常练习还具有增强身体平衡力的作用。怀孕后，孕妈妈的重心会发生变化，平衡锻炼可以增强体质，为以后腹部的增大提早做准备，还可以为胎宝宝创造更多的空间。颈椎、腰椎不好的孕妈妈可以经常练习此动作，可缓解颈椎、腰椎疲劳，让腰部得到很好的锻炼。

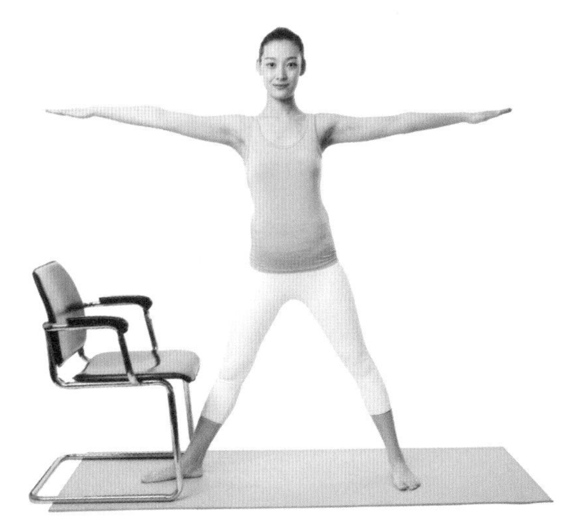

1 将椅子放在身体右侧，双脚分开一条腿的距离，手臂打开侧平举。

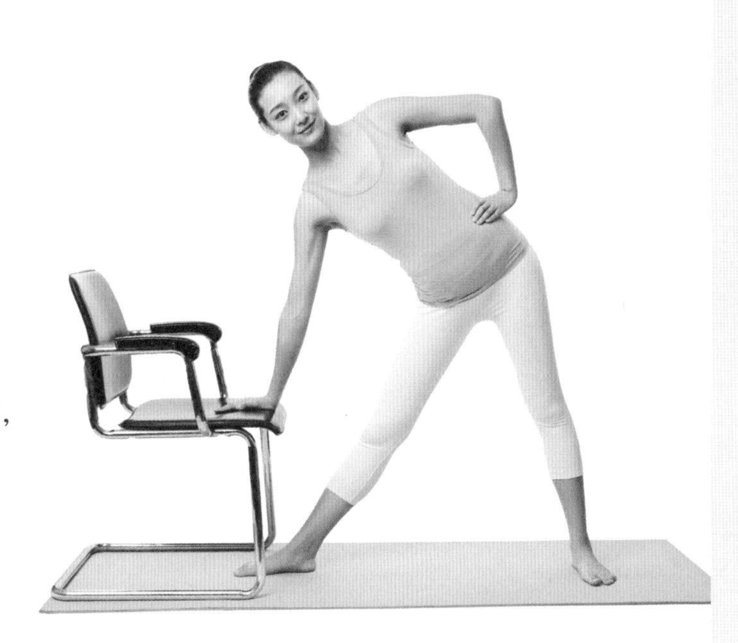

2 右脚置于椅座下端，趾尖向前，左脚脚跟向内旋转，右脚跟与左脚足弓对齐，右手支撑椅子，左手放于髋关节外侧。

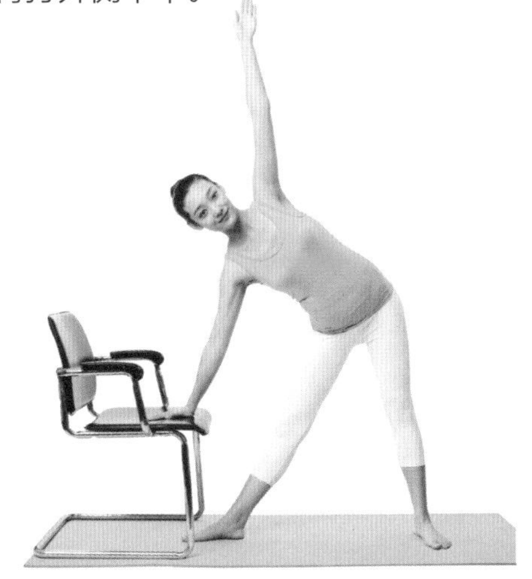

3 眼睛向上或向前看，保证双腿大腿肌肉收紧，膝盖自然向上提起，体会胸腔的舒展与双腿的拉伸。此姿势保持 5 组呼吸后换另一侧。

小提醒

- 椅子一定要选择底盘稳的。在运动初期，孕妈妈可能无法做到动作规范，不要强求，可以将椅子换成相对较高一些的。

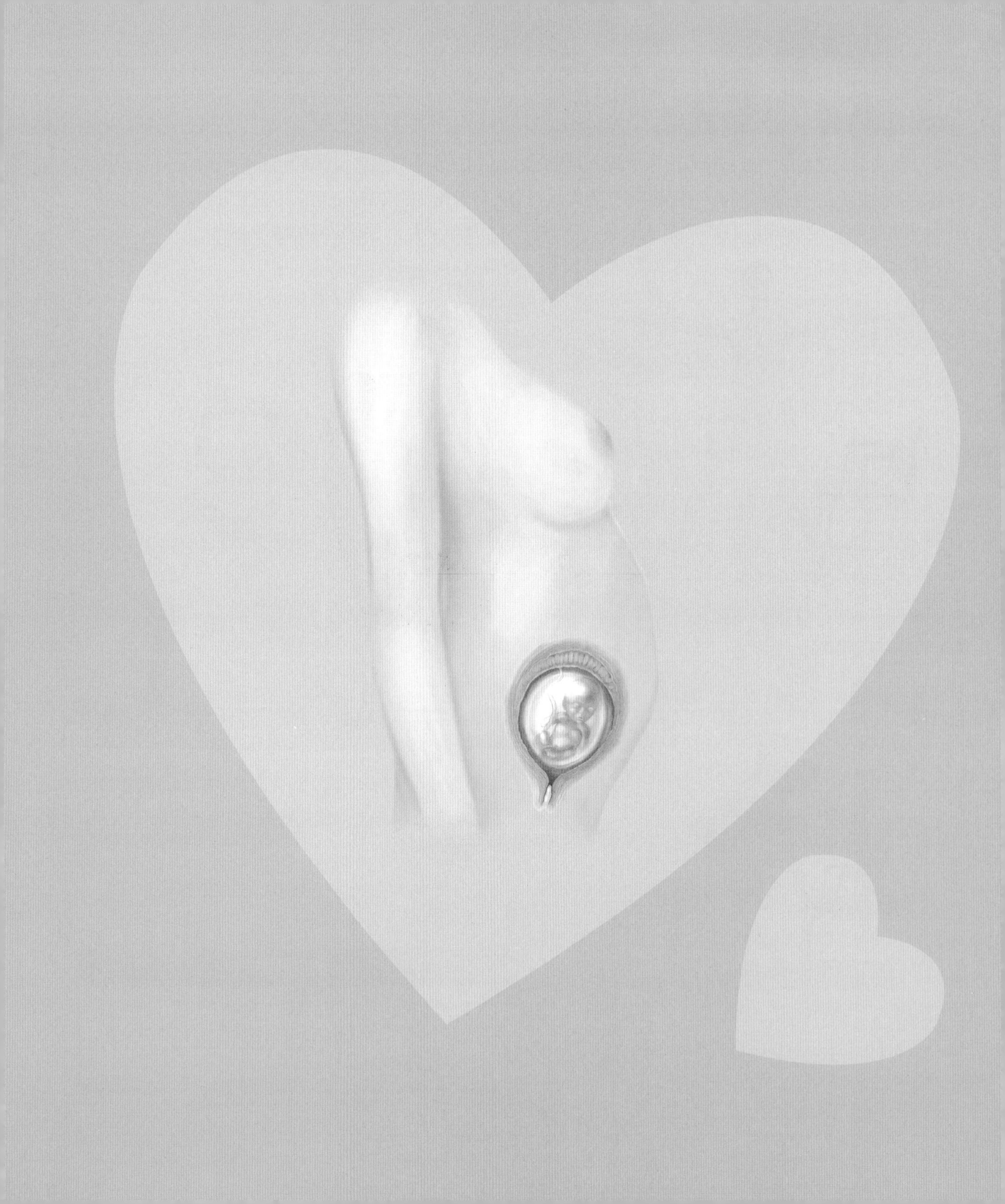

孕4月

产检小叮咛

- 一般在孕 15~20 周会进行一次唐氏筛查，这是一项不可忽略的重要检查。
- 做唐氏筛查不需要空腹。

生活小叮咛

- 孕中期就要开始预防妊娠纹了。
- 不要长时间蹲着，洗衣服、擦地、如厕等也是需要注意的。

饮食小叮咛

- 多吃含有蛋白质和维生素的食物，最好多吃一些新鲜蔬菜和水果。
- 胃口好也不要无节制地进食，少食多餐是基本原则。

运动小叮咛

- 孕中期可以去旅行。短途、轻松的旅行可作为孕期运动的一种调剂方式，但必须有家人陪同，不要独自出行。

孕 4 月产检

在孕 4 月的产检中，除了要做常规检查外，建议孕妈妈在孕 15~20 周做 1 次孕中期的唐氏筛查，特别是 35 周岁以上的孕妈妈。这是排除先天性痴呆患儿的检查，非常重要。不过孕妈妈也不要太紧张，唐氏综合征的患病率比较低，大多数胎宝宝都是正常的。做过这项检查之后，孕妈妈就可以更坦然、更安心了。

孕 4 月的产检项目

□唐氏筛查：通过化验孕妈妈血液中的甲胎蛋白（AFP）、人绒毛膜促性腺激素（HCG）、游离雌三醇（uE3）和抑制素 A（Inhibin A）的浓度，结合孕妈妈的年龄，运用计算机精密计算出孕妈妈怀有唐氏儿的概率

□子宫检查（测量宫高、腹围）

□血常规检查

□对有肿胀现象的手脚部位进行检查（水肿、静脉曲张）

□营养摄取及日常生活注意事项咨询

□可与医生讨论怀孕后心情的变化和自己关心的问题

□尿常规检查（有助于肾脏疾患的早期诊断）

以上项目可作为孕妈妈产检参考，具体产检项目以医院及医生提供的建议为准。

产科门诊问答排行榜

NO.1 安检对孕妈妈有影响吗

在乘坐地铁、飞机等交通工具时需要过安检，很多孕妈妈担心安检会对胎宝宝造成影响。正常情况下，地铁、机场里对人进行安检的都是金属探测仪，对胎宝宝无害。行李才会通过 X 射线安检，辐射量很微小，不会对人体造成影响。

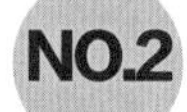

唐氏筛查的准确率不高，可以不做吗

做唐氏筛查是判断胎宝宝患有唐氏综合征的概率，不能明确胎宝宝是否患上唐氏综合征。但多年数据显示唐氏筛查还是可以有效减少唐氏综合征患儿的出生率，而且唐氏筛查经济简便又没有风险，因此孕妈妈最好做唐氏筛查。除此之外，也可以直接做无创 DNA 检查，准确性高，但费用也高。

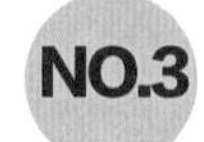

羊水穿刺容易引起流产吗

羊水穿刺虽然是侵入性检查，但在穿刺的全程有超声波监控，一般不会对胎宝宝造成伤害，流产概率约为 0.3%。怀孕 4 个月时，羊水量可以达到 400 毫升以上，而穿刺时只需抽 20 毫升左右羊水，之后羊水会再产生，所以风险非常低。

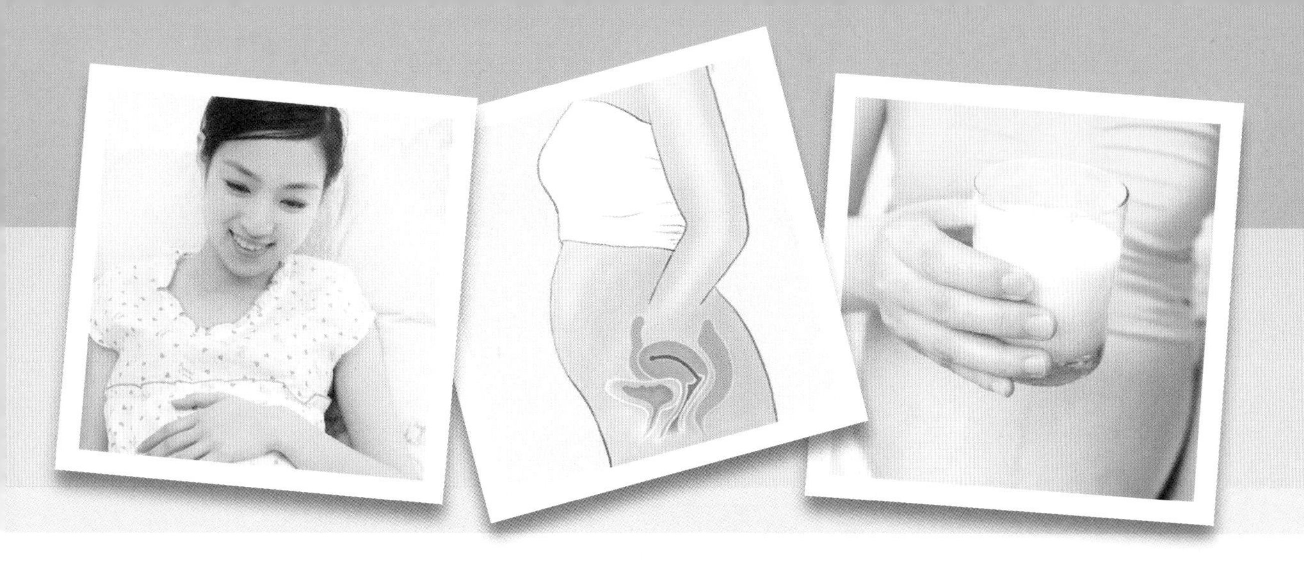

专家解读你的产检报告

唐氏综合征的发病率有很大的随机性，孕前和孕期的病毒感染也是诱发唐氏综合征的原因之一。因此每个孕妈妈都应该在孕 15~20 周做唐氏筛查。那唐氏筛查报告单要关注哪里呢？下面就让专家解读一下你的报告单。

产检前你需要注意这些

量血压时一定要放松，有些孕妈妈因为在医院里交各种费用而走来走去，或是来到医院感到紧张，使得量出来的血压有些失常。碰到这样的情况，医生会建议孕妈妈先休息 15 分钟，安静下来以后再进行测量。

AFP 即甲胎蛋白，是女性怀孕后胚胎细胞产生的一种特殊蛋白，作用是维护正常妊娠，保护胎宝宝不受母体排斥。这种物质在怀孕的第 6 周就出现了，随着胎龄的增长，孕妈妈血液中的 AFP 含量会越来越高。胎宝宝出生后，妈妈血液中的 AFP 含量会逐渐下降至孕前水平。

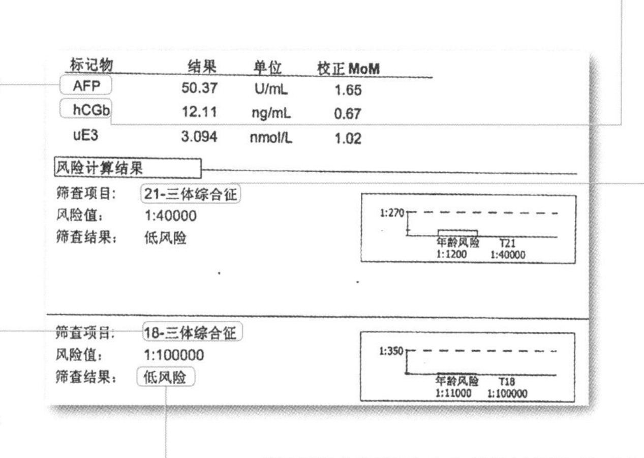

标记物	结果	单位	校正 MoM
AFP	50.37	U/mL	1.65
hCGb	12.11	ng/mL	0.67
uE3	3.094	nmol/L	1.02

风险计算结果

筛查项目：21-三体综合征
风险值：1:40000
筛查结果：低风险

筛查项目：18-三体综合征
风险值：1:100000
筛查结果：低风险

HCG 即人绒毛膜促性腺激素，医生会将这些数据连同孕妈妈的年龄、体重及孕周通过计算机测算出胎宝宝患唐氏综合征的危险度。

21-三体综合征的风险截断值为 1:270，此项检查结果为 1:40 000，远低于风险截断值，表明患 21-三体综合征的概率很低。

18-三体综合征的风险截断值为 1:350，此项检查结果为 1:100 000，远低于风险截断值，表明患 18-三体综合征的概率很低。

“低风险”表明胎宝宝异常的风险低，“高风险”表明胎宝宝异常的风险高。但是即使出现了高风险，孕妈妈也不要惊慌，因为高风险也不一定都会生出唐氏儿，还需要进一步进行羊水细胞染色体核型分析来确诊。

孕4月周周看

孕妈妈的肚子开始“显山露水”

进入孕4月，早孕反应渐渐消失了，孕妈妈的胃口也渐渐好了，腹部开始凸出来，但身体还很灵活。胎宝宝与孕妈妈之间的联系更加紧密，外界环境的影响变小了，孕妈妈终于度过了易出现流产的孕早期，开始进入相对舒适、稳定、安全的孕中期了。

二胎妈妈看过来

随着二胎妈妈肚子的凸出，大宝的好奇心会越来越强烈，可能会经常摸一摸妈妈的肚子，或者不停地追问肚子里小宝宝的情况。妈妈这个时候要小心大宝的动作，不要让大宝撞到自己的肚子，最好能引导他温柔地抚摸，跟小宝宝说说话，小宝宝一定会喜欢这个哥哥或姐姐的。对于大宝的问题，也不要不耐烦，这是做好大宝心理建设的好机会，一定要热心地予以解答。

week 13 “做爱做的事”

为了胎宝宝，孕期的性生活要多注意。孕妈妈准爸爸在性生活前要排尽尿液、清洁外阴和男性外生殖器，选择不压迫孕妈妈腹部的姿势。孕妈妈在性生活后应立即排尿并洗净外阴，以防引起上行性泌尿系统感染和宫腔内感染。

性交过程中，孕妈妈如果感到腹部发胀或疼痛，应该立即休息，等胀痛感消失后再继续。准爸爸也要时刻关注孕妈妈的反应，双方亲密配合，才会让孕期性生活更快乐。

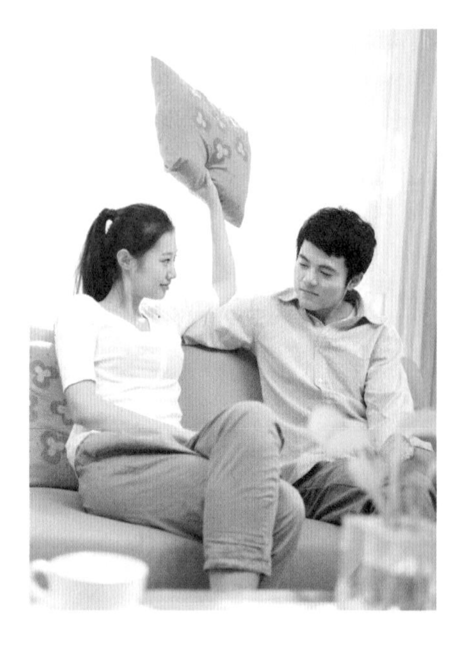

在孕期，孕妈妈可能会因为生理或心理原因对性生活失去兴趣，准爸爸不要强求。在这件事上，孕妈妈准爸爸一定要沟通好，不要因此而产生不必要的矛盾。

干货！干货！

孕期性生活也要避孕

有时候我们会接诊一些因腹痛前来就诊的孕妈妈，问诊后才知道是因为进行性生活时没有戴安全套。有很多孕妈妈准爸爸认为孕期不需要采取避孕措施，这其实是不对的。男性的精液中含有前列腺素，如果没有措施，精液进入孕妈妈体内，阴道黏膜就会吸收前列腺素，造成子宫收缩，轻则引起孕妈妈腹痛，重则会导致流产、早产。所以在此提醒孕妈妈准爸爸，孕期性生活最好使用安全套。

week 14 带着宝宝“看”世界

终于度过了如履薄冰的孕早期，进入了相对平稳的孕中期，怀孕前喜欢出门旅行的孕妈妈一定在家里憋坏了吧？趁着孕中期，孕妈妈安排一次难忘的出游吧！

相对于孕早期，多数孕妈妈的早孕反应已经结束，胎宝宝也相对平稳，流产的风险相应减少；而与孕晚期相比，此时孕妈妈的肚子还比较平坦，行动也比较自如，也不容易感到疲惫。

做好旅行前的准备

为了胎宝宝和自身的健康考虑，孕妈妈在孕期出行前最好还是先咨询医生，然后做好周密的出行计划。以下几点孕妈妈可以重点关注一下。

1. 出发前要提前了解目的地的天气、交通、医疗情况，避免去偏远、交通条件差的地方，行程上要留出足够的休息时间，不要太赶。

2. 不宜选择轮船作为出行方式，因为当遇到大风大浪时，船体会晃动颠簸，孕妈妈很容易发生流产或早产。如果选择火车或长途汽车出行，最好购买卧铺，避免长途旅行带来的疲劳。

3. 不宜单独出门，最好有人陪伴，一旦感觉劳累或身体不适，能帮助孕妈妈及时处理。

4. 带好病历、保健卡及平时做检查的医生的联络方式。这样在孕妈妈在遇到意外就诊时，医生能够更快地掌握孕妈妈的身体状况，及时施救。

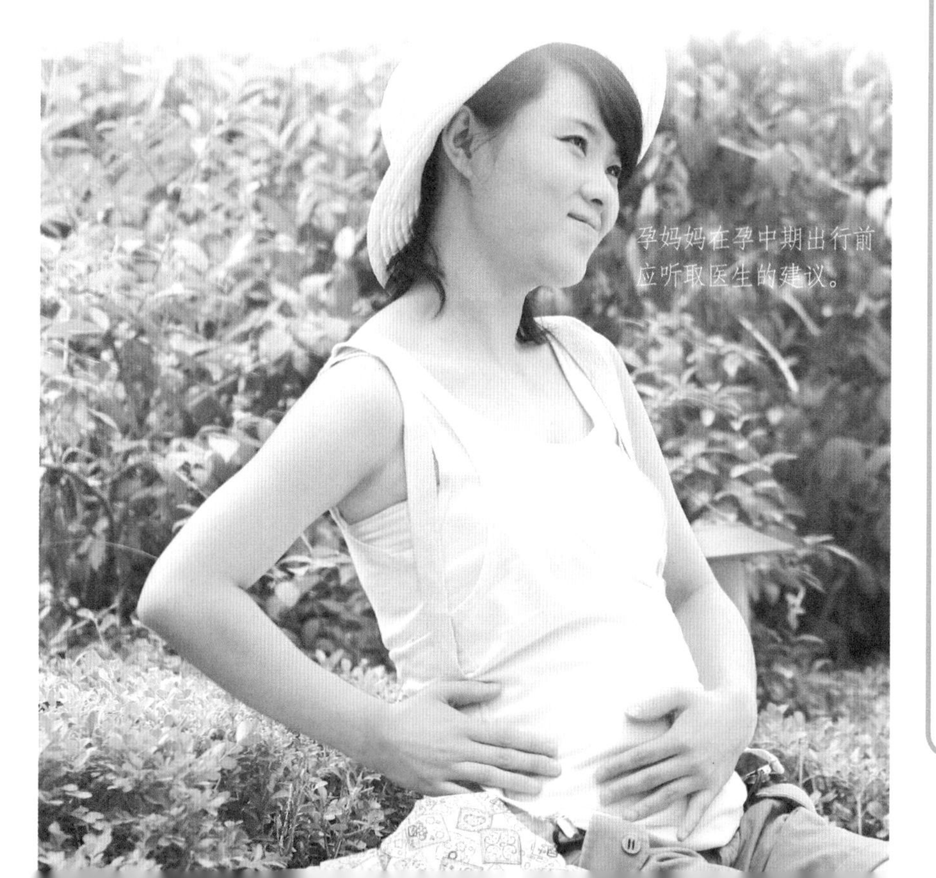

孕妈妈在孕中期出行前应听取医生的建议。

干货！干货！

不是所有孕妈妈都可以如愿出行

- 我接诊的孕妈妈中，不少年轻的孕妈妈会在孕中期来咨询旅游的相关事宜，但是真正符合出行条件的孕妈妈并不多，通常有以下情况的孕妈妈，我们就不建议去旅行了。

- 有流产史；曾经早产或提早破水；曾经或目前有胎盘异常，如前置胎盘、胎盘剥离；此次怀孕有先兆流产或阴道出血；多胞胎妊娠；胎儿宫内发育迟缓；有妊娠高血压疾病或妊娠糖尿病；心脏衰竭或心脏瓣膜疾病；曾经有血管栓塞疾病；严重贫血；慢性器官功能异常，需经常就医或长期服药，如气喘病。

week 15 坐、立、行，姿势有讲究

从怀孕的那一刻开始，孕妈妈的身体就在接受一场巨大的改变。孕中期的孕妈妈身形略显笨重，要更加注意生活中的动作、姿势，避免加重腰酸、腿痛、水肿等不适。

坐：孕妈妈坐时，最好将椅子高度调整到40厘米，椅面宜选稍微硬一些的，过软的椅子会让孕妈妈更累。孕妈妈坐下时先稍靠前，然后移动臀部到中间，深坐椅中，后背笔直地靠在椅背上，臀部和膝关节成直角，大腿呈水平状，这样坐着不易引发腰背痛。

站：孕妈妈站立时要注意，避免长时间站立。站立时可将两腿平行，两脚平直稍微分开，略小于肩宽，不要向内或向外。这样站立，重心落在两脚之间，不易引起疲劳。若站立时间较长，则将两脚一前一后站立，并每隔几分钟变换前后位置，使体重落在伸出的前腿上，可以缓解久站的疲劳。

行走：孕妈妈行走时要抬头挺胸，后背伸直，臀部紧收，保持重心平衡，稳步行走。行走时孕妈妈不要着急，双脚一定要踩实，不要用脚尖走路，以免摔倒。尤其到了孕中期和孕晚期，孕妈妈腹部负担重，更要尽量保持平衡，如果行走吃力，可扶住扶手或栏杆行走。

捡东西：孕妈妈在捡东西时，不能再像以前一样不管不顾地弯腰捡起。应缓慢屈膝，完全下蹲，保持腰部挺直，慢慢移动身体和手臂，将东西捡起，再缓慢地站起来。

上下楼梯：孕妈妈上楼梯时，腰部要挺直，脚尖先踩地，脚后跟再落地，落地后立即伸直膝关节，并将全身的重量移到该脚上，这时再以同样的方式抬起另一只脚。如果楼梯有扶手，最好扶着扶手慢慢顺梯而上，这样比较安全。下楼梯时，要踩稳步伐，手仍然要扶着扶手，重心不要过于靠前或靠后，看准脚前的阶梯再跨步，看得准自然就走得稳。

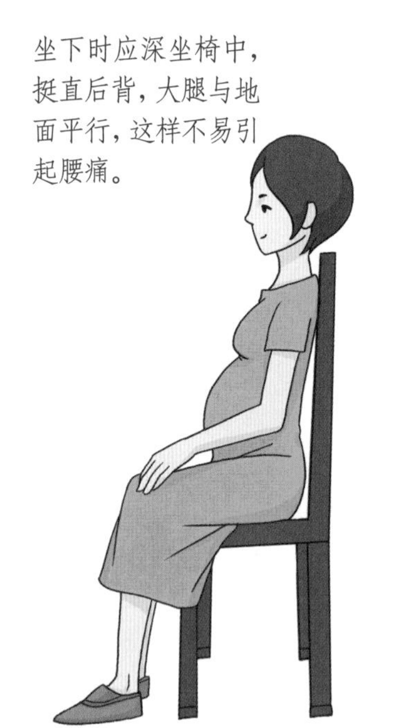
坐下时应深坐椅中，挺直后背，大腿与地面平行，这样不易引起腰痛。

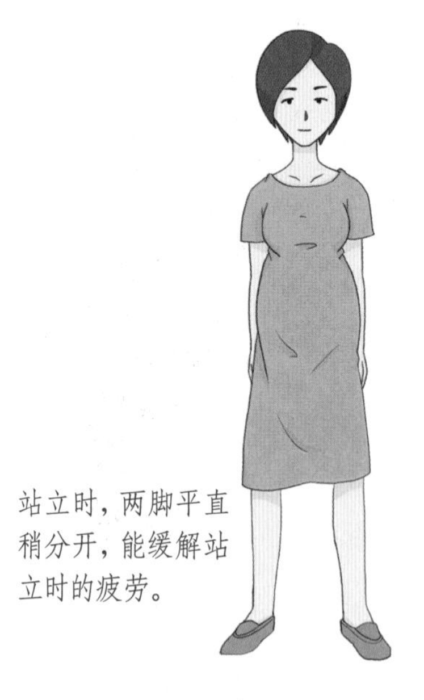
站立时，两脚平直稍分开，能缓解站立时的疲劳。

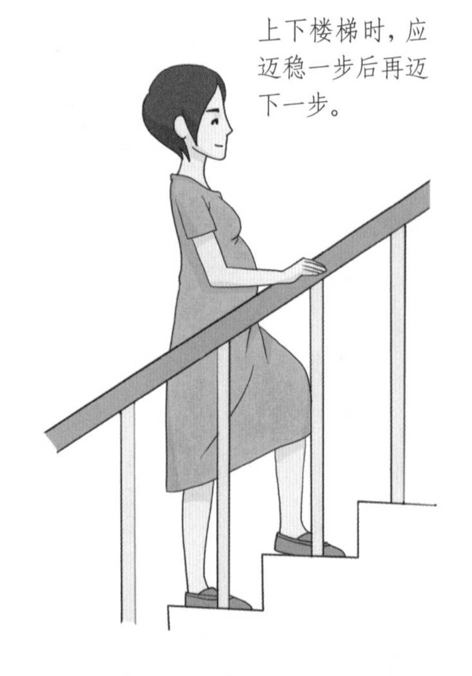
上下楼梯时，应迈稳一步后再迈下一步。

week 15 巧妙应对孕中期常见小症状

虽然常说孕中期是整个孕期相对舒服的时候，但是也有很多不大不小的麻烦困扰着孕妈妈，对于这些孕中期的小症状，快来看看专家支招吧！

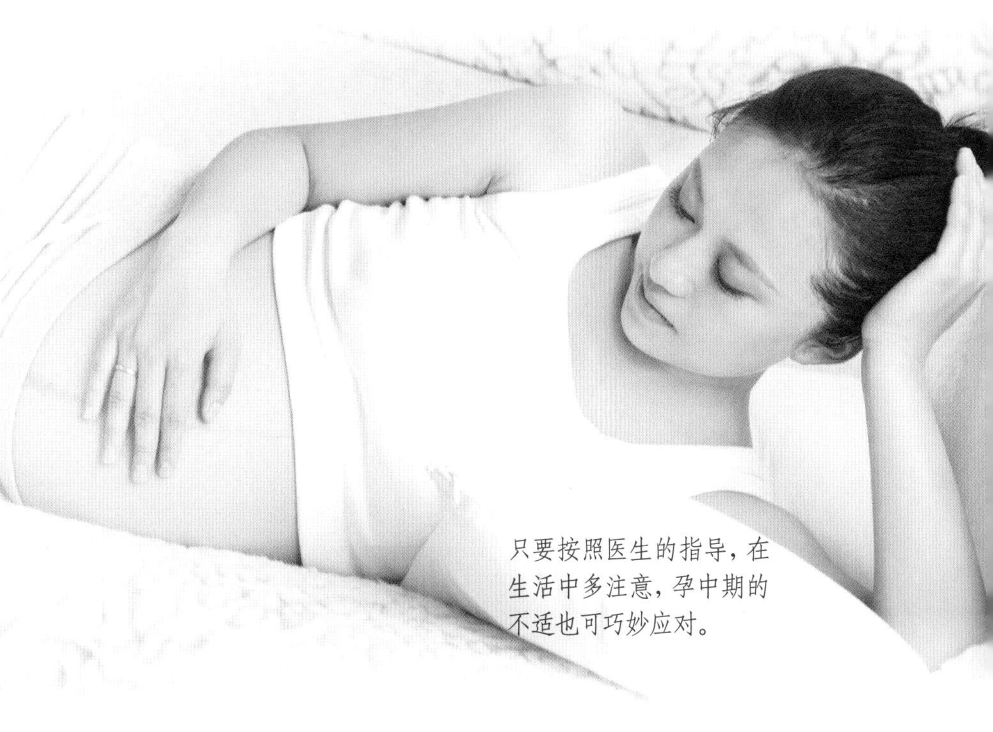

只要按照医生的指导，在生活中多注意，孕中期的不适也可巧妙应对。

干眼病

胎盘激素易使孕妈妈的角膜干燥，且眼部变得敏感，如果孕妈妈眼睛有异物感或比平时敏感，充血或产生较多的黏性分泌物，那么可能是患了干眼病。

专家支招：孕期的干眼病一般都能在产后自行恢复。注意不能选只用于治疗眼睛充血的滴眼液。如果孕妈妈注意到眼干和焦距的变化，应到医院就诊，听从医生的建议用药，并在日常生活中注意保护眼睛。

胃灼热

孕 14~28 周，子宫迅速增大，对胃产生挤压，酸性物质返回食道，引起咽喉部及食道胸段的烧灼感，就是孕妈妈常说的胃灼热。

专家支招：当出现胃灼热时，坚持站立或从床上坐起来，借助重力帮助消化，或者喝一杯温开水等都可以缓解。平时吃饭细嚼慢咽、少量多餐，进餐时避免大量喝水，少吃辛辣类、油脂类食物，餐前喝少量的酸奶，都能减少胃灼热现象。如果胃灼热长期存在，则需请医生检查诊断治疗。

便秘或便中带血

由于孕妈妈体力活动减少，胃肠蠕动缓慢，加之子宫挤压肠部，肠肌肉乏力，常常出现肠胀气和便秘，严重时可发生痔疮。

专家支招：孕妈妈要注意摄入富含膳食纤维的食物，如整粒谷物、水果和蔬菜，这类食物能有效地预防便秘；注意补充水分，每天喝水 1~1.5 升为宜；每天有规律地锻炼，比如快走半小时。以上方法都可以促进孕妈妈及时排便、排毒，使孕妈妈有个好身体、好心情。

皮肤瘙痒

许多孕妈妈会遭遇皮肤瘙痒的困扰，尤其是随着腹部增大导致的腹部局部瘙痒，这是由于胶原蛋白断裂，出现了妊娠纹造成的。

专家支招：孕妈妈可用橄榄油按摩缓解。如果异常瘙痒，则可能属于病理性瘙痒，最好去医院诊治，不可擅自用药止痒。

week 16 怀孕的“勋章”——妊娠纹

大多数孕妈妈会在孕4月左右开始长出妊娠纹，这是由于子宫快速变大和体重快速增加，孕妈妈皮肤的代谢速度无法跟上身体变化的速度，皮肤的胶原纤维超过弹性限度的伸长，纤维发生断裂形成的。妊娠纹通常最早发生于乳房，因为这是身体最早扩张的部分，然后是腹部、关节和大腿。

妊娠纹在每位孕妈妈身上出现的时间、多少、颜色深浅也不尽相同。相比而言，年龄较大的孕妈妈因为皮肤弹性较差，更容易产生妊娠纹。

干货！干货！

长出妊娠纹怎么办

- 在与一些孕妈妈闲聊的时候，她们会抱怨自己没有注意保养肌肤，等发现妊娠纹的时候才意识到这个问题，因此向我咨询有没有什么办法消除或者淡化妊娠纹。在这里我教给孕妈妈一个淡化妊娠纹的小窍门。
- 洗净腹部后，把蛋清敷在腹部皮肤上并按摩10分钟，10分钟后擦掉，再做一次腹部按摩。这样做可以滋润肌肤，增加皮肤弹性，避免生出更多的妊娠纹。

week 16 对付妊娠纹有妙招

妊娠纹在分娩后会逐渐消退，但是不会完全消失，所以在妊娠纹产生前做好保养、进行预防是最好的选择，建议孕妈妈尽早采取以下行动。

控制体重

如果孕妈妈体重增长过快，皮下组织就会被过分撑开，皮肤中的胶原纤维断裂，就容易产生妊娠纹。因此孕妈妈应适当控制体重。

坚持按摩

适度按摩容易堆积脂肪、产生妊娠纹的部位，可以有效增加皮肤和肌肉的弹性，保持血流顺畅，牵拉皮肤中的胶原纤维，减轻或阻止妊娠纹的产生。

保持湿润

如果肌肤干燥，皮肤被拉扯的感觉会格外强烈。做好肌肤的保湿护理，可增加肌肤的柔软度和弹性，使得皮肤组织能够适应脂肪堆积扩张。

使用托腹带

托腹带可以减轻孕妈妈腹部承担的重力负担，使皮肤不再被过度地延展拉扯，有助于减少妊娠纹的产生。

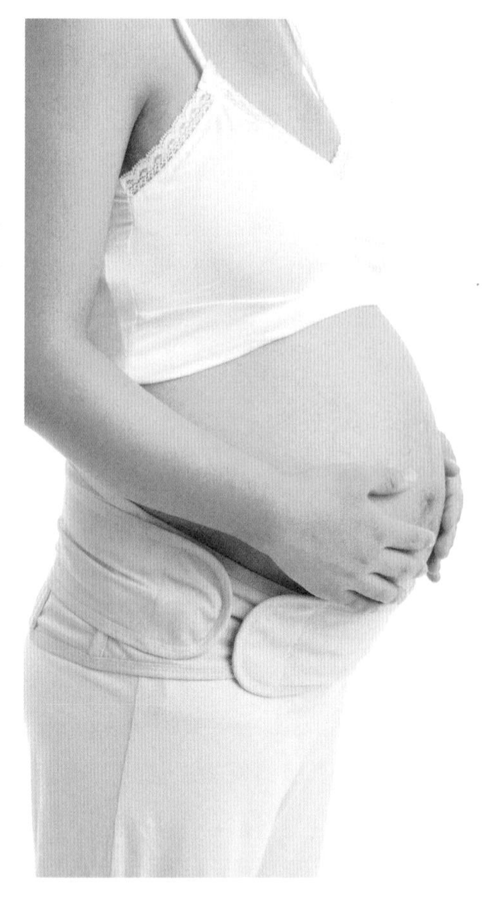

但是在佩戴的时候也要注意这些问题：托腹带不可包得过紧，晚上睡觉时应脱掉；托腹带的伸缩弹性应该比较强，可以从下腹部托起增大的腹部，从而阻止子宫下垂，保护胎位并能减轻腰部的压力；应选用可随腹部的增大而增大、方便拆下及穿戴、透气性强不会闷热的托腹带。

week 16

孕中期腹痛知多少

腹痛是来自身体的信号。对于孕妈妈而言，有的腹痛是生理性的，有的腹痛是病理性的。对于会经常遭遇腹痛的孕中期，孕妈妈该如何对待呢?

生理性腹痛

生理性腹痛一般发生在孕期四五个月的时候，腹部增大迅速，刺激肋骨下缘，引起肋骨钝痛，或因耻骨联合松弛分离而疼痛。这些情况属于正常的生理反应，不需要特殊治疗，孕妈妈要注意多休息，也可以通过左侧卧位来缓解疼痛。

有的时候因为胎宝宝在子宫里运动剧烈，也会“踢”痛孕妈妈，这也不需要担心。

病理性腹痛

病理性腹痛的情况则比较复杂，通常比较严重，需要及时就医处理。常见的病理性腹痛的原因有以下 4 种。

急性阑尾炎：一般人患急性阑尾炎时腹部压痛在右下腹，而孕妈妈因为胎宝宝的存在，右腹部的压痛随妊娠月份的增加而逐步上移。

食管裂孔疝和返流性食管炎：在怀孕中后期，胎宝宝逐渐长大，腹腔内压力也随之升高，如果食管裂孔增宽，就可能将胃的底部通过增宽的食管裂孔推入胸腔，医学上称之为“食管裂孔疝”。由于胃的上口松弛了，胃里的胃酸、气体、食物均可返流到食管或口腔中。胃酸刺激食管黏膜，就发生了返流性食管炎，引起孕妈妈腹痛。

晚期流产：晚期流产主要是指孕 12 周以后出现腹痛并伴有阴道流血的现象。先是有一阵阵子宫收缩的腹痛，然后胎盘剥离出血，如果发现这种情况应马上送医院治疗。

卵巢囊肿扭转：因为子宫及附属器官进入到腹腔，引发囊肿扭转，此时动脉血仍可进入囊肿，但静脉血却无法离开囊肿，因而使囊肿肿胀，甚至坏死。孕妈妈会感觉间歇性的一侧下腹痛，同时伴有恶心、呕吐和虚脱，应马上送医院治疗。

怀孕时，因子宫、卵巢病变引起子宫扭转超过 90° 的现象时，有可能引起急性腹痛，严重时还可引起孕妈妈休克或胎儿窘迫等情况。症状较轻时可通过卧床休息、改变孕妈妈姿势来加以改善；如果病情较严重，医生会根据情况通过剖腹探查来矫正，若胎宝宝已成熟，亦可同时进行剖宫产。

若孕妈妈在孕中期出现严重腹痛，应立即就医查明原因。

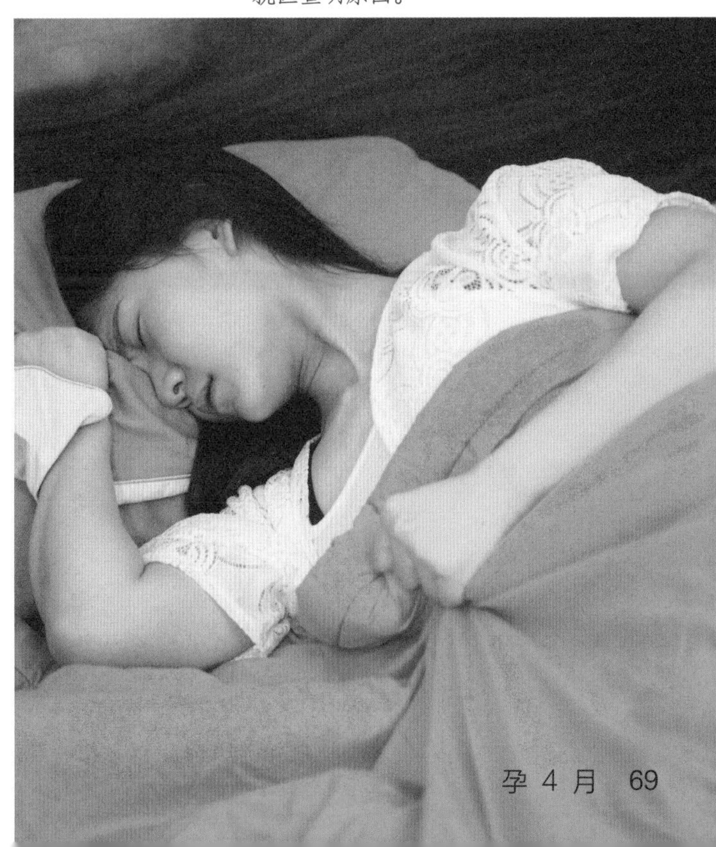

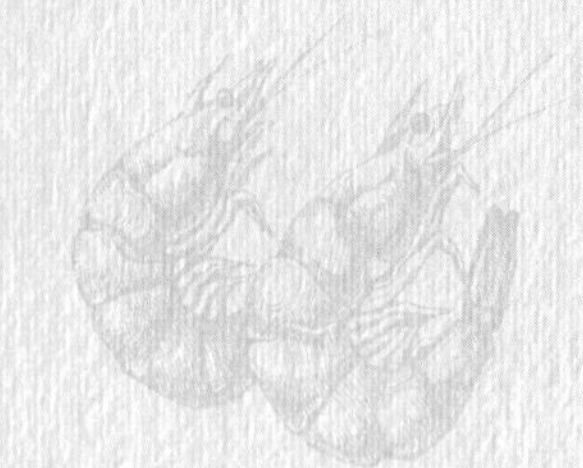

孕 4 月吃什么速查

本月必吃的 1 种食材

虾

虾味道鲜美，营养丰富，可用于制作多种佳肴。虾的种类繁多，但不管何种虾，都含有丰富的蛋白质，同时还是孕妈妈补钙的好食材。

妈妈补宝宝壮

安胎

虾肉富含铜元素，虽然此时孕妈妈对铜的需求量还不是很大，但是如果缺铜则容易出现流产、早产。另外，虾肉中的维生素 E 含量也十分丰富，能够促进黄体酮分泌。所以孕妈妈常吃虾肉，有利于安胎。

补充矿物质

虾肉中含有丰富的蛋白质和钙、铁、锌等矿物质，这些矿物质可以帮助孕妈妈补充营养，保证胎宝宝的正常发育。

提高免疫力

虾中含有的虾青素能增强人体免疫力，还能提高新陈代谢率和抗氧化性，可以帮助孕妈妈保持良好体形。

促进乳汁分泌

虾具有较强的通乳作用，对产后新妈妈的身体恢复大有裨益。

在烹饪时，一定要将虾做熟透再食用，以免引起腹泻及过敏。

虾主打营养素

虾味道鲜美，做法多样，含有丰富的蛋白质、维生素 E、铜等营养素。

蛋白质	钙	维生素E	铜
16.4克	325毫克	5.3毫克	640微克

注：图表中的数值仅供参考，代表每 100 克虾中所含的该种营养素。

孕妈妈食用禁忌

除了对虾过敏的孕妈妈不要吃虾之外，在吃虾时还要避免与富含鞣酸和维生素C的食物一起食用。虾中的钙与鞣酸结合，易生成一种不易消化的物质，导致呕吐、头晕、腹痛，孕妈妈在食用时一定要注意。

产科专家说营养

有些家庭中的老人会要求孕妈妈在吃虾的时候把虾壳也吃掉，说虾壳含钙量高，扔掉可惜。但是孕妈妈却觉得这是谣传，并且因为虾壳的味道和口感都不好而拒绝食用，因此产生矛盾，前来咨询。其实虾壳中确实富含甲壳素和钙，其中甲壳素是一种可以抗癌、降血压、降血脂的物质。孕妈妈可以采用水煮或煎烤的方法烹饪，这样虾壳会比较容易被接受。但不建议食用虾头，因为虾头中重金属类物质含量高。

推荐食用方法

清蒸虾

原料：虾150克，料酒、葱丝、姜片、花椒、高汤、酱油、姜末、米醋、香油各适量。

做法：①虾洗净，去虾线，摆盘，加入料酒、葱丝、姜片、花椒和高汤腌制20分钟。②将装虾的盘子放入蒸锅中蒸10分钟左右；拣去葱丝、姜片、花椒。③用米醋、酱油、姜末和香油兑成汁，供蘸食。

油焖虾

原料：虾150克，葱段、姜片、盐、白糖、番茄酱、高汤、香油各适量。

做法：①将虾洗净，去虾线。②油锅烧热，下葱段、姜片煸香，放入虾煸炒出虾油。③加适量盐、白糖、番茄酱、高汤烧开，盖锅盖，小火焖透，汁浓时淋入香油即可。

黄瓜腰果虾仁

原料：黄瓜、虾仁各100克，胡萝卜50克，腰果10克，葱花、盐、香油各适量。

做法：①黄瓜、胡萝卜分别洗净，切片备用；油锅烧热，放腰果炸熟备用。②虾仁用开水汆烫，捞出。③油锅烧热，放葱花煸香，放黄瓜片、炸熟的腰果、汆好的虾仁和胡萝卜片同炒至熟，加盐，淋上香油即可。

Tips
野生虾的虾头中一般会含有重金属类物质，孕妈妈尽量不要吃。

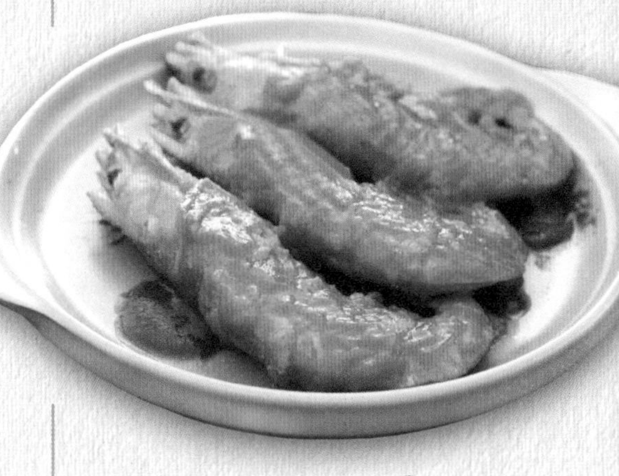

油焖虾的口感和味道会使孕妈妈爱上吃虾。

虾肉中的**维生素E**含量十分丰富，能够**促进黄体酮分泌**。所以，孕妈妈常吃虾肉，有利于安胎。

本月推荐食谱

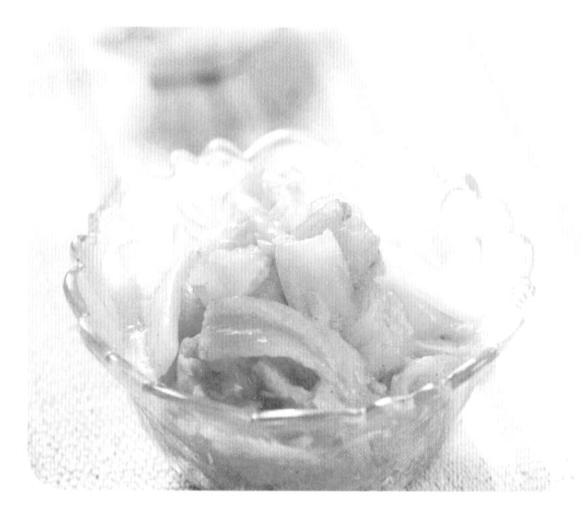

1. 虾仁娃娃菜

原料：娃娃菜 1 棵，虾仁 50 克，高汤、盐各适量。

做法：①娃娃菜洗净，切段，焯水过凉；虾仁去虾线后洗净，备用。②锅内倒入适量高汤，大火烧开后放入娃娃菜段，开锅后加入虾仁，大火煮熟，加入盐调味即可。

孕妈妈便签：虾含丰富的优质蛋白质、维生素 E，有利于胎宝宝此阶段各个器官的快速发育。

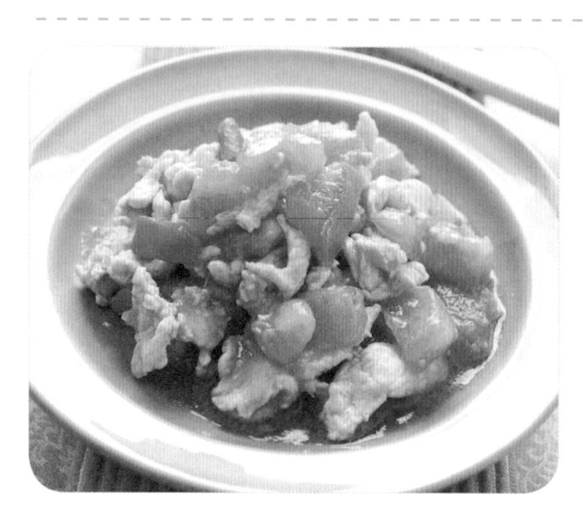

2. 番茄鸡片

原料：鸡肉 100 克，番茄 1 个，水淀粉、盐、白糖各适量。

做法：①鸡肉洗净，切片，放入碗中，加入盐、水淀粉腌制；番茄洗净，切块。②油锅烧热，放入鸡片，炒至变白，放入盐、白糖、番茄块翻炒至熟，最后用水淀粉勾芡即可。

孕妈妈便签：此菜富含维生素 C、膳食纤维、铁、钙、磷等，有清热解毒、健胃消食等功效。

3. 三鲜馄饨

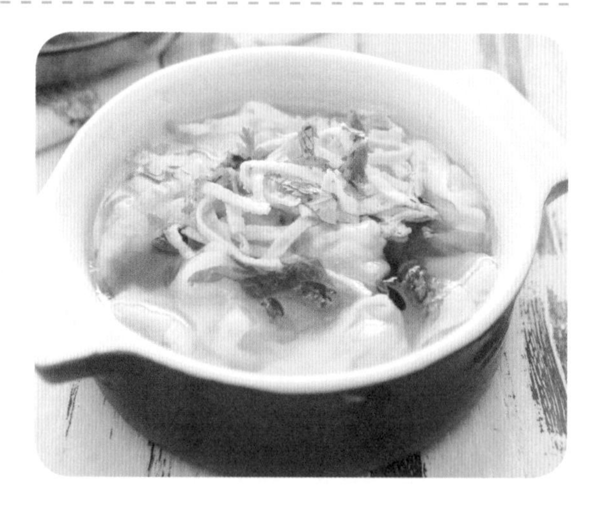

原料：猪肉 250 克，馄饨皮 300 克，鸡蛋 1 个，虾仁 20 克，紫菜、香菜末、盐、高汤、香油各适量。

做法：①鸡蛋打散，摊成蛋皮，凉凉切丝；猪肉、虾仁洗净剁碎，加盐拌成馅。②在馄饨皮中包入馅。③水煮沸后放入馄饨、紫菜；汤中加 1 次冷水，待汤再沸，捞起馄饨放入碗中。④碗中放入蛋皮丝、香菜末，加入盐、高汤，淋上香油即可。

孕妈妈便签：三鲜馄饨能帮孕妈妈补充钙和维生素 D，需控制体重的孕妈妈可以将猪肉换成鱼肉，能减少脂肪的摄入。

4. 奶酪烤鸡翅

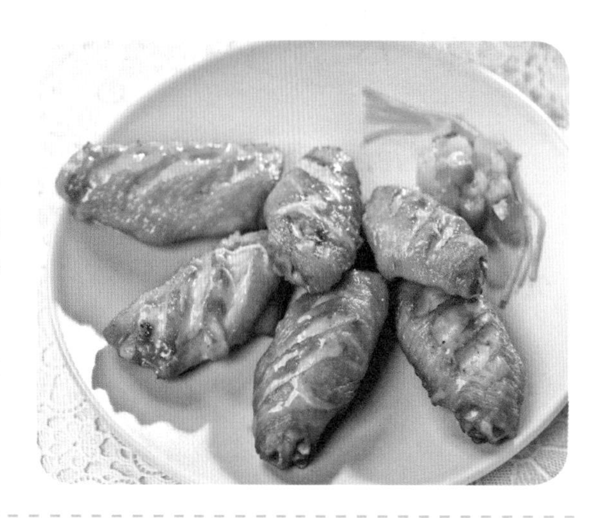

原料：黄油、奶酪各 50 克，鸡翅 6 个，盐适量。

做法：①将鸡翅洗净，并在鸡翅上划几刀，用盐腌制 2 小时。②将黄油放入锅中融化，将鸡翅放入锅中。③用小火将鸡翅煎至熟透，然后将奶酪擦成碎末，均匀地撒在鸡翅上。④待奶酪完全变软，关火装盘即可。

孕妈妈便签：奶酪中含有丰富的钙，鸡翅中含有丰富的蛋白质，这道菜可以为孕妈妈补充充足的能量和营养。

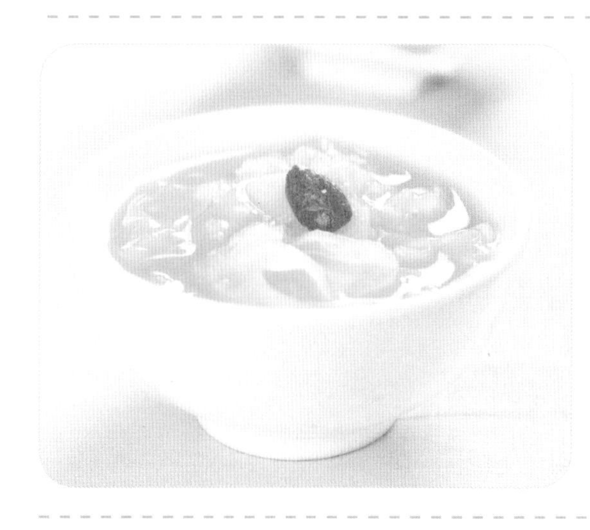

5. 荸荠银耳汤

原料：荸荠 4 个，银耳 10 克，高汤、枸杞子、冰糖、盐各适量。

做法：①将荸荠去皮，洗净，切薄片，放清水中浸泡 30 分钟，取出沥干，备用。②银耳用温水泡开，洗去杂质，用手撕成小块；枸杞子泡软，洗净。③锅置火上，放入高汤、银耳、冰糖煮 30 分钟，加入荸荠片、枸杞子和盐，用小火煮 10 分钟，撇去浮沫即可。

孕妈妈便签：不爱吃肉的孕妈妈可从银耳中摄取维生素 D，以促进钙的吸收。

6. 鲍汁西蓝花

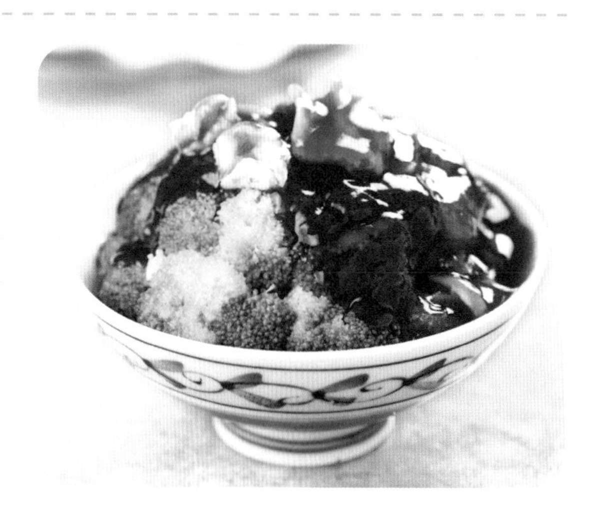

原料：西蓝花 100 克，鲜百合 20 克，虾仁 5 只，鲍鱼汁适量。

做法：①将西蓝花洗净，切小块，用沸水焯过；鲜百合洗净，撕成小片。②油锅烧热，倒入西蓝花、虾仁和百合片翻炒至熟透，码入碗中。③锅中加入鲍鱼汁和适量水，调成咸度适中的芡汁，浇在碗中即可。

孕妈妈便签：西蓝花吸入鲍鱼汁的鲜美之味，口感极佳。此菜能为孕妈妈补充蛋白质、多种维生素及膳食纤维，有一定宁心安神、提高记忆力的功效。

孕4月健康运动

孕4月起，孕妈妈的食欲逐渐恢复，肚子也已经“显山露水”了。在这个阶段，孕妈妈们或多或少都面临着体重增长过快和腰背酸麻的问题，孕妈妈不妨做做孕妇体操，除了可以缓解身体的不适，还能加快身体的新陈代谢。

根据个人体质选择运动项目

虽然运动的好处多多，但是每个孕妈妈的体质不一样，运动的方式也不一样，不要盲目效仿其他孕妈妈。如果孕妈妈爬几层楼就会“气喘如牛”，那么就应该多做有氧运动，这样既能锻炼肺活量，还可以消耗脂肪。如果孕妈妈经常腰腿痛，可以做做静态的伸展运动，以强化肌肉骨骼。

有较多脂肪的人，肌肉力量和内脏器官的功能往往不强，体力不好。这类人适合的运动是步行、爬楼梯、游泳等能燃烧脂肪的运动。瘦弱、脂肪少、肌肉力量不强、体力不佳的孕妈妈，应该先慢慢锻炼好基本体力，逐渐强化肌肉力量、持久力及身体柔韧度。

每天定时运动，形成规律

孕妈妈要尽可能地形成运动的习惯，做到定时运动，这样即使想偷懒，身体也会表达出各种不舒服的感受，孕妈妈就只有起身运动了，进而使身体达到一个健康的状态。所以一旦孕妈妈制订了适合自己的运动计划，并且开始实行之后，最短也要坚持一周的时间，这样身体就会慢慢适应运动的状态了。

运动也是帮胎宝宝“减肥”

孕妈妈经常适度锻炼不仅可以帮助自己控制体重，还能帮助胎宝宝“减肥”，让胎宝宝的体重始终保持在一个正常的增长范围内，最终达到较为标准的出生体重。这在某种程度上可以防止胎宝宝成为“巨大儿”，降低今后肥胖的概率。

散步运动有讲究

不宜去闹市散步。这些地方的空气中汽车尾气含量很高，过多吸入会对胎宝宝的大脑发育造成影响。

散步刚开始时最好将步子放慢一些，散步距离约1千米，先每周3次，后逐渐增加次数。散步时尽量避开有坡度或有台阶的地方，特别是在孕晚期，以免摔倒。天气太热时不要去散步，夏季不宜在上午10点至下午3点之间去散步，以免暑热伤身。散步时要穿舒适宽松的衣服和舒服的鞋。最好由准爸爸陪同，除了保证孕妈妈的安全外，还可以增加夫妻间的交流，培养准爸爸对胎宝宝的感情。

孕妈妈体操：坐立前屈

坐立前屈有伸展腰背部的作用，在减轻疲劳的同时，可以使呼吸更加轻松。腰椎、颈椎不好的职场孕妈妈，可以经常做此运动，既能缓解腰背酸痛，又有利于颈椎的健康。孕妈妈可以把运动时间安排在上午加餐和下午茶之前，由于运动强度一般，所以做运动的时间一定要充分。

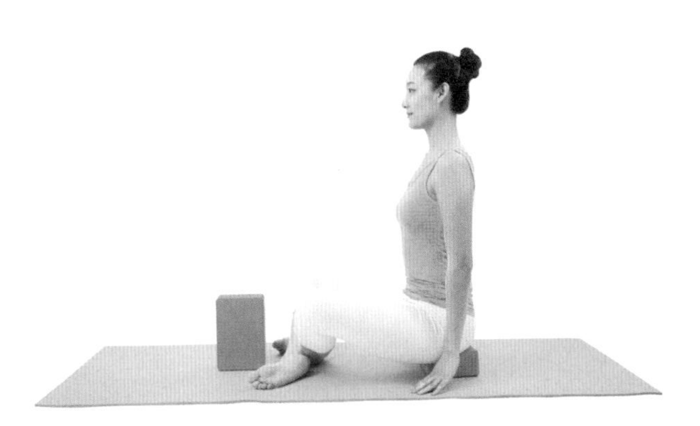

1 臀下坐瑜伽砖或折叠的毯子，双手有力地支撑有利于背部向上伸展，双腿简单交盘，尽量下压，交叉点以小腿中间点为宜。

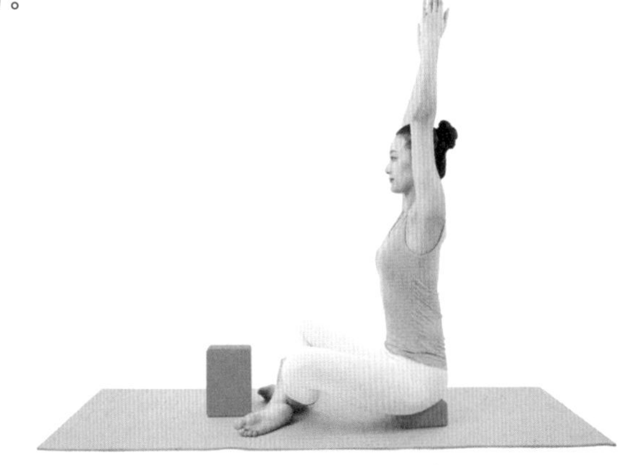

2 吸气，双手向上举过头顶，尽可能延展侧腰向上。做此动作时，手臂要紧贴耳部，这样才能体会向上延展的状态。

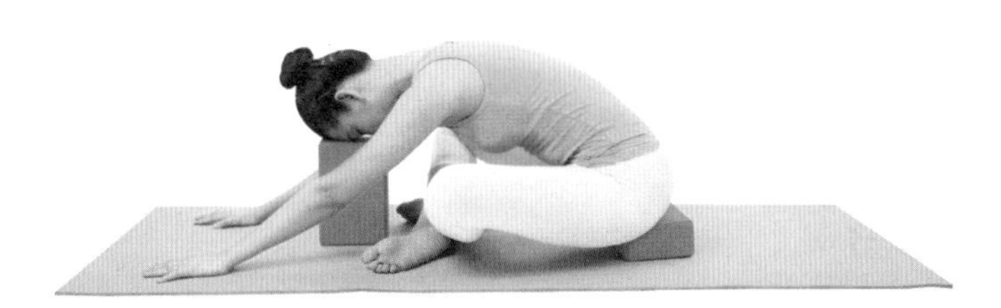

3 呼气时向前伸展身体，将额头放在提前准备的瑜伽砖上，双腿尽量放松。保持此姿势 5 组呼吸后，双腿交换，再做 1 遍。

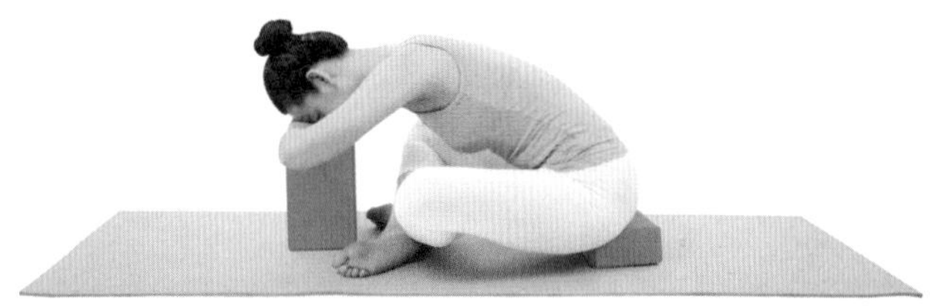

4 感觉做第 3 个动作比较吃力时，可以把头和双手放在上面，体会背部的延伸。

小提醒

- 随着孕期的不断推进，孕妈妈的肚子也越来越大，该动作的第 3 步和第 4 步孕妈妈要量力而行，不必强求动作规范。

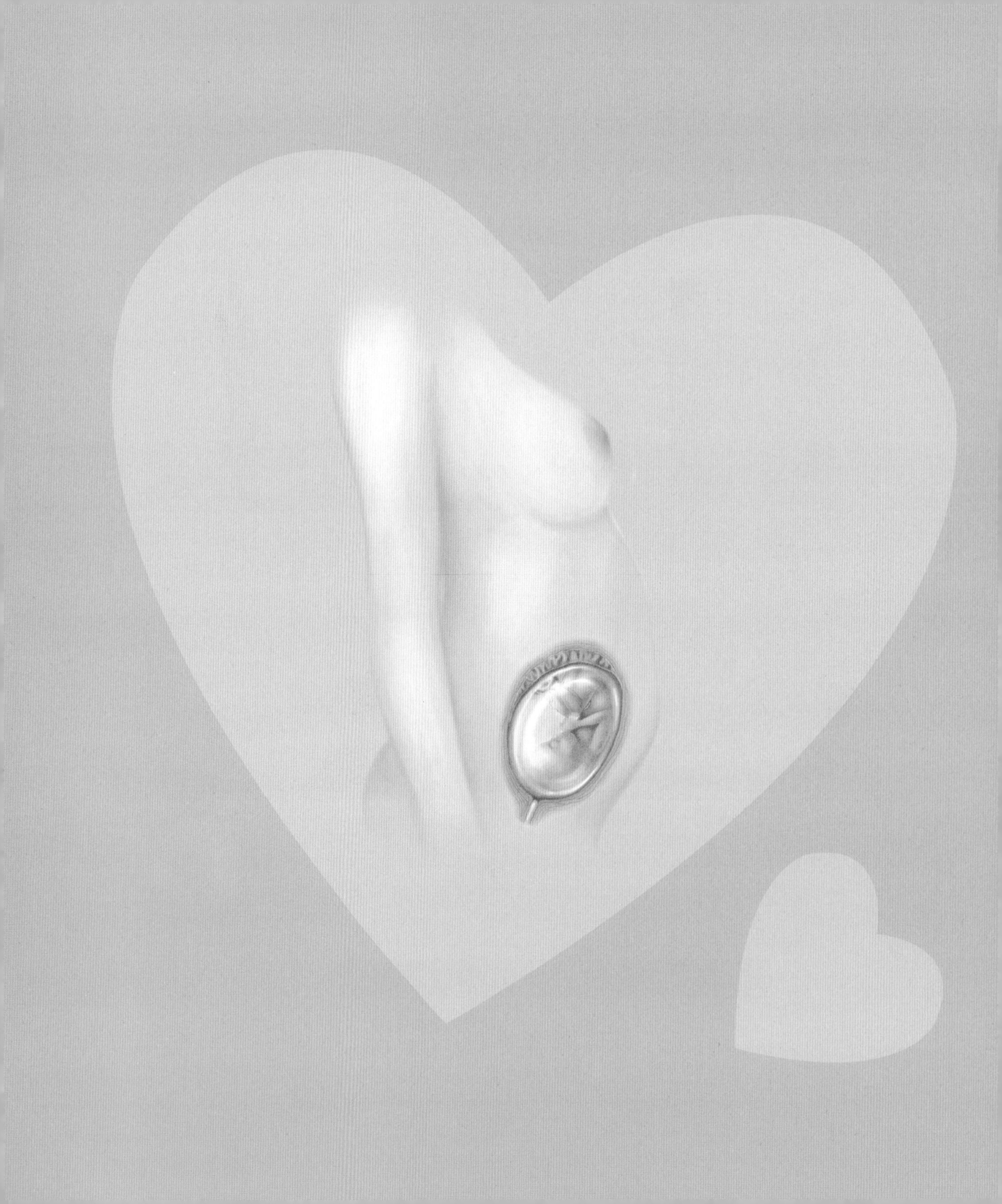

孕5月

产检小叮咛

- 本月产检要测量宫高和腹围，这两项检查都不疼。
- 产检时医生会提醒孕妈妈关注胎动，以了解胎宝宝的发育情况。孕妈妈要听从医生的建议，注意胎动情况。

生活小叮咛

- 孕妈妈最好不要开车，因为开车遇到路况不明的情况时，孕妈妈容易出现焦虑、紧张等情绪。
- 洗澡最好采用淋浴的方式，避免细菌进入阴道内。

饮食小叮咛

- 需要补充适量的蛋白质，从本月开始，孕妈妈最好每天都能摄取总量为 50~100 克的鱼、禽、蛋、瘦肉。

运动小叮咛

- 出门时做好防晒，戴遮阳帽或打遮阳伞。
- 通过运动强健骨盆区域和下背部肌肉，缓解腹部膨大带来的不适。

孕5月产检

随着胎宝宝的长大，产检的例行项目也越来越多，从本月开始，有很多项目是孕妈妈可以自行进行监测的，如胎动、听胎心音及检查子宫底的高度等。这些项目孕妈妈可以和准爸爸一起做，每天晚饭后一起来测量胎宝宝的成长情况，不仅有利于胎宝宝的健康，也是一种胎教。

孕5月的产检项目

□大排畸检查（通过超声波检查胎宝宝的发育情况）

□体重与血压检查

□子宫检查（测量宫高、腹围）

□血常规检查

□尿常规检查（有助于肾脏疾患的早期诊断）

□听胎心音

□测胎动

□营养摄取及日常生活注意事项咨询

□可与医生讨论怀孕后心情的变化和自己关心的问题

以上项目可作为孕妈妈产检参考，具体产检项目以医院及医生提供的建议为准。

产科门诊问答排行榜

NO.1 大排畸选二维、三维还是四维

四维彩超可以看到胎宝宝动态的立体图像，不过就大排畸检查来说，不管是二维、三维还是四维彩超，检查的结果是一样的，孕妈妈不用非要追求四维彩超。一般的公立医院采用的都是二维或三维彩超，孕妈妈在检查前可以根据自己的选择咨询相关的医院。

NO.2 能根据胎动判断胎宝宝是男是女吗

目前还没有任何科学依据表明可以根据胎动判断胎宝宝是男是女，孕妈妈也不要轻信谣言，每个胎宝宝的性格都是不一样的，胎动的表现也不尽相同，这个谜底还是留到分娩的那一刻揭晓吧。

NO.3 面部出现色斑怎么办

孕期由于激素水平改变，加上一些孕妈妈停用了防晒护肤品，长时间接触紫外线后就容易出现色斑。所以，孕妈妈出门时要做好防晒措施，打把遮阳伞、戴上宽檐的帽子或者戴副太阳镜，简单安全。当然也可以适当选择一些安全性能高、无香料成分的防晒霜，出门前涂抹，记得回家后要清洗干净。

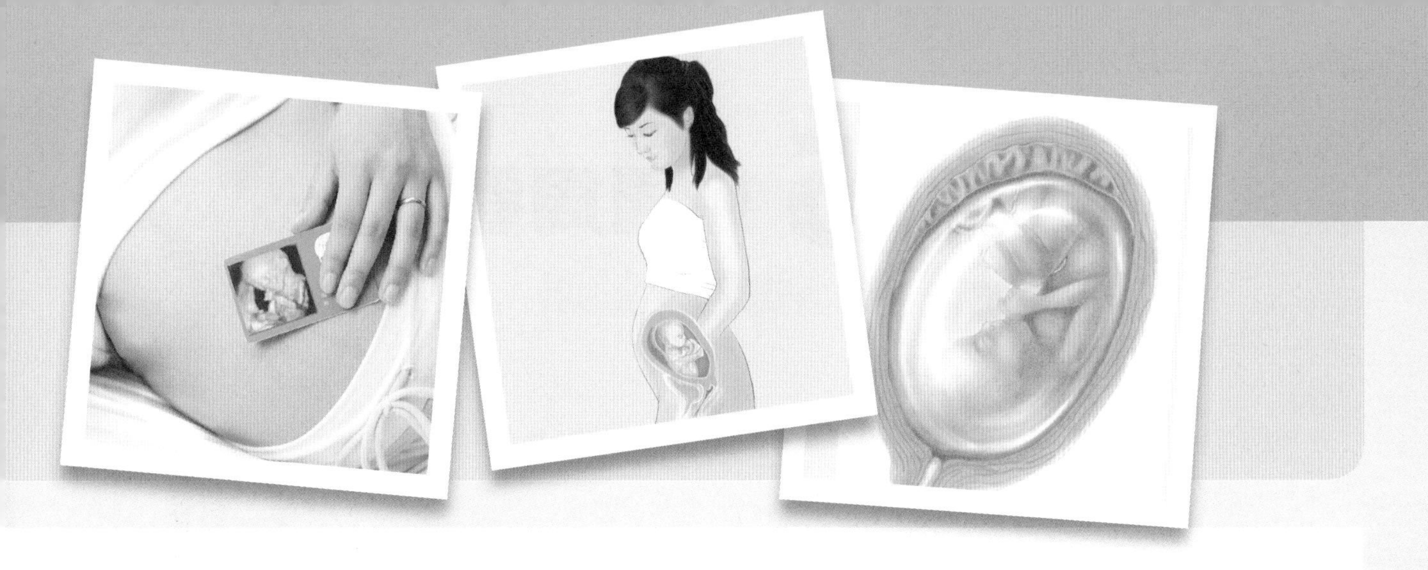

专家解读你的产检报告

孕 20 周时，孕妈妈需要做排畸检查，主要是为了掌握胎宝宝的发育情况，了解有无异常，排除先天性心脏病、唇腭裂、多趾、脊柱裂、无脑儿等重大畸形。之所以在此时做大排畸检查，是因为这时候胎宝宝的大小比例适中，在子宫内有较大的活动空间，图像显影也比较清楚。做早了，胎宝宝结构发育不完全，看不清；做晚了，胎宝宝长大了，有些结构发育就错过了最佳观察期。

此次 B 超检查的项目包括胎位、双顶径、枕额径、腹径、股骨长度、肱骨长度、羊水、胎动、胎心、胎心率、胎盘位置、胎盘厚度、胎盘分级等，项目比较多，其中孕妈妈需要关注的有以下几项。

胎头（FH）：轮廓完整为正常，缺损、变形为异常，脑中线无移位和无脑积水为正常。

胎动（FM）：胎动表现为有、强为正常；无、弱，可能胎宝宝在睡眠中，也可能为异常。

胎盘（PL）：B 超单上的位置表明胎盘位于子宫壁的哪个方位，其正常厚度为 2.5~5 厘米。Ⅰ级为胎盘成熟的早期，Ⅱ级表示胎盘接近成熟，Ⅲ级提示胎盘已经成熟。

脐带（CORD）：正常情况下，脐带应漂浮在羊水中，如在胎宝宝颈部见到脐带影像，可能为脐带绕颈。

W+D：W 表示怀孕的周数，D 表示怀孕的天数。

FL/AC：即股骨长 / 腹围，以此值来观察胎儿腹部的发育情况，正常值应在 20%~24%。

FL/BPD：表示股骨长 / 双顶径，它的参考值在 60%~85%。

HC/AC：即头围 / 腹围，数值一般大于 1。

产检前你需要注意这些

很多医院会在本月末，也就是孕 20 周的时候建议孕妈妈做大排畸检查，主要是看胎宝宝外观发育上是否有较大问题。如果孕妈妈做的是四维彩超，还可以看到胎宝宝的实时面部表情。孕妈妈需要注意的是，此项检查不需要空腹，检查前排空尿液即可。如果胎宝宝的体位不对，无法看清面部和其他部位，可出去走一走再继续检查。

孕5月周周看

能感觉到胎动啦

随着孕期的进展，在孕5月里，孕妈妈的外貌和体形更加具有孕妇特征，耐不住寂寞的胎宝宝也会有频繁的动作。在对这神奇的互动充满兴趣的同时，孕妈妈可千万别忘了这个月还有一些护理事项要注意哟。

二胎妈妈看过来

为了不让大宝感到自己被冷落了，二胎父母在新生儿出生以前，要逐渐养成一个习惯，即每天专门空出一部分时间陪大宝，这会给大宝一种被关注的感觉。如果某天确实有事，不能陪大宝，就需要和大宝“请假”，并把当天的时间存入“时间银行”，在随后的几天中补回来。但切记不能用物质或礼物来交换“时间银行”中的时间。

week 17 四季防护重点

孕妈妈在怀孕期间会经历四季，带着胎宝宝感受四季一定有不一样的感觉，但是更重要的事情是要保护好胎宝宝，那就看看一年四季要注意哪些问题吧。

春季防过敏。有过敏史的孕妈妈应避开可能的过敏原，去郊外踏青时戴上口罩防止吸入花粉。另外，春季也是各类传染病高发的季节，孕妈妈尽量不要去人员密集的地方。

夏季注意私处卫生。怀孕后受激素分泌的影响，孕妈妈会感觉阴道分泌物比以往多。如果分泌物颜色转变为黄色并有恶臭，或白色块状合并剧烈瘙痒，则需就医接受局部药物治疗。

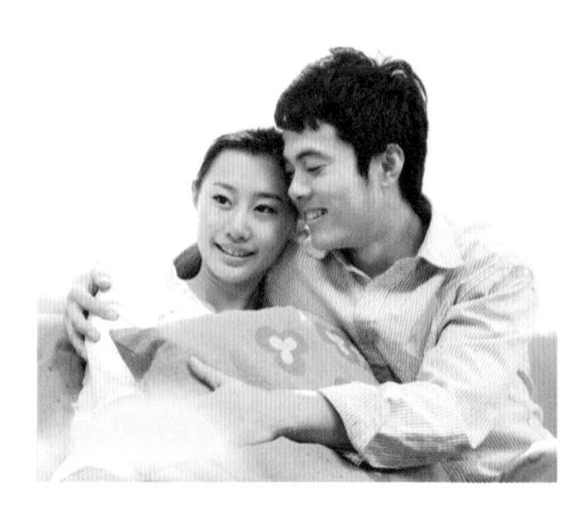

秋季防腹泻。秋季上市的新鲜瓜果比较多，但如果食用不当，孕妈妈就容易闹肚子，继而导致胃肠炎，还可能引起宫缩。因此，秋季一定要注意饮食卫生，吃新鲜瓜果一定要洗净。

冬季注意保暖。冬季可以适当多吃些肉类，保证每天的饮食热量，帮助补充身体的热量。在中午温度比较高的时候出去走走，晒晒太阳，这些都是很好的御寒方法。

计划受孕，月子更轻松　干货！干货！

- 有很多孕妈妈会在检查的时候提到自己怀孕的季节并不是很好，怀孕的过程一般只有40周，如果是计划怀孕的孕妈妈，可以提前算好预产期，避开寒冬或酷暑，比如在11月至次年1月之间受孕，这样可以降低宝宝出生后因环境影响健康的可能性，也让孕妈妈有一个较好的坐月子环境。

week 18 肚子大小要关心

孕妈妈的宫高和腹围与胎宝宝的大小密切相关，在孕早期和孕中期，这两项数据每月都有一定的增长标准，是最直接地获得胎宝宝生长数据的方式，所以是孕中期和孕晚期每次产检的必检项目。在两次产检之间，孕妈妈准爸爸也可以自己监测宫高、腹围，以此估计胎宝宝的发育情况。到了孕晚期，可以通过测量宫高和腹围估算胎儿的体重，辅助孕妈妈分娩。下面就让我们看看怎样测量及测量的数值标准吧。

宫高的测量：从下腹耻骨联合处至子宫底间的长度为宫高。通过测量宫底高度，可以及时发现胎宝宝的大小是否与怀孕周数相符，过大或过小都要寻找原因，如做B超检查，确定有无双胎、畸形、羊水过多或过少等问题。

腹围的测量：通过测量平脐部环腰腹部的长度即可得到。通过测量腹围可以了解宫腔内的情况及子宫大小是否符合怀孕周数。

每个孕妈妈的高矮、胖瘦不同，所以不同孕妈妈的宫高、腹围会有差别，胎宝宝的生长情况只能以个体监测数据变化来进行。

干货！干货！

孕期肚子大小因人而异

- 在门诊坐诊的时候，我经常听到孕妈妈们在一起讨论自己的怀孕经历，不免会比较彼此肚子的大小。有些孕妈妈会因为自己的肚子比别的孕妈妈小而担心，产检的时候一再咨询。
- 其实只要宫高和腹围在标准范围内，孕妈妈就不必太担心。有些孕妈妈月份不大，肚子却不小，可能是因为孕妈妈太瘦、腹部肌肉松弛、饮食过量、怀了双胞胎甚至多胞胎等。所以，孕妈妈之间互相比较宫高和腹围是没有意义的，也不用因此而烦恼。

宫高和腹围的标准

宫高（宫高正常标准值表）

妊娠周数	下限（厘米）	上限（厘米）	标准（厘米）
满 20 周	15.3	21.4	18
满 24 周	22	25.1	24
满 28 周	22.4	29	26
满 32 周	25.3	32	29
满 36 周	29.8	34.5	32
满 40 周	30	34	32

腹围（腹围正常标准值表）

妊娠周数	下限（厘米）	下限（厘米）	标准（厘米）
满 20 周	76	89	82
满 24 周	80	91	85
满 28 周	82	94	87
满 32 周	84	95	89
满 36 周	86	98	92
满 40 周	89	100	94

week 19 感受胎宝宝的“拳打脚踢”

胎动指的是胎宝宝的主动性运动，像呼吸、张嘴、翻滚等。到了孕 5 月，基本上所有的孕妈妈都能感觉到胎动了。事实上，胎宝宝在孕 11 周器官基本形成的时候就已经开始轻微地动了，但因为那时胎宝宝动作幅度过小，孕妈妈基本上感觉不到。

虽然感受胎动很重要，但是因为每个孕妈妈的身体状况都不一样，所以感受到的胎动也会有很大的差别。相比而言，腹壁薄的孕妈妈比腹壁厚的孕妈妈更容易感受到胎动，羊水少的孕妈妈比羊水多的孕妈妈感受到的胎动更清晰，二胎孕妈妈会比头胎孕妈妈更早感受到胎动。

不同月份的胎动感受不同

在不同的孕周，胎动感受也会有所变化。胎动的感觉有许多种：扭动、翻滚、拳打脚踢、像鱼在游泳、像虾在跳……胎宝宝在肚子里的动作千变万化，所以每个孕妈妈的胎动感觉会有所不同。

孕 16~20 周：这个时候胎宝宝运动量不是很大，孕妈妈通常觉得这个时候的胎动像鱼在游泳，或是“咕噜咕噜”吐泡泡。

孕 21~35 周：此时胎宝宝活泼好动，孕妈妈能感觉到他拳打脚踢、翻滚等各种大动作，甚至还可以看到自己肚皮上突出的小手小脚。

孕 36 周至分娩：此时胎宝宝几乎撑满整个子宫，胎动较以前有所减弱、减少。

监测胎动的不同方法

产检时，医生会要求孕妈妈从孕中期开始数胎动，那要怎样才能做到正确地监测胎动呢?

方法 1：监测固定时间内的胎动次数。孕妈妈每天测试 3 个小时的胎动，可在早、午、晚各进行 1 次 1 个小时的监测，将所得总数乘以 4。如果每小时少于 3 次，则要把每天测量的时间延长至 6 小时或 12 小时。

方法 2：晚饭后计时监测。胎宝宝一般在晚上更活跃，孕妈妈可在晚饭后的 19~23 点计量胎动次数，看看出现 10 次胎动所需要的时间。

方法 3：累计每天的胎动次数。这是最简单的计算方法，可以自制表格以便计算，累计 30 次后，就说明胎宝宝一切正常，不用再做记录。如果 12 小时内胎动次数不足 10 次，建议尽快去医院检查。

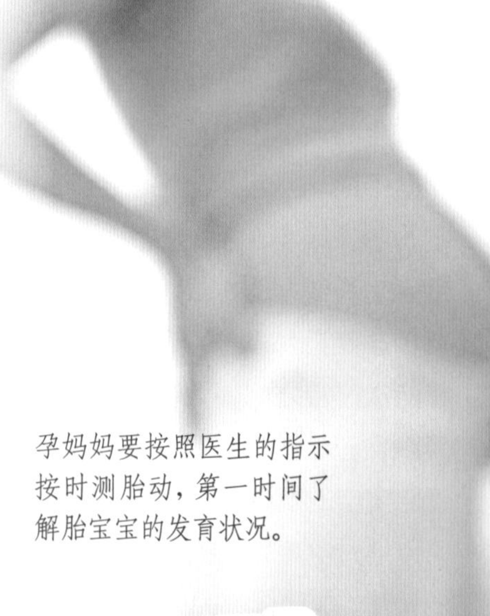

孕妈妈要按照医生的指示按时测胎动，第一时间了解胎宝宝的发育状况。

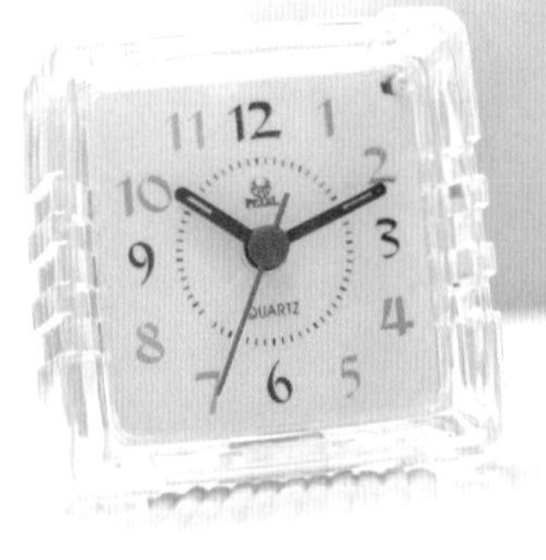

week 19

胎动异常别大意

有些孕妈妈会感觉到胎动异常，这个时候千万不可掉以轻心，因为这有可能是胎宝宝向你发出的求救信号。一旦发现胎动异常，孕妈妈就要及时到医院检查，以免耽误时间造成遗憾。

胎动减少

胎动突然减少可能是因为孕妈妈发热。孕妈妈的体温如果持续过高，超过 38℃，就会使胎盘、子宫的血流量减少，小家伙也就变得安静许多。所以，为胎宝宝的健康着想，孕妈妈需要尽快去医院治疗。怀孕期间，孕妈妈要注意休息，特别要避免感冒，有流行性疾病发生时，要避免去人多的地方。

胎动加剧

一旦孕妈妈受到严重的外力撞击，就会引起胎宝宝剧烈的胎动，甚至造成早产、流产等情况。因此平时准爸爸要叮嘱孕妈妈少去人多的地方，以免被撞到，并且减少大运动量的活动。如果孕妈妈不小心被撞倒，应该立即去医院检查。

胎动突然加剧又很快停止可能是胎盘早期剥离，此情况多发生在孕中期以后，有高血压、严重外伤或短时间子宫内压力减少的孕妈妈多容易出现此状况。同时，孕妈妈会伴有阴道出血、腹痛、子宫收缩等症状。还有一个原因可能是脐带绕颈或打结。这时，先是胎动急促，经过一段时间后又突然停止，这是胎宝宝发出的异常信号，应及时去医院检查。

干货！干货！

胎动有差异，不要盲目对比

♥ 在孕 5 月产检时，我都会告诉孕妈妈注意胎动，大多数孕妈妈都会十分上心，不过也多了很多因自觉“胎动异常”前来就诊的孕妈妈。我在问诊时发现，她们是在跟别的孕妈妈交流后发现自己的胎动与其他人不一样，才担心有问题。其实胎动的强弱和次数有很大的个体差别，只要胎动有规律、有节奏，曲线变化不大，就说明胎宝宝是比较正常的，孕妈妈不用过度担心，以免情绪极度紧张使胎宝宝躁动不安。

若孕妈妈发现胎动异常，应立即去医院查明原因。

week 20 孕期洗澡也有讲究

洗澡不但能清洁肌肤，还能放松心情。不过孕妈妈洗澡是有许多注意事项的，来了解一下吧。

孕期洗澡最好选择淋浴，孕妈妈千万不要贪图舒适把自己整个泡在浴缸里，这是因为怀孕后，阴道内乳酸杆菌相对不足，对外来病菌的杀伤力大大降低，泡在水里可能会引起细菌感染。孕妈妈也应该避免到公共浴池洗澡，如果万不得已，应选择人较少的时间段前往，这时浴池中的空气相对清新，也可以避免因人多造成的磕碰。

洗澡时间比较长的孕妈妈在怀孕期间应该改变习惯，洗澡时间以不超过 15 分钟为宜，洗澡时水温也不要过高，同时要避免蒸桑拿。因为洗澡时间过长会引起孕妈妈脑缺血，发生昏厥，严重的还会造成胎宝宝缺氧。而水温过高会使孕妈妈体温升高，导致羊水的温度过高，对胎宝宝的脑细胞造成伤害，影响胎宝宝神经系统的正常发育。

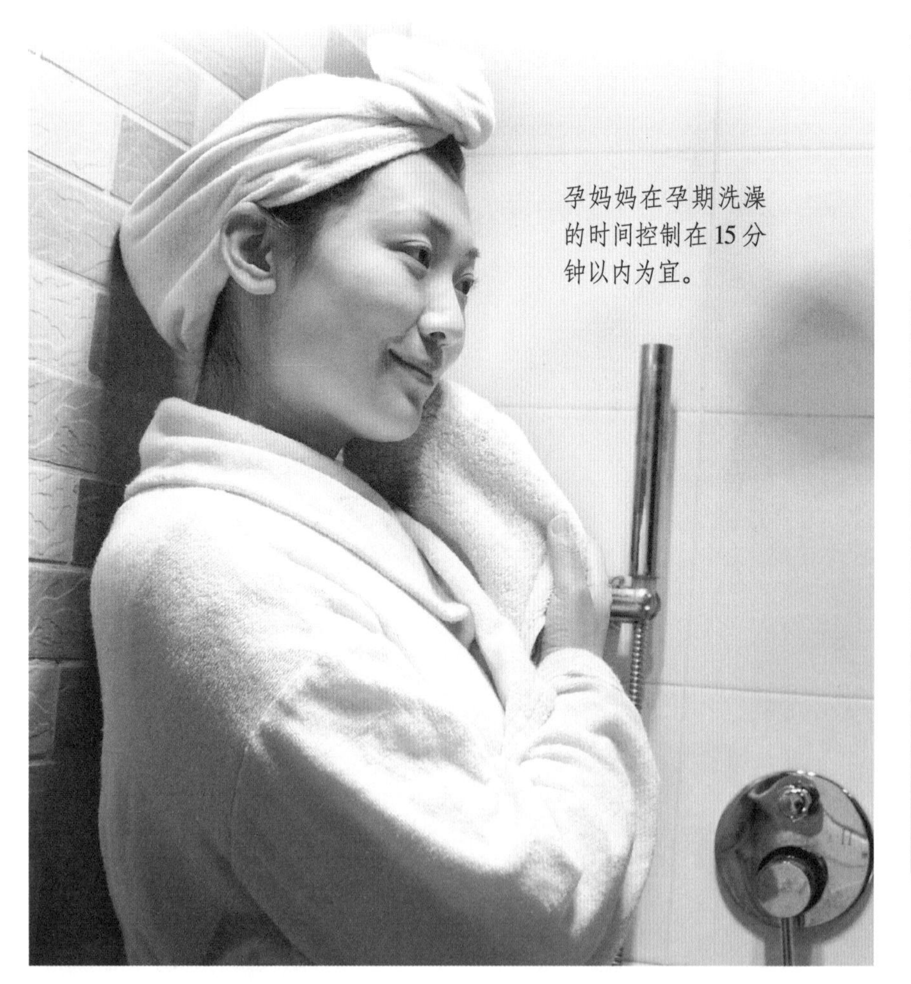

孕妈妈在孕期洗澡的时间控制在15分钟以内为宜。

除了身体大面积的清洗外，还要特别注意小地方及皱褶处的清洁。其中尤以肚脐最容易被人疏忽，所以平常洗澡时可先用棉花棒蘸点婴儿油或乳液来清理肚脐的污垢，使污垢软化后再轻柔洗净；通常无法一次清除干净，这时不要太过勉强，以免因为用力过度而伤害肚脐周围的皮肤，造成破皮出血，这样反而容易引起感染，对孕妈妈及胎宝宝造成伤害。

干货！干货！

洗澡时注意通风

❤ 经常听值夜班的同事说，昨天又有孕妈妈因为洗澡后不舒服来医院了。在询问后我发现，这些孕妈妈普遍比较怕冷，担心洗澡时受风，因此会关紧浴室的门窗。其实进入孕中期之后，孕妈妈的新陈代谢更快了，这个时候如果长期处于密闭环境中，易造成孕妈妈胸闷难受，严重的还会造成胎儿缺氧。所以在洗澡时，一定要注意适当通风。

week 20

4招巧妙缓解腰酸背痛

随着胎宝宝日益增大，骨盆前倾使腰椎的弧度变大，造成腰背酸痛。孕妈妈可以适当做一些慢节奏的运动，放松全身的肌肉，缓解酸痛。

颈部运动，缓解颈肩不适

方法：下巴向下贴近胸前，头部按顺时针和逆时针方向各转动两三次，放松颈部和肩部的肌肉，注意要缓慢地转动，直到颈部和肩部的肌肉感到放松时停止。

作用：可以缓解颈部和肩部的疼痛。

肩部运动，缓解上背部疼痛

方法：两手臂弯曲，手指尖置于双肩处，肘关节向前做画圈动作，然后再向后做，各10次，感到上背部和肩部肌肉放松时停止。

作用：可以缓解因不良姿势造成的上背部疼痛。

背部运动，缓解肌肉疼痛

方法：向两侧伸开双臂，同时手掌打开，做画圈动作，幅度由小到大，共做10次。然后反方向画圈，动作由大到小，共10次，每节可以重复2次。

作用：可以缓解上背部的肌肉和上肢肌肉的疼痛。

腰部运动，缓解腰部僵痛

方法：坐稳后，两臂平伸，上身向左转90°，保持一组呼吸后，向右转。

作用：可以放松腰背部肌肉，缓解腰部的痛感。

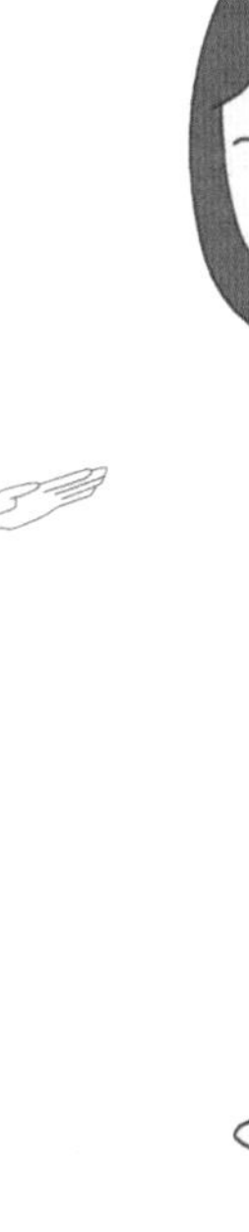

背部运动，缓解上背部的肌肉疼痛。

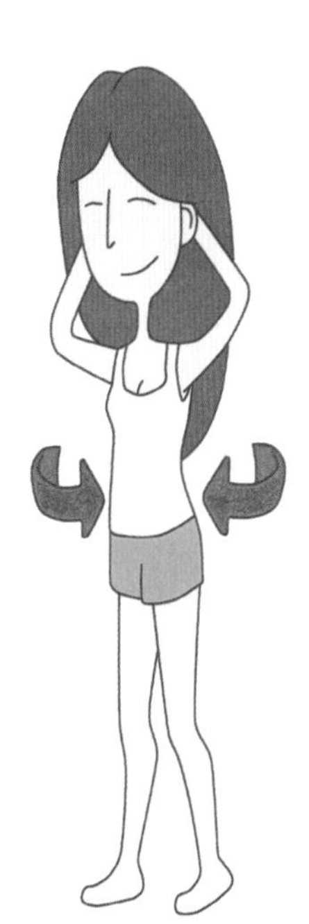

腰部运动也可以站着做，但要注意防止晕眩、摔倒。

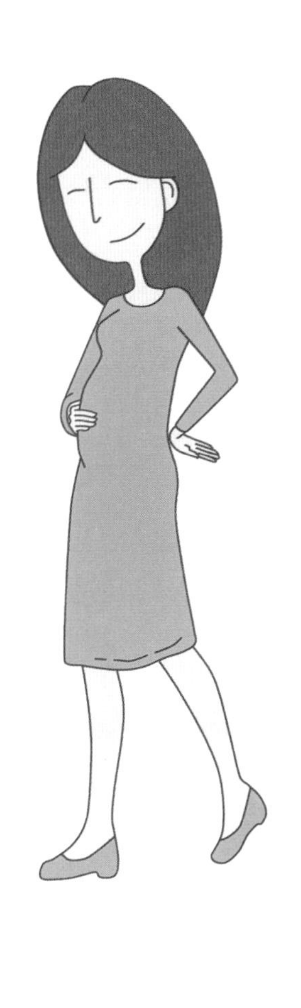

孕 5 月吃什么速查

本月必吃的 1 种食材

猪肝

猪肝含有丰富的铁、磷，是常见的补血食物，而且猪肝中蛋白质、卵磷脂和微量元素含量丰富，有利于胎宝宝的生长发育。

妈妈补宝宝壮

保证维生素 A 的摄入

维生素 A 与感受光线明暗强度的视紫红质的形成有密切关系，对胎宝宝的视力发育起着至关重要的作用。在胎宝宝的成长过程中，维生素 A 还有许多其他重要的作用，比如促进器官发育、提高抵抗力等。猪肝不仅含有丰富的维生素 A，而且其中的维生素 A 能直接被人体吸收，是维生素 A 的良好来源。

美容养颜

铁元素分两种，即血红素铁和非血红素铁，前者多存在于动物性食物中，后者多存在于蔬果和全麦食品中。其中血红素铁相对更容易被人体吸收，所以含铁量较高的猪肝就成了补铁的首选。

食用猪肝应采用少量多次的原则。

猪肝主打营养素

猪肝含丰富的蛋白质及动物性铁质，能满足孕妈妈身体对铁元素的需求。猪肝中还富含锌元素，能促进胎宝宝的骨骼生长。

铁	维生素 B_3	锌	维生素 A
22.6 毫克	15 毫克	5.8 毫克	5 毫克

注：图表中的数值仅供参考，代表每 100 克猪肝中所含的该种营养素。

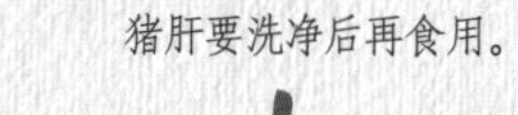
猪肝要洗净后再食用。

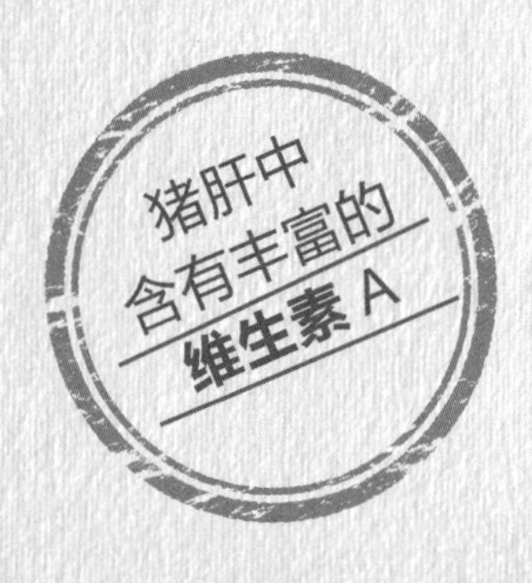
猪肝中
含有丰富的
维生素 A

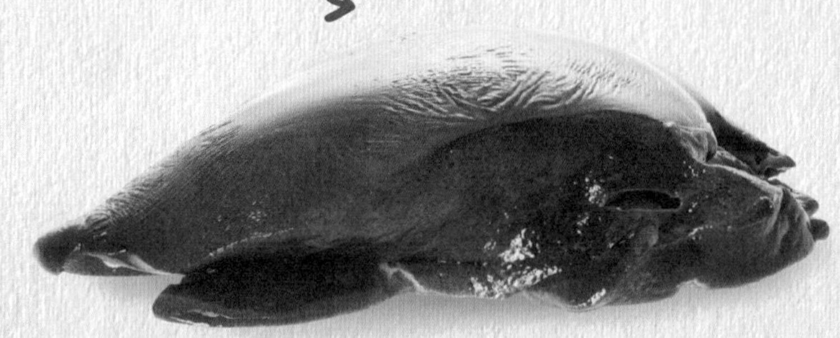

孕妈妈食用禁忌

肝脏是动物的“排毒”器官，所以很多人对食用肝脏持谨慎态度，其实适量食用来源可靠的肝脏是安全的。不过在烹饪前，孕妈妈一定要彻底洗净猪肝。有三高症状或者患脂肪肝等疾病的孕妈妈不宜吃猪肝。

产科专家说营养

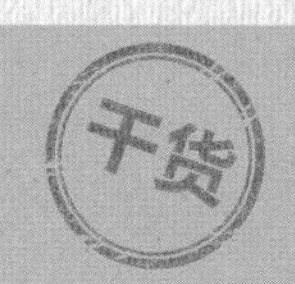

肝脏具有排毒的功能，所以有些孕妈妈会有这样的疑惑：猪肝中会不会储藏大量的有毒物质？其实，在正常情况下，健康的肝脏会分解有毒物质并通过肾脏送至体外，肝脏本身并不囤积有毒物质。不过当肝脏出现病变时会失去其解毒和代谢的能力，这时候有毒物质就会囤积在肝脏中。所以，孕妈妈在购买猪肝的时候，一定要选择来源可靠、通过检验检疫的猪肝。

推荐食用方法

盐水卤猪肝

原料：猪肝 500 克，葱段、姜片、八角、桂皮、香叶、盐、料酒、酱油、香油、醋各适量。

做法：①将猪肝洗净，备用。②锅内放水，加入葱段、姜片、八角、桂皮、香叶、盐和猪肝，大火烧开水后，去浮沫。③倒入料酒，转中小火煮 8 分钟，关火，闷 4 小时。④吃时切片，再将酱油、香油、醋调成料汁，蘸食。

猪肝粥

原料：猪肝 20 克，大米、菠菜各 30 克，葱花、盐适量。

做法：①猪肝洗净，切碎；大米淘洗干净；菠菜洗净，切段，用开水焯烫。②将大米、菠菜段放入锅中，小火煮至七成熟。③放入猪肝碎，煮至熟透，最后加盐调味，撒上葱花即可。

猪肝拌黄瓜

原料：猪肝 80 克，黄瓜 150 克，酱油、醋、盐、香油、香菜末各适量。

做法：①将猪肝洗净，氽熟，切成薄片；黄瓜洗净，切片。②将黄瓜片摆在盘内垫底，放上猪肝片、酱油、醋、盐、香油，撒上香菜末，食用时拌匀即可。

黄瓜搭配猪肝，营养更均衡。

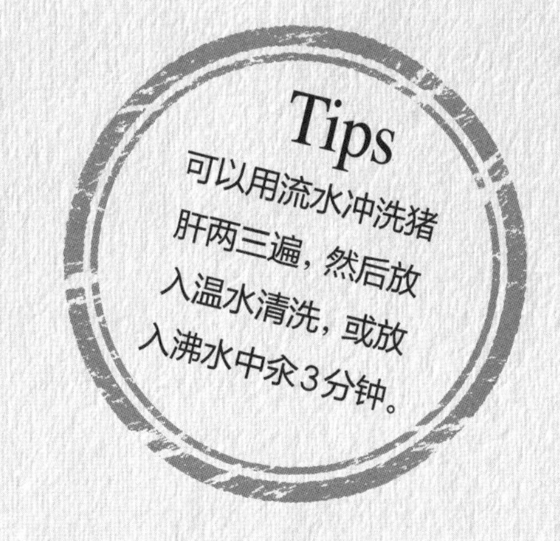
Tips
可以用流水冲洗猪肝两三遍，然后放入温水清洗，或放入沸水中氽3分钟。

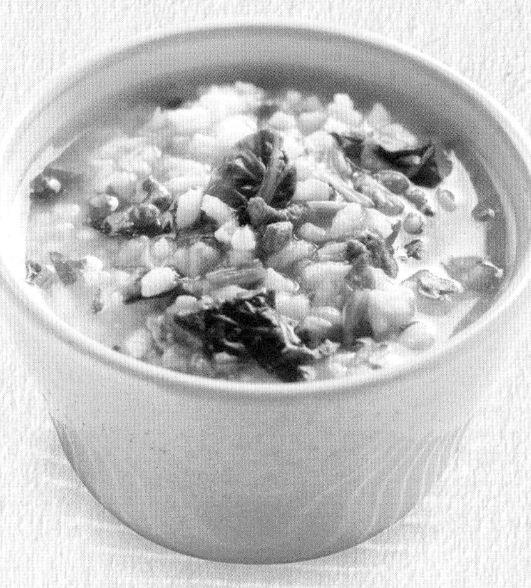

猪肝的烹调时间不能太短，一定要保证猪肝熟透，猪肝完全变成**灰褐色**，看不到血丝才可以。

本月推荐食谱

1. 熘肝尖

原料：猪肝 300 克，青椒、红椒各 1 个，胡萝卜、黄瓜各半根，料酒、淀粉、白糖、酱油、醋、葱末、姜末、蒜末、盐各适量。

做法：①胡萝卜、黄瓜、青椒、红椒洗净，切片。②猪肝洗净，切片，加盐、料酒、淀粉拌匀，入锅煎熟，捞出。③将料酒、酱油、白糖、盐、淀粉和适量水勾成芡汁备用。④油锅烧热，用葱末、姜末、蒜末炝锅，放醋、胡萝卜片、黄瓜片、青椒片、红椒片，煸炒片刻后，放猪肝片，出锅前用芡汁勾芡即可。

孕妈妈便签：食用猪肝可以补铁、补血，防治孕期贫血。

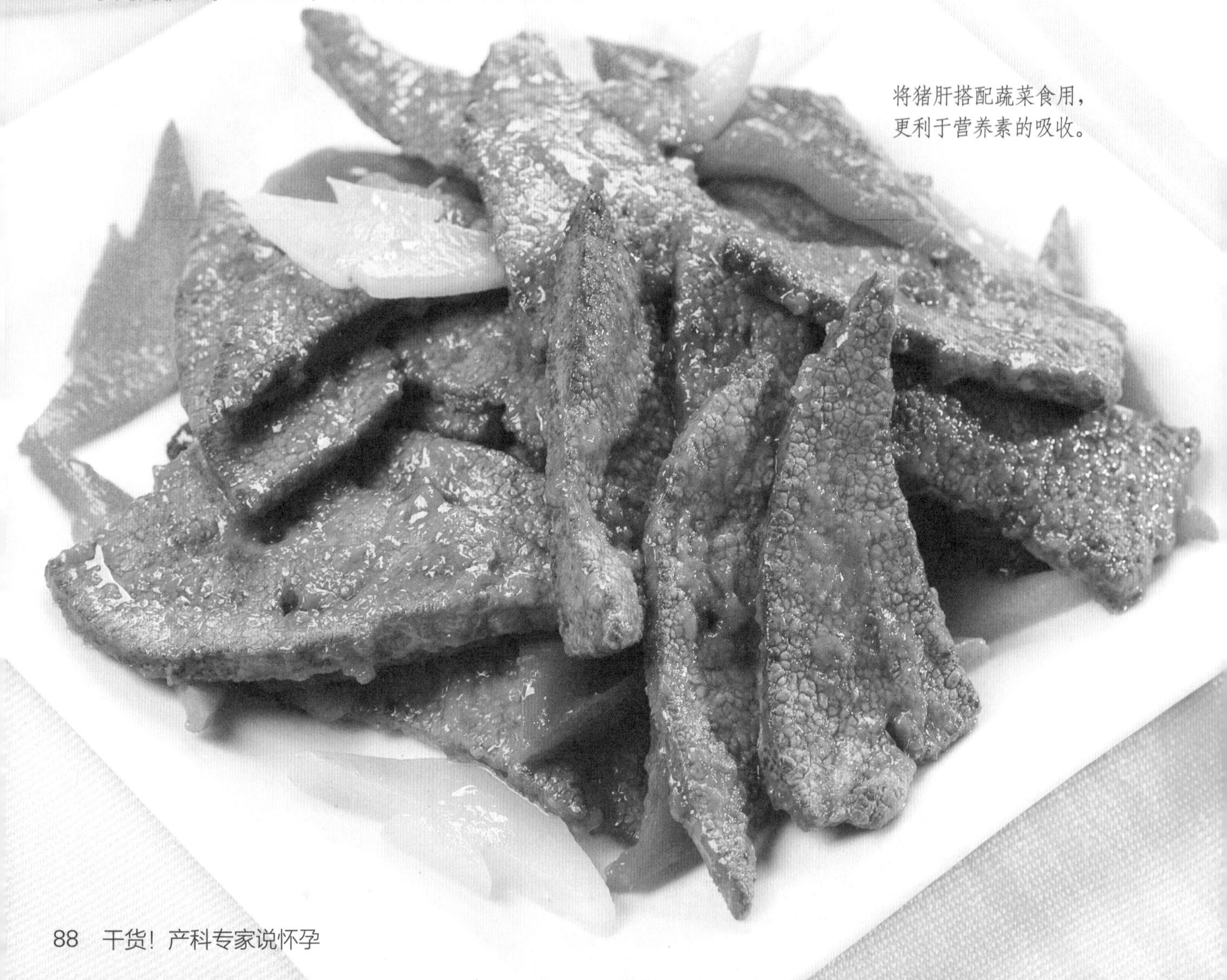

将猪肝搭配蔬菜食用，更利于营养素的吸收。

2. 芹菜拌花生

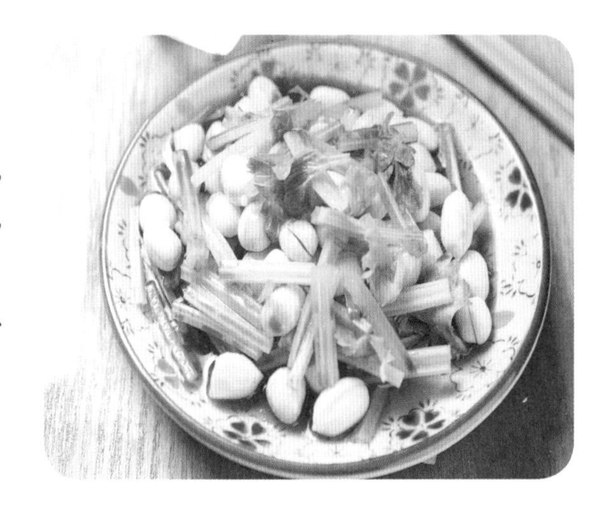

原料：芹菜 250 克，花生仁 100 克，香油、醋、盐各适量。

做法：①花生仁洗净，泡涨，去皮，加适量水煮熟；芹菜洗净，切成小段，放入开水中焯熟。②将花生仁、芹菜段放入碗中，加香油、醋、盐搅拌均匀即可。

孕妈妈便签：芹菜搭配花生，能为孕妈妈提供蛋白质、钙、磷、胡萝卜素等营养素，让孕妈妈更健康。

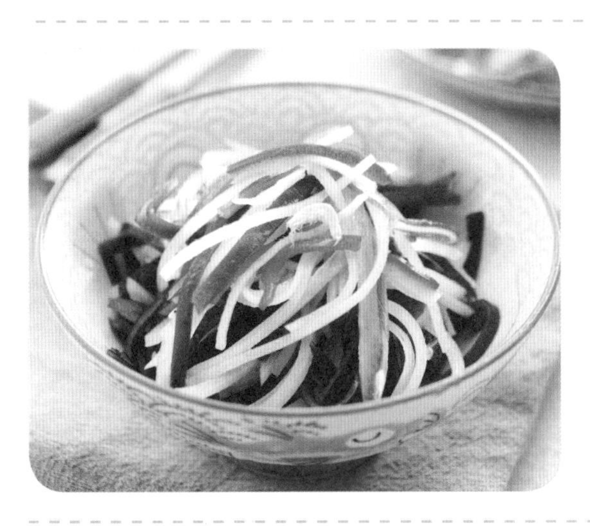

3. 虾皮海带丝

原料：海带丝 200 克，虾皮 10 克，土豆 30 克，红椒丝、姜片、盐、香油各适量。

做法：①土豆洗净，切丝；姜片洗净，切细丝。②油锅烧热，将红椒丝以微火略煎一下，盛起。③锅中加清水烧沸，将海带丝、土豆丝焯熟，捞出装盘，待凉后将姜丝、虾皮及红椒丝撒入，加盐、香油拌匀即可。

孕妈妈便签：这道素食有利于控制孕妈妈的体重。

4. 凉拌空心菜

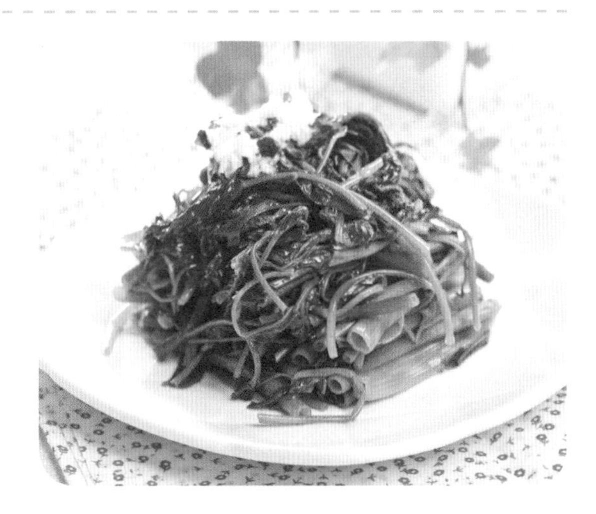

原料：空心菜 250 克，蒜末、香油、盐各适量。

做法：①空心菜洗净，切段。②锅中加水烧开，放入空心菜段，焯烫 2 分钟，捞出。③蒜末、盐与少量水调匀后，再淋入香油，做成调味汁。④将调味汁和空心菜段搅拌均匀即可食用。

孕妈妈便签：这道菜清爽可口，能促进食欲，而且空心菜中的膳食纤维可防治孕妈妈便秘。

孕 5 月健康运动

孕 5 月的时候，孕妈妈的肚子比以前大了，但是暂时还没有给孕妈妈的行动带来困难，不过腰背部肌肉受到的压力明显增加。胎宝宝的运动神经和感觉神经已经开始发育了，所以孕妈妈本月的运动要舒缓，要慢慢地锻炼身体。

运动也是胎教的一种方式

适量运动也是一种胎教方式，为了胎宝宝，孕妈妈要适当运动。

促进胎宝宝正常生长发育：运动能增加胎宝宝的血液供氧，加快新陈代谢，促进胎宝宝生长发育。

帮助胎宝宝形成良好个性：孕期不适会使孕妈妈情绪波动，胎宝宝的心情也会随之变化。运动有利于缓解孕期不适，保持心情舒畅，帮助胎宝宝形成良好的性格。

促进胎宝宝大脑发育：孕妈妈运动时，大脑可以获得充足的氧气和营养，促使大脑释放脑啡肽等有益物质，通过胎盘进入胎宝宝体内。同时，运动时摇动的羊水十分有利于胎宝宝的大脑发育，使宝宝出生后更聪明。

运动过量，对胎宝宝有危害

运动过量对孕妈妈的身体不好，还会危害胎宝宝。因为孕妈妈在过度运动时，胎盘血液和运动肌肉血液需求量会形成竞争分配的现象，供给胎宝宝的氧气减少，动脉血管中的酸碱度下降，会导致胎宝宝的心跳加快。

如果孕妈妈运动过量，胎宝宝的心跳、血液循环势必会受到影响，而且随着孕妈妈体温的升高，胎宝宝的体温也会升高，有时甚至会出现因为运动而导致的“胎宝宝过热症”，此症状对胎宝宝是相当危险的。

运动时请注意心率和胎动

孕妈妈在孕期运动，不仅能够提高身体抵抗力，控制体重，还能减少孕期不适。但是在孕期，很多高强度运动是不适合孕妈妈的。运动强度的选择以每分钟的心跳次数即心率为参考，在运动的时候要控制好心率，一般保持在 100 次 / 分左右为宜，不宜超过 140 次 / 分，最方便简单的判断办法就是在运动的同时能不能流畅地说话。如果感觉比较疲累，不能连贯地说话，那么说明此时心率已经偏高了，要及时休息，补充水分。

另外，孕妈妈在运动时还要关心胎宝宝的反应。如果只是微量的运动胎宝宝就跟着动，休息后胎动明显减少，说明胎宝宝喜欢这项运动。如果孕妈妈加大了运动量，心跳加快，胎动也变得剧烈，就要马上停止运动。

孕妈妈体操：双角式

双角式可以伸展两腿和手臂的肌肉。除此之外，还有强健骨盆区域和下背部肌肉、强壮肾脏的功效，有助于减轻泌尿系统和子宫的功能障碍，对此阶段出现的尿频情况会有所缓解。

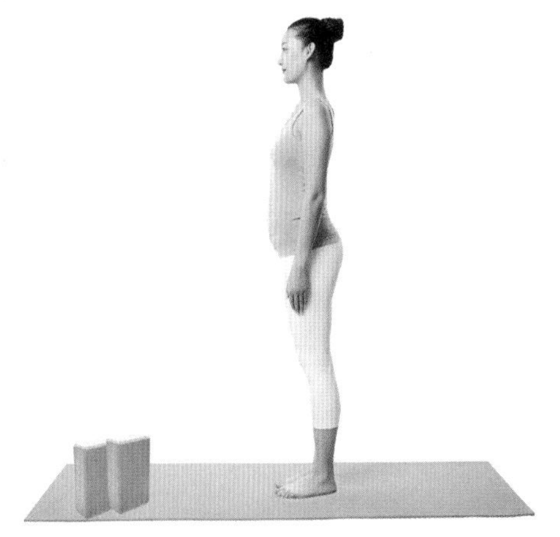

1 站在瑜伽垫中央，将瑜伽砖摆放在瑜伽垫前端。

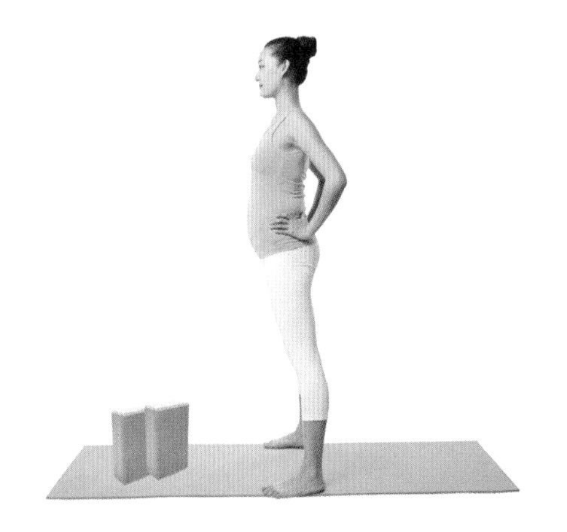

2 双脚向两侧打开，分开的宽度与自己的腿长等长，双手放于髋关节两侧，尽可能将手肘向身后方移动多一些，体会胸腔的开阔与伸展，脊椎延长向上。

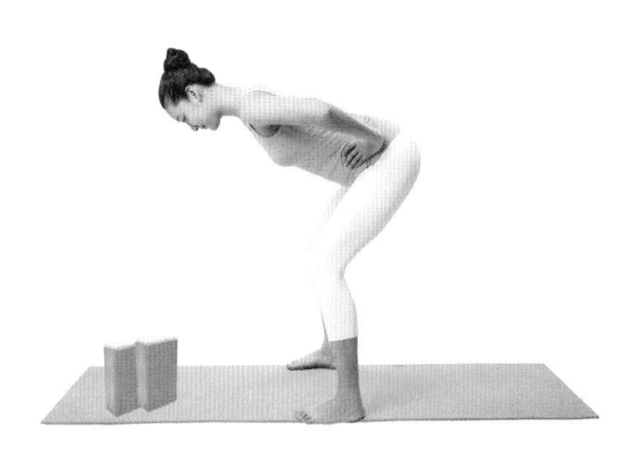

3 慢慢屈膝，身体向前至与地面接近平行的位置，将重心稳定在自己的双脚上。

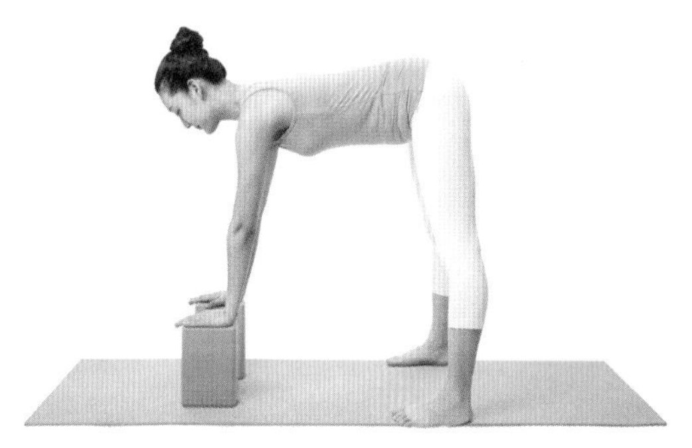

4 双手放于瑜伽砖上，同时向下推砖，双腿伸直，膝盖自然向上提起，体会大腿发力的感觉，以此来找到脊椎向前延伸的方向感，保持此姿势 5~10 组呼吸。在这一过程中，孕妈妈的后背不要松懈，要一直保持平直状态。

小提醒

- 本月孕妈妈的肚子膨大，弯腰时若感到费力，可以选择高一些的物体放在面前，防止摔倒。建议孕妈妈每天运动一两次。

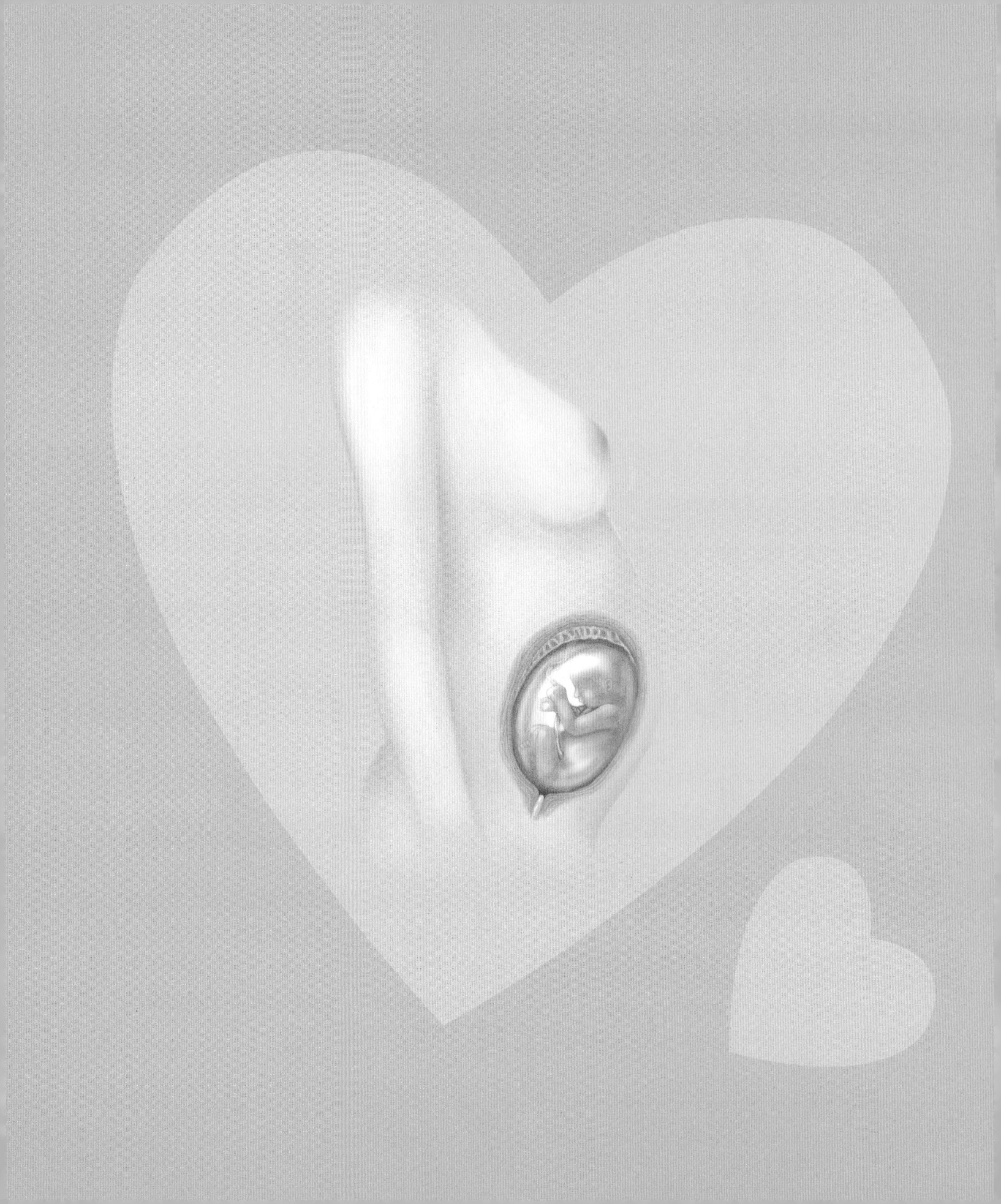

孕 6 月

产检小叮咛

- 在做妊娠糖尿病检查前，要至少先空腹 8 小时再进行抽血，也就是说，孕妈妈在产检的前一天晚上 22 点以后就要禁止饮食。检查的当天早晨，不能喝水。

生活小叮咛

- 孕妈妈会发现记忆力不如从前，这也是孕期的表现之一。孕妈妈可以将重要的事总结出来做个备忘录，或者让家人、同事提醒自己。

饮食小叮咛

- 本月特别要补充铁，牛肉、猪肉、鸡蛋、牛奶、奶酪、青椒、番茄、橙子、葡萄等都是不错的选择。
- 严防妊娠糖尿病，饮食要定时、定量、定餐、定性。

运动小叮咛

- 上下楼梯一定要平稳，动作放缓，以免发生危险。
- 孕期运动时更要护理皮肤，应选用天然、无刺激的护肤品。

孕 6 月产检

本月的妊娠糖尿病筛查（用来确诊是否患有妊娠糖尿病）是很重要的产检项目，应提前了解此项检查的准备工作和注意事项。本月还将继续测量宫高和腹围，医生在测量的时候孕妈妈最好注意是如何测量的，具体量哪个位置，以便平时在家中自测。

孕 6 月的产检项目

- □体重及血压检查
- □子宫检查（测量宫高、腹围）
- □血常规检查
- □听胎心音
- □尿常规检查（有助于肾脏疾患的早期诊断）
- □妊娠糖尿病筛查
- □营养摄取及日常生活注意事项咨询
- □可与医生讨论怀孕后心情的变化和自己关心的问题

以上项目可作为孕妈妈产检参考，具体产检项目以医院及医生提供的建议为准。

产科门诊问答排行榜

NO.1 孕期患痔疮怎么办

由于孕激素和子宫增大对肠胃的影响，很多孕妈妈都会患痔疮。孕期痔疮通常根据怀孕时间和痔疮症状的严重程度来选择治疗方法，原则上应选择保守治疗。孕妈妈可以在咨询医生后，用局部软膏和栓剂等方式来缓解症状，应注意避免使用含类固醇和麝香的药物。

NO.2 孕期可以戴戒指和镯子吗

许多孕妈妈的皮肤会变得松弛，血液循环也会发生变化，有时候会引发水肿。这样一来，原本合适的戒指或者镯子就会变得紧箍了。如果孕妈妈不及时摘下来的话，会造成血液循环不畅。所以，孕期尽量不戴首饰。

NO.3 孕期需要喝孕妇奶粉吗

首先，并不是每个孕妈妈都需要喝孕妇奶粉，特别是那些饮食均衡、体重等指标在正常范围内的孕妈妈，否则可能造成巨大儿，孕妈妈本身也有可能因为摄入热量过多而导致肥胖。其次，如果需要喝孕妇奶粉，一定要控制好量，并且仍然要以均衡饮食为根本。

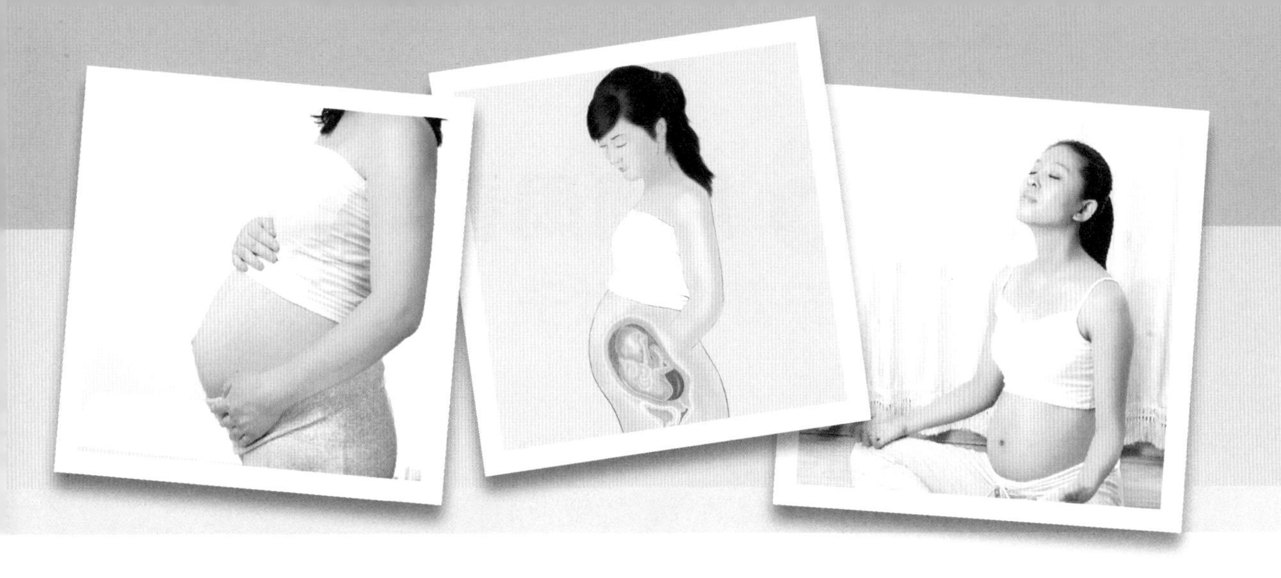

专家解读你的产检报告

一般在孕 24~28 周采血化验筛查妊娠糖尿病。方法是将 75 克葡萄糖粉溶于 300 毫升水中，5 分钟内喝完，接着在第 1 小时、第 2 小时各采血测定血糖含量，3 项中任何一项的值达到或超过临界值即诊断为妊娠糖尿病。

75 克葡萄糖耐量检查前要空腹至少 8 小时，一般抽血检查前一天 22 点后就不再进食，第 2 天早上不吃早餐即可抽血测量空腹血糖。

产检前你需要注意这些

在进行妊娠糖尿病筛查前应空腹 12 小时，喝葡萄糖的时候，孕妈妈要尽量将葡萄糖粉搅拌均匀，使其全部溶于水中，喝的时候不要洒出来，并在 5 分钟内喝完。

很多孕妈妈做糖尿病筛查时，都会出现第 1 次不通过的问题。后来经过询问，发现很多孕妈妈都是前一天吃了过量的甜食而导致出现这类情况。

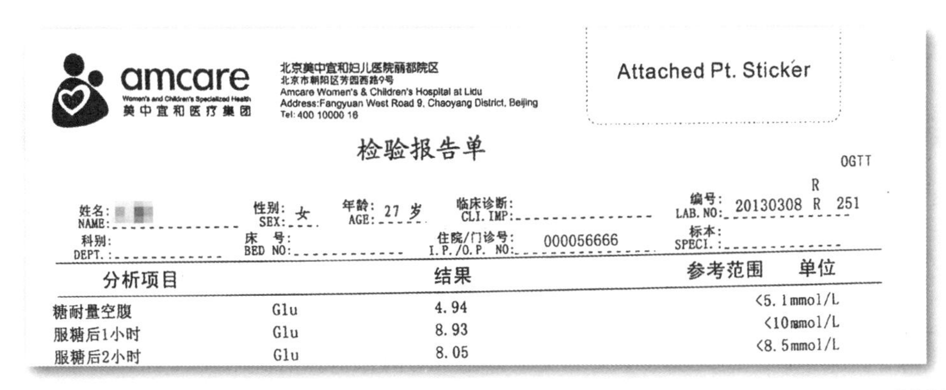

amcare
Women's and Children's Specialized Health
美中宜和医疗集团

北京美中宜和妇儿医院丽都院区
北京市朝阳区芳园西路9号
Amcare Women's & Children's Hospital at Lidu
Address:Fangyuan West Road 9, Chaoyang District, Beijing
Tel: 400 10000 16

Attached Pt. Sticker

检验报告单

OGTT

姓名 NAME: [blurred]　性别 SEX: 女　年龄 AGE: 27 岁　临床诊断 CLI. IMP:　编号 LAB. NO: 20130308 R 251

科别 DEPT.:　床号 BED NO:　住院/门诊号 I.P./O.P. NO: 000056666　标本 SPECI.:

分析项目		结果	参考范围 单位
糖耐量空腹	Glu	4.94	<5.1mmol/L
服糖后1小时	Glu	8.93	<10mmol/L
服糖后2小时	Glu	8.05	<8.5mmol/L

检验项目参考范围

项目	参考范围
空腹血糖含量	≤ 5.1 毫摩尔 / 升
服糖后 1 小时血糖含量	≤ 10 毫摩尔 / 升
服糖后 2 小时血糖含量	≤ 8.5 毫摩尔 / 升

孕 6 月周周看

保护好你的肚子

到了孕 6 月，孕妈妈的怀孕之旅已经度过一大半了，孕妈妈的肚子越来越大，接近典型的孕妇体形了。大多数孕妈妈已经摆脱了孕早期的身体不适，胃口大增，甜蜜和欣喜成为孕妈妈生活中的主题。

二胎妈妈看过来

虽然已经进入了孕 6 月，但是未必所有的二胎妈妈此时都得到了大宝的理解和支持，许多反对要弟弟妹妹的大宝可能会出现故意发脾气、过度缠着父母的现象，此时父母如果加以斥责，只会雪上加霜，让大宝把矛头指向二宝。较好的处理方法是认同宝宝的情绪，多倾听，多理解，用行动补足大宝缺乏的安全感。

week 21 睡好觉养好胎

从本月开始，孕妈妈的睡眠时间要适度延长，最好再比平时多睡 1 个小时。大多数孕妈妈在孕中期会不同程度地出现失眠的情况，这是因为子宫增大压迫腹腔产生不适感。孕妈妈应尽量避免仰卧睡姿，因为仰卧时增大的子宫会压迫腹主动脉，使各类器官的供血减少，血流量减少，加重或诱发妊娠高血压疾病；同时还会压迫下腔静脉，导致下肢静脉曲张、下肢水肿等。左侧卧位是比较适合孕妈妈的睡眠姿势，因为大多数孕妈妈的子宫增大后会右旋，采取左侧卧位睡眠可以减少增大的子宫对孕妈妈腹主动脉、下腔静脉和输尿管的压迫，从而改善血液循环。不过孕妈妈睡觉也不必非要采用左侧卧位，以免因过分在意睡姿而影响睡眠质量。

另外，孕妈妈要养成规律的作息时间，避免熬夜，最好晚上 22 点前睡觉，每天睡足 8 个小时。如果孕妈妈睡眠质量不是很好，可以吃一些助眠的食物，如牛奶、苹果、香蕉、小米、莴苣、莲藕、莲子等；也可以睡前洗个热水澡，不仅缓解疲劳，还有助于睡眠。

干货！干货！

孕妈妈睡软床还是硬床

- 许多孕妈妈在孕前用的是比较柔软的床垫，但是怀孕后听说睡硬床比较好，一直纠结需不需要换床垫，最后前来咨询。其实对于孕妈妈来说，太软和太硬的床都不适合，易增大脊柱、腰背部肌肉的压力。
- 在检验床垫软硬是否合适时，孕妈妈可以先坐在床垫边，站起来后若发现床垫刚坐的位置出现下陷，即表示床垫太软。也可以和准爸爸两个人一起测试，较重一方在床垫上翻身，看床垫是否摇动，是否会影响到另一方。如果是木板床，可以在床上垫两三层厚棉垫或厚薄适宜的海绵垫，以床垫总厚度不超过 9 厘米为宜。

week 22 精心选择孕妇装

先清点衣柜中有哪些衣服是怀孕后还可以继续穿的，再考虑需要添购的孕妇装数量。孕妇装应兼顾材质和实用性，最好去商场购买，这样能试穿一下。

上下分开的服装是最好的选择，这种款式的衣服给了孕妈妈极大的灵活性，并且可以改变衣服的尺寸。专业孕妇服和普通服装的区别在于前面比后面长，当孕妈妈肚子变大时，前后就一样长了，可以轻松适应孕妈妈逐渐变化的体形。

在选择孕妇装时，色彩要以柔和、小清新为主，款式要以易穿脱为主。柔美的色彩可以让孕妈妈的心情更加平静，同时增添一份可人的气质。易穿脱的款式可以减少孕妈妈因身材变化造成的穿脱困难，既节省时间，又降低危险。

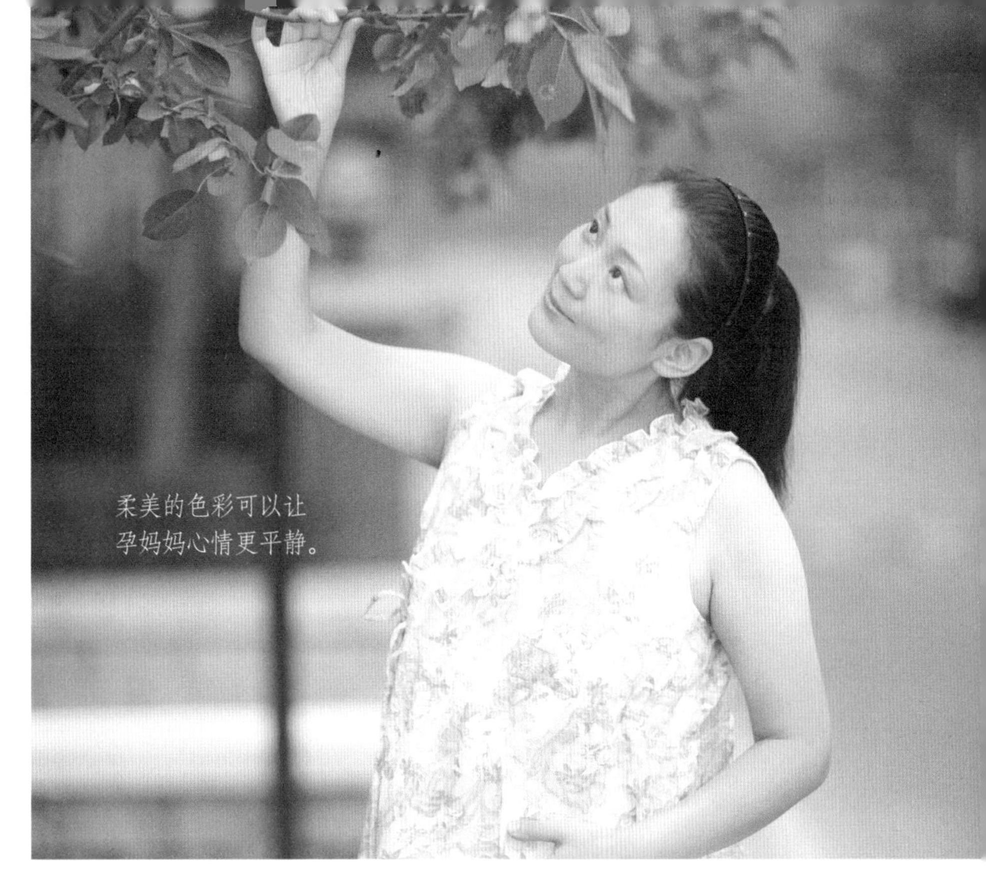

柔美的色彩可以让孕妈妈心情更平静。

week 22 日常衣物也能穿出"孕"味

孕妈妈也不是非穿孕妇装不可，有些普通服装也是可以在孕期穿着的，就让我们来看一看吧。

上衣：在合身的基础上，保证腹部宽松，可以根据自身的喜好，穿出自己的风格。

裤装：选择可调整腰围的长裤，这样可以从孕中期一直穿到宝宝出生。另外，也有一种孕妇裤，在小腹处是一种特殊的弹性设计，其他部位仅比一般的裤子略微宽松一些。上班族的孕妈妈可以选择这种款型，穿起来不会显得很臃肿。

裙装：可以选择韩式的高腰裙或蓬蓬裙，显得可爱而洋气。最好选择有立体弧度的裙子，像胸腹部打褶的连衣裙，还可以选择前长后短的裙子，不规则的裙摆会给孕妈妈增添风韵。与裤装相比，裙装搭配的上衣不必过于讲究，只要穿起来比较宽松舒适就可以了。

干货！干货！

合理搭配也可以美美的

在产科工作，每天能看到很多的孕妈妈，而大部分孕妈妈穿的是宽大、休闲的衣服，看起来又矮又胖。偶尔有一个打扮靓丽时尚的孕妈妈出现，总会引起大家的注目。曾经有一位孕妈妈就在一群人中脱颖而出。这位孕妈妈没有化精致的妆，也没有佩戴过多饰物，只是穿了一件浅蓝色娃娃领的高腰裙，配了一条黑色打底裤和尖头平底鞋，整个人看上去神清气爽，成为了一道靓丽的风景线。

week 23 给自己“足”够的幸福

孕妈妈在孕期会增重 12.5 千克左右，在日常走路的时候，会感觉脚部所承受的压力越来越大，身体的重心也发生了改变，因此孕妈妈需要准备几双舒适的鞋，这样既可以减轻身体的压力，又可以保证孕妈妈的安全。在选鞋的时候，孕妈妈要注意以下 3 点。

选稍大点儿的鞋

孕妈妈在孕中期和孕晚期会出现水肿，如果孕妈妈脚肿得厉害，要选择比自己平时鞋码大半码的鞋。买鞋的话，最好在下午 5 点左右去实体店试穿，这个时候是一天中脚最胀的时候，穿上后以脚后跟处能插入一个手指头为宜。

不宜光选平底鞋

孕妈妈基本都知道孕期最好不要穿高跟鞋，但是知道长期只穿平底鞋也不合适的孕妈妈却不多。因为穿上平底鞋之后，大概身体 4/5 的重量都会压在脚后跟上，这样非常容易造成足跟的损伤。而且平底鞋的减震功能差，长期穿平底鞋容易影响脊柱的健康，相对而言，选择后跟约 2 厘米高的鞋与平底鞋轮换着穿比较合适。

穿不系鞋带的鞋

在肚子变大后，弯腰对孕妈妈来说会是一件非常困难的事，所以孕妈妈应选择不用系鞋带的鞋子，这样就免去了弯腰的麻烦。在穿鞋的时候，孕妈妈最好是坐着或者扶着墙壁，这样能够保持重心的稳定，平衡好身体，比较安全。还可以买一个长柄的鞋拔，这样穿鞋会更加方便。

除了大小和款式，孕妈妈还要注意鞋底的防滑纹是否真的防滑，尽量不穿皮质和锦纶材质的鞋，以防不透气加重双脚水肿。在选择袜子的时候，孕妈妈应选择透气性好、纯棉、比较宽松、容易穿脱的袜子。在穿袜子的时候，如果觉得坐着很辛苦，那就试试盘起腿来穿。

干货！干货！

久坐孕妈妈巧减压

- 我曾接诊过一位下肢水肿非常严重的孕妈妈，当时脚已经肿得跟馒头一样了。还好检查之后发现血压和尿蛋白值都正常，只是水肿比较严重。原来这位孕妈妈是办公室白领，经常一坐就是一天，这样很容易引发下肢水肿。
- 建议久坐的孕妈妈在办公室准备一个脚凳，或者用鞋盒代替，坐着时将脚放在脚凳或鞋盒上，这样可以有效地缓解脚部和下肢的压力。坐一段时间后，孕妈妈适当地做做伸展运动，抬腿并适当地按摩小腿，以缓解腿部压力。除此之外，孕妈妈还可以在办公室准备一双舒适柔软的拖鞋，工作时换下来。

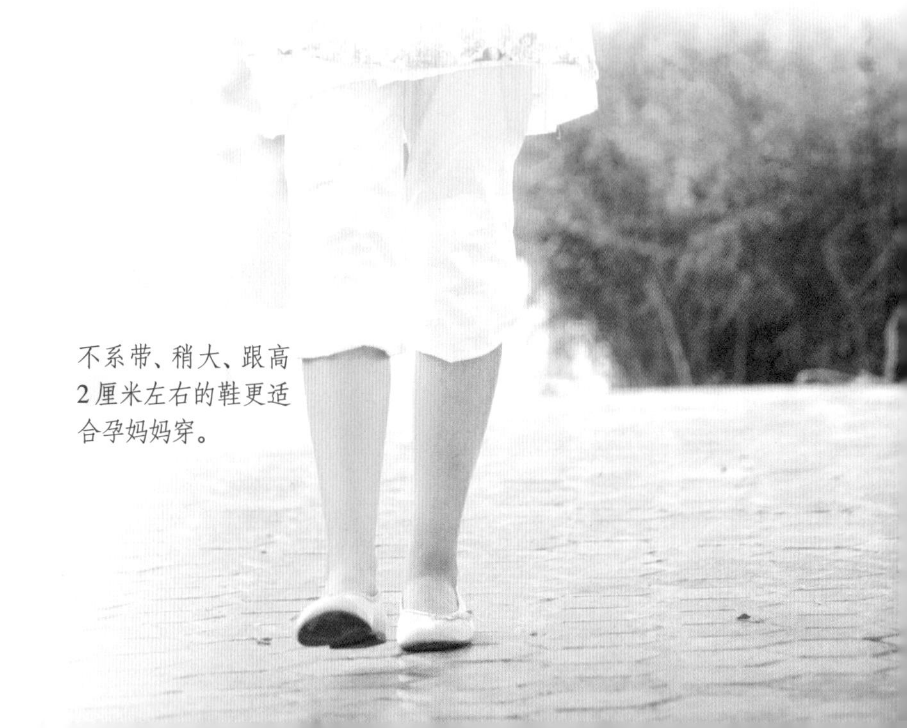

不系带、稍大、跟高 2 厘米左右的鞋更适合孕妈妈穿。

week 23 不要忽视孕期缺钙

几乎每位孕妈妈都会“体验”腿抽筋的感受，尤其在晚上睡觉时，会突然疼醒。其实腿抽筋也可以预防，保证饮食均衡、保健得当，缓解、消除腿抽筋症状并不难。同时孕妈妈若检查有缺钙情况，应注意补钙。

孕期全程都需要补充更多的钙。尤其是在孕中晚期，孕妈妈的钙需求量更是明显增加，一方面母体的钙储备需求增加，另一方面胎宝宝的牙齿、骨骼钙化等，都需要大量的钙。

当孕妈妈的钙摄入量不足时，胎宝宝会吸收母体中的钙，致使孕妈妈发生腿抽筋、腰酸背痛等症状，甚至会导致软骨病。另外，孕期腹内压力的增加，会使血液循环不畅，也是造成腿易抽筋的原因。寒冷、过度劳累也会使腿部肌肉发生痉挛。

week 23 轻松应对孕期抽筋

腿抽筋不好受，夜间频繁出现腿抽筋还会影响睡眠质量，下面就教给孕妈妈几个孕期应对腿抽筋的小方法。

1. 孕妈妈应适当进行户外活动，多晒太阳。

2. 饮食要多样化，多吃海带、木耳、芝麻、豆类等含钙丰富的食物，如海带炖豆腐、木耳炒圆白菜、鱼头炖豆腐等。特别要注意从孕中期起就要增加钙的摄入量，每天总量为 1 500 毫克左右。

3. 睡觉时要调整好睡姿，采用最舒服的侧卧位。伸懒腰时注意两脚不要伸得过直，并且注意下肢的保暖。

4. 注意不要让腿部肌肉过度劳累，不要穿高跟鞋，睡前对腿和脚部进行按摩。

5. 睡前泡泡脚，按摩腿部也有效。临睡前，用热水或者是煮开的生姜水泡泡脚，可以促进下肢的血液循环，对预防抽筋很有效果。如果没有时间泡脚，可以用热毛巾敷一会儿，也可以减少腿部的不适感。泡完脚或者热敷完，轻轻地按摩脚和腿部 3~5 分钟。要注意，泡脚时不要吹凉风，以免脚部和腿部受凉。

如果不是偶尔的小腿抽筋，而是经常肌肉疼痛，或者出现腿部肿胀、触痛，应该去医院检查，这可能是下肢静脉血栓的征兆，需要立即治疗。

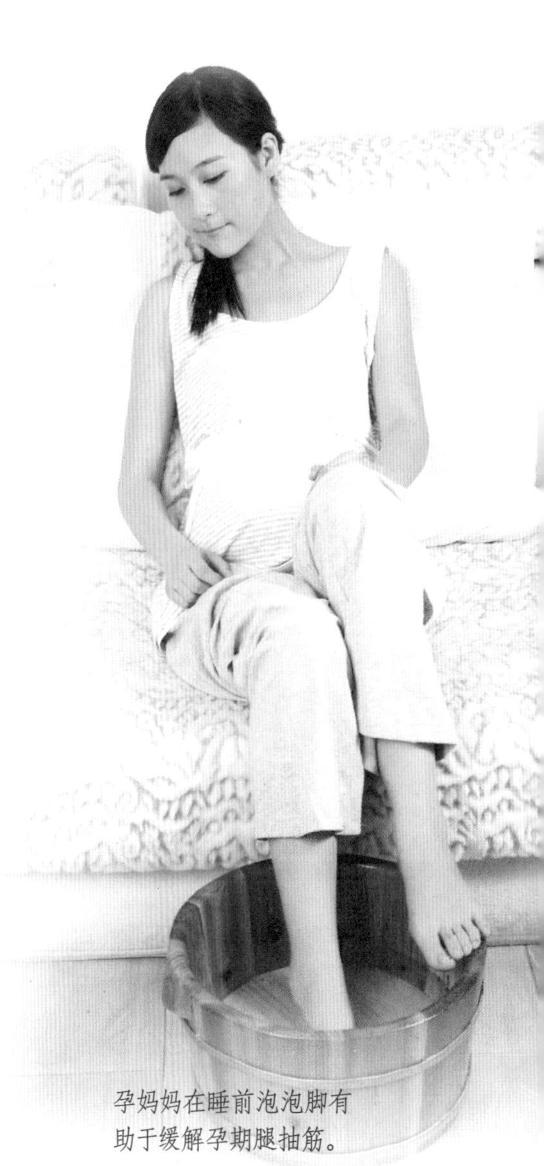

孕妈妈在睡前泡泡脚有助于缓解孕期腿抽筋。

week 24 远离妊娠糖尿病

随着生活水平的提高，妊娠糖尿病的发病率已经比以前有所提高了，成为了妊娠期发病率较高的疾病之一。有些孕妈妈认为妊娠糖尿病只是一个阶段性的问题，不用太关注，这种想法是非常错误的。妊娠糖尿病容易导致胎宝宝过大，不但会增加孕妈妈的负担，同时也会增加宫内窘迫发生概率；也可能导致胎宝宝胎肺成熟减慢，容易患肺透明膜病，造成早产；宝宝出生后容易发生低血糖，出现吞咽困难、面色苍白、手脚颤抖、呼吸困难、躁动等症状，严重时可能导致新生儿猝死。所以，孕妈妈要积极预防这种疾病的发生。

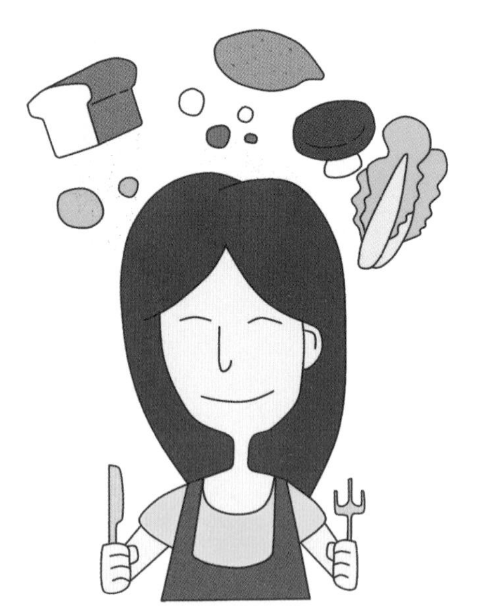

week 24 妊娠糖尿病的致病原因

导致妊娠糖尿病的原因有很多，主要有以下几种。

遗传因素：有糖尿病家族史的孕妈妈患妊娠糖尿病的风险是无糖尿病家族史孕妈妈的 1.55 倍，直系亲属中有糖尿病史的孕妈妈患妊娠糖尿病的风险升高到 2.89 倍。

激素异常：女性受孕以后，激素分泌增多，有的激素可以起到阻断母亲体内胰岛素的作用，因此引发糖尿病。

饮食不当：高脂肪、高饱和脂肪酸和低多不饱和脂肪酸的饮食是妊娠糖尿病的诱因之一。

week 24 预防妊娠糖尿病从生活细节开始

在妊娠糖尿病的致病原因中，饮食不当是最普遍的一个致病原因。有 60%~80% 的妊娠糖尿病可以通过严格的饮食控制和运动疗法控制血糖含量，所以控制饮食是妊娠糖尿病治疗的基础，是重中之重。

控制总量：计算出每日摄入的总热量，分为三餐或三餐两点心的形式食用。

培养习惯：养成良好的饮食习惯，不偏食，食物种类多样，定时定量，不过饥，不过饱。

清淡饮食：控制油脂的摄入量，少吃甜食。

干货！干货！

重视妊娠糖尿病筛查

- 每个孕妈妈来产检，我都会提醒她们合理饮食，注意控制体重，并且告知她们按时去做妊娠糖尿病筛查。可是有些孕妈妈就是听不进去，甚至有些孕妈妈觉得自己一直很健康，饮食也控制得很好，不可能会有妊娠糖尿病，所以不是很想做妊娠糖尿病筛查。
- 这种想法非常不可取，也往往会造成严重的后果。因为妊娠糖尿病还与孕期激素分泌等诸多原因相关，所以孕妈妈一定不要想当然，务必进行此项检查。正常妊娠而无高危因素的孕妈妈应在孕 24~28 周采血化验，有高危因素的孕妈妈在第一次产检的时候就应该接受检查，并在孕 32 周时复查。

week 24 多种原因引发流鼻血

在孕期，孕妈妈体内会分泌出大量的孕激素使血管扩张。同时，此时的血容量比非孕期增高，而人的鼻腔黏膜血管比较丰富，血管壁比较薄，所以容易破裂引起出血。尤其是当经过一个晚上的睡眠起床后，体位发生变化或擤鼻涕时，就更容易引起流鼻血。

鼻息肉、血液病、凝血功能障碍、急性呼吸道感染等疾病，也会导致流鼻血的现象发生。

此外，上火、鼻面部外伤、用力擤鼻涕等原因都有可能引起流鼻血。当流鼻血时，孕妈妈不要慌，采取科学的护理措施，会很快止血。

week 24 流鼻血巧应对

孕前就经常流鼻血的孕妈妈最好能随身携带一些纸巾备用。一旦流鼻血，孕妈妈也不要慌张，可走到阴凉处坐下，用手捏住鼻子上部，然后将蘸冷水的药棉或纸巾塞入鼻孔内。如果不能在短时间内止住流血，则可以在额头上敷上冷毛巾，并用手轻轻地拍额头，从而减缓血流的速度。

平时少做擤鼻涕、挖鼻孔等动作，避免因损伤鼻黏膜血管而出血。每天用手轻轻地按摩鼻部和脸部一两次，促进局部的血液循环与营养供应，尤其是在冬天。

week 24 调整饮食防止流鼻血

如果孕妈妈发现自己在某一时间段内经常流鼻血，除了就医检查外，还应注意调整饮食结构，少吃辛辣的食物，多吃富含维生素C、维生素E的食物，比如绿色蔬菜、黄瓜、番茄、苹果、芒果、桃子，以及豆类、蛋类、乳制品等，以巩固血管壁，增强血管的弹性，防止破裂出血的情况发生。

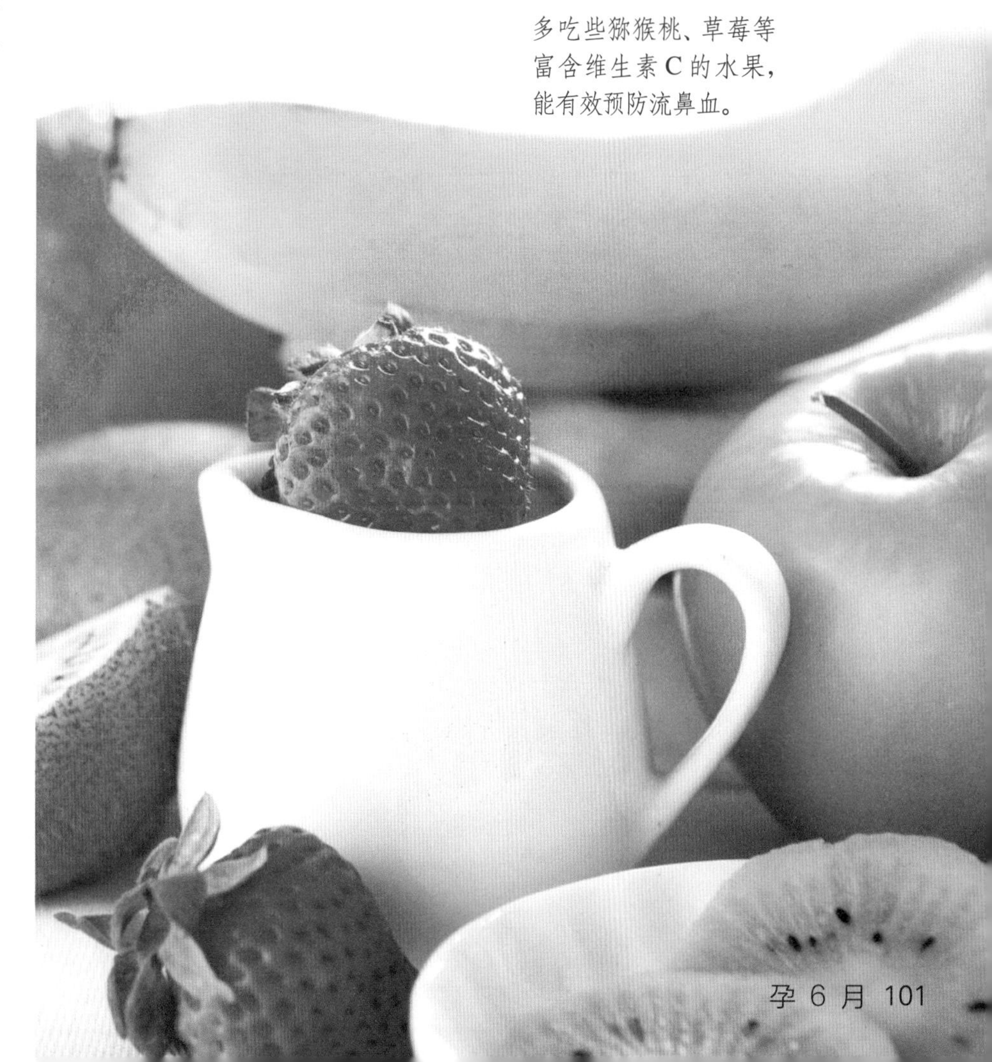

多吃些猕猴桃、草莓等富含维生素C的水果，能有效预防流鼻血。

孕6月吃什么速查

本月必吃的2种食材

油菜

油菜鲜嫩翠绿，清淡爽口，富含维生素、钙、铁，可保胎、安胎。

妈妈补 宝宝壮

滋阴润肠

油菜中含有丰富的维生素、矿物质和膳食纤维，有利于促进孕妈妈的新陈代谢，从而起到滋阴润肠，预防上火、便秘的功效。

补钙养血

油菜中含有丰富的钙、铁等人体所需的矿物质，可减少孕期缺钙、贫血造成的腿部抽筋、头晕失眠等症状。

油菜 主打营养素

油菜含有丰富的钙、铁、钾、叶酸、膳食纤维、胡萝卜素，具有很高的营养价值和食疗保健作用。

膳食纤维	钙	维生素C	铁
1.1克	148毫克	36毫克	0.9毫克

注：图表中的数值仅供参考，代表每100克油菜中所含的该种营养素。

孕妈妈 食用禁忌

孕早期的孕妈妈不宜多吃油菜。在烹饪时，也不宜口味过重，还应尽量避免多油、高温、过久的烹饪方式，以免孕妈妈因此出现上火、消化不良等不适症状。

推荐食用方法

海米油菜

原料：油菜500克，海米20克，盐、白胡椒粉、水淀粉各适量。

做法：①将油菜洗净；海米用温水泡好。②油锅烧热，放入油菜和海米煸炒，加盐、白胡椒粉调味。③烧至食材快熟时加水淀粉勾薄芡，盛出即可。

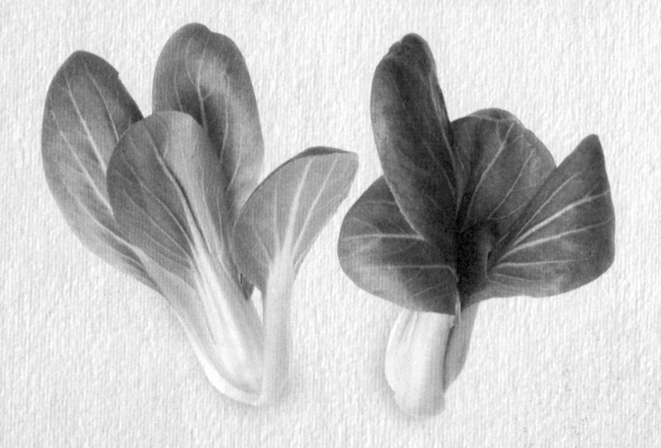

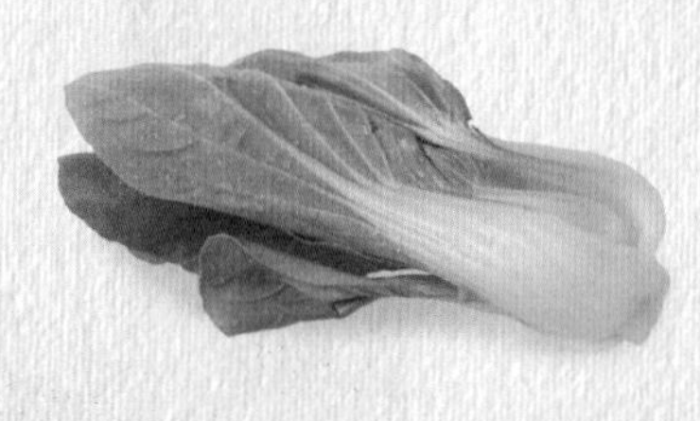

牛奶

牛奶含钙量丰富且易于吸收。孕妈妈可从日常饮食中摄取钙质，牛奶就是不错的来源。常喝牛奶的孕妈妈，身体更强壮，顺产更容易。

妈妈补 宝宝壮

促进胎宝宝骨骼生长

每升牛奶约含有 1 000 毫克的钙，且容易为人体吸收利用，很少刺激胃肠道，能有效维持人体的酸碱平衡，是孕妈妈的理想饮品。经常饮用牛奶可预防缺钙，让胎宝宝拥有健壮的骨骼。另外，牛奶还富含磷、钾、镁等多种矿物质，可提高机体免疫力。

祛斑除皱

牛奶中的维生素 A 可防止皮肤干燥及暗沉。大量的维生素 B_2 可以促进皮肤的新陈代谢，而乳清蛋白对黑色素有消除作用，可防治多种色素沉着引起的斑痕。

牛奶 主打营养素

牛奶中的蛋白质和钙、锌等多种矿物质搭配十分合理，是孕妈妈补钙的好选择。

蛋白质	钙	维生素A	锌
3克	104毫克	24微克	420微克

注：图表中的数值仅供参考，代表每 100 克牛奶中所含的该种营养素。

孕妈妈 食用禁忌

牛奶中的钙含量比较高，可能会与某些药物成分发生反应，所以服药前后 1 小时内不要喝牛奶。茶叶中的鞣酸也会与钙反应，影响钙的吸收，所以要避免与茶同饮。另外，孕妈妈不宜空腹喝牛奶，喝牛奶前最好吃点东西，如面包、蛋糕等，以降低乳糖浓度，有利于营养成分的吸收。

推荐食用方法

牛奶洋葱汤

原料：洋葱半个，牛奶 250 毫升，盐适量。

做法：①洋葱去蒂，洗净，切丝。②油锅烧热，放入洋葱丝炒香，加适量水，小火熬煮。③待洋葱软烂后，放入牛奶，煮沸后加盐调味即可。

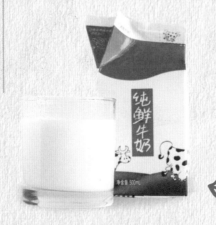

应避免长时间加热牛奶，否则会破坏牛奶中的营养成分。

牛奶中的钙含量丰富且易被人体吸收

本月推荐食谱

1. 香菇扒油菜

原料：油菜200克，鲜香菇4朵，葱末、盐各适量。

做法：①将油菜去掉老叶，清洗干净，切段；鲜香菇洗净，去蒂，切片。②油锅烧热，放入葱末、香菇片煸炒，倒入少量清水，再放入油菜段、盐，用大火炒熟即可。

孕妈妈便签：这道菜不但有助于预防便秘，还能帮助孕妈妈预防妊娠糖尿病和妊娠高血压疾病。

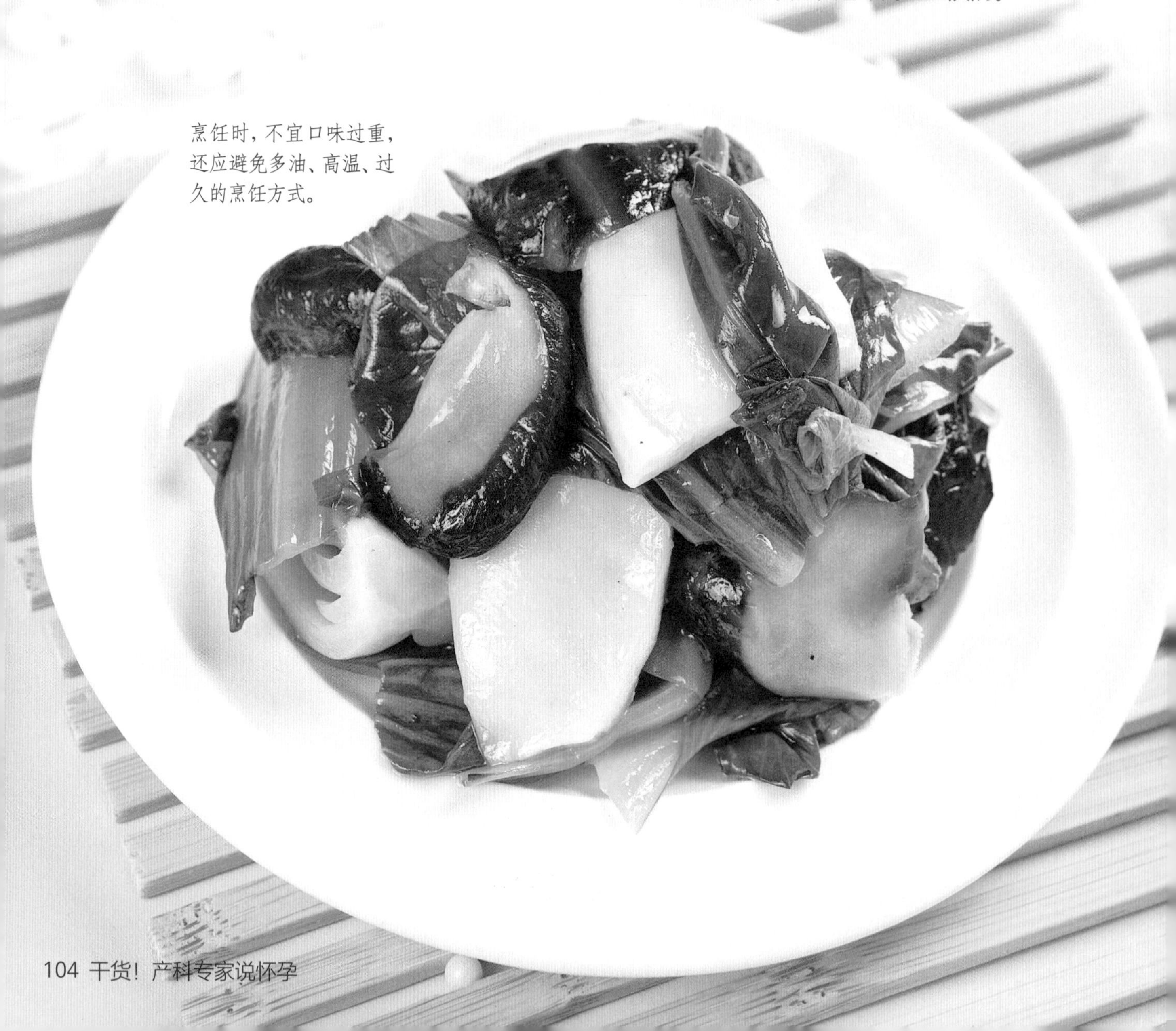

烹饪时，不宜口味过重，还应避免多油、高温、过久的烹饪方式。

2. 牛奶草莓西米露

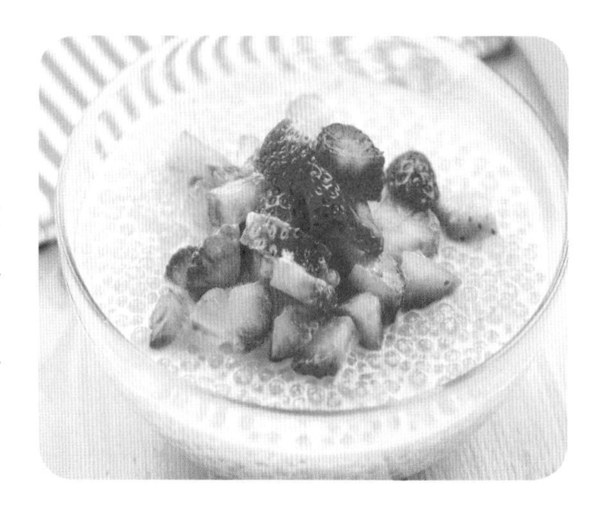

原料：西米 100 克，牛奶 250 毫升，草莓 3 个，蜂蜜适量。

做法：①将西米放入沸水中煮到中间剩下个小白点，关火闷 10 分钟。②将闷好的西米加入牛奶一起冷藏半小时。③草莓洗净，切块，和牛奶西米一起拌匀，加入适量的蜂蜜调味后即可食用。

营养功效：牛奶草莓西米露营养丰富，孕妈妈食用后既能补钙，又可补充维生素，增进食欲，改善孕妈妈的皮肤，增强皮肤张力。

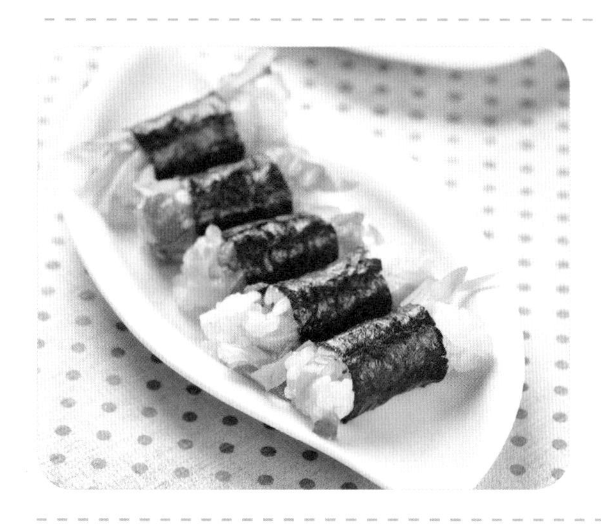

3. 奶酪手卷

原料：紫菜和奶酪各1片，糯米饭、生菜、番茄、沙拉酱各适量。

做法：①生菜洗净，切丝；番茄洗净，切片。②紫菜剪成长条，然后在每条紫菜上铺上糯米饭、奶酪、生菜丝、番茄片，淋上沙拉酱并卷起即可。

营养功效：紫菜中富含碘，奶酪中富含蛋白质，这道菜可作为孕妈妈的加餐。

4. 猪肉炖粉皮

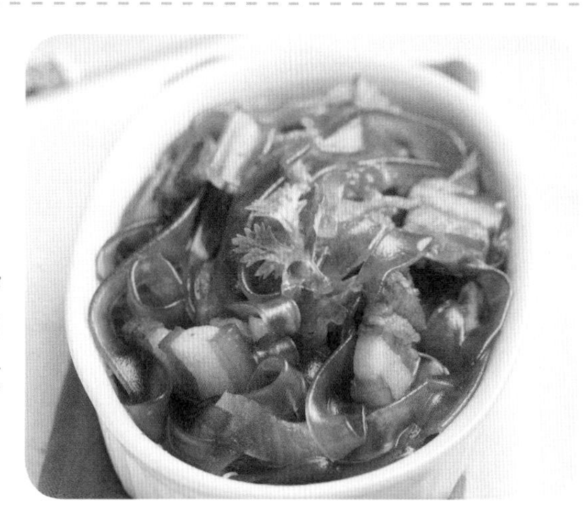

原料：五花肉 400 克，粉皮 100 克，酱油、料酒、白糖、姜末、盐、香菜各适量。

做法：①粉皮掰成合适大小，泡发，捞出，沥干；五花肉洗净，切块。②油锅烧热，放肉块炒至变色捞出，备用。③再次烧热油锅，放白糖炒糖色，加肉块炒匀，放入姜末、酱油、料酒和清水，大火烧开后转小火炖至肉烂，加粉皮、盐炖至入味，撒上香菜即可。

孕妈妈便签：五花肉中含有较多的蛋白质、碳水化合物、铁、磷等，可以帮助孕妈妈预防缺铁性贫血，促进胎宝宝生长发育。

孕6月健康运动

孕6月，胎宝宝的体重让孕妈妈的腰背肌肉和脊椎压力增大，所以孕妈妈会经常出现腰背酸痛的症状，此时如果孕妈妈能做一些缓解背部肌肉压力的动作，会令孕妈妈整个孕期轻松很多。另外，由于腹部膨大，孕妈妈弯腰俯身时也要多加注意。

补充营养的同时别忘了运动

孕妈妈只吃不运动，势必会超重。超重不仅会增加生出巨大儿的风险，孕妈妈也易患妊娠并发症，包括妊娠高血压疾病、妊娠糖尿病等。所以为了自己和胎宝宝的健康，孕妈妈要学会控制体重，一方面要注意饮食，另一方面要注意运动，两者结合，不仅能合理控制体重增长，还能缓解孕期的各种不适，有利于顺产，产后也能更快恢复窈窕身姿。

动动脚腕，缓解腿脚水肿

随着胎宝宝体重的日益增加，为了能轻松行走，孕妈妈需要使自己的脚腕关节变得柔韧有力，这时可以做做脚腕运动。这既能锻炼脚腕，又能缓解孕期的脚部水肿。孕妈妈需要坐在床上或地板上，抬起右脚，左右摇摆脚腕并转动脚腕，然后换左脚重复以上动作。左右脚各做10次。

运动内容应随时调整

由于身形的改变，从本月开始，孕妈妈的运动内容应随时进行调整，从而保证孕妈妈的运动是安全、有效的。有些孕妈妈认为，在孕期只要没有异常，做什么运动都是可以的。这种观点是错误的，尽管锻炼对健康有益，并且可以有效地控制体重增加，但是超负荷的运动会引起身体的损伤。因此，孕妈妈应根据自己的情况，及时调整运动量，避免剧烈运动。

如果孕妈妈在产检的时候检查出了前置胎盘，就不要继续运动了；如果检查结果是胎盘低置，可以降低运动强度，按照孕早期的运动标准运动。每次运动前，孕妈妈要有5分钟的热身练习，避免肌肉拉伤等伤害。运动终止的时候也要慢慢来，逐渐放缓。如果孕妈妈运动时有气短或劳累等不舒服的感觉，那就休息一下，等情况好转后再继续，千万不要勉强自己。

运动能增强抵抗力

运动可使体内中性粒细胞急剧增加，细胞中的干扰素可增强巨噬细胞和T淋巴细胞的活力，而这些细胞可以吞噬病毒。在运动时，干扰素的分泌比平时要增加1倍。运动停下来后，免疫细胞数量就会下降。一般短时间运动后中性粒细胞恢复正常的时间大概是1个小时。通过运动提高免疫力不是立竿见影的，也不是一劳永逸的，因此，要想提高身体免疫力，一定要坚持运动。

孕妈妈体操：加强侧伸展

从孕中期开始，孕妈妈的肚子逐渐显现出来，腰背部需要承受的力量非常大，所以孕妈妈要通过适当运动或休息来放松一下背部。加强侧伸展可以缓解下背部疼痛，强健腹肌，使身体变得轻盈、自在，并有效锻炼腿部肌肉，缓解小腿的肿胀感。

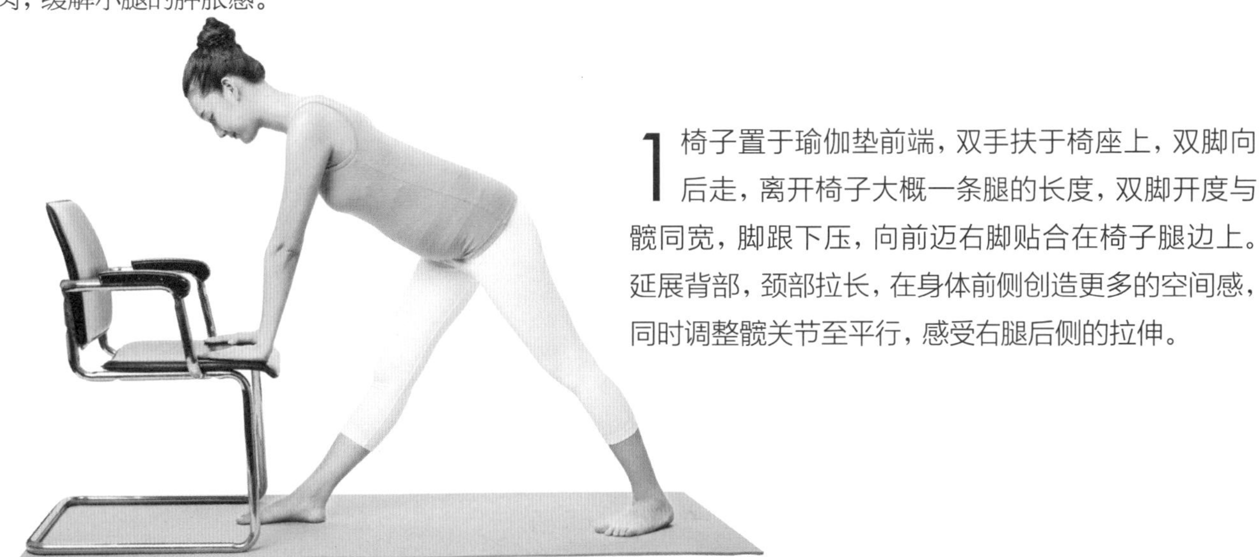

1 椅子置于瑜伽垫前端，双手扶于椅座上，双脚向后走，离开椅子大概一条腿的长度，双脚开度与髋同宽，脚跟下压，向前迈右脚贴合在椅子腿边上。延展背部，颈部拉长，在身体前侧创造更多的空间感，同时调整髋关节至平行，感受右腿后侧的拉伸。

2 如果感觉舒适，可将双手向前向上放置于椅背上方，体会更多侧肋及腋窝的伸展，整条脊椎从尾骨一直延伸至头顶，一侧保持 5 组呼吸后，换另一侧练习。

小提醒

- 这个运动强度较小，只是用来达到放松和休息的目的，适合饭后或起床后进行，也可以在工作间隙做。

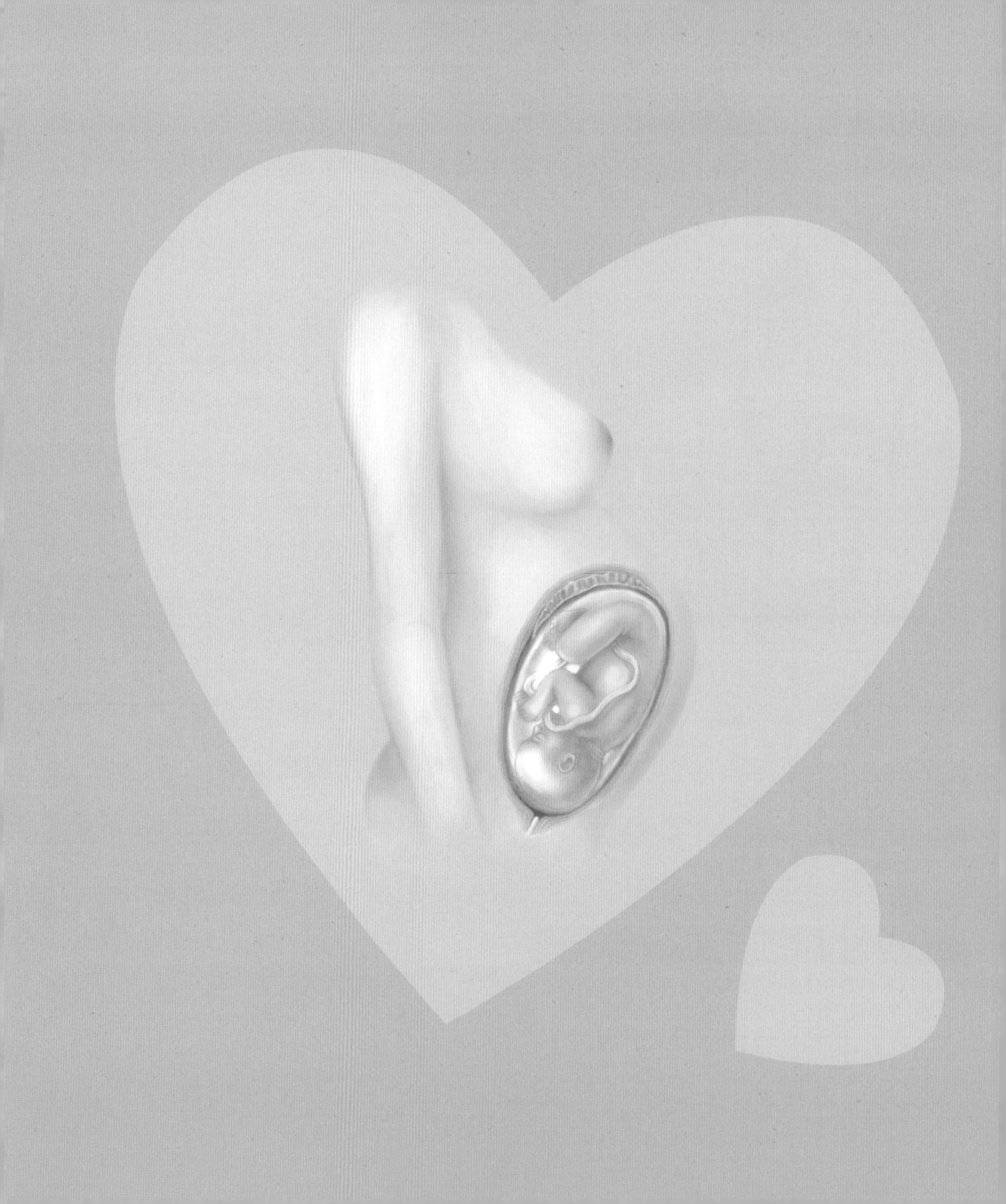

孕7月

产检小叮咛

- 本月是妊娠高血压疾病（简称妊高症）的高发期，孕妈妈不要忽略量血压这个小检查。
- 这一时期孕妈妈更易患贫血，应注意血常规检查结果。

生活小叮咛

- 孕妈妈最好每天用清水清洗私处，不要私自用药物或洗液清洗。
- 办公室要保持通风，每隔一两个小时到户外透透气。

饮食小叮咛

- 适当增加脂肪、蛋白质的摄入量，还要适当补充水分。
- 钙质摄入不足有可能引起抽筋。本月要保证摄入充足的钙质，每天 1 500 毫克左右。

运动小叮咛

- 多散步或者在家人陪同下爬楼梯。对于一些难度比较大或者体力消耗较大的运动可以少做或不做，一切运动应以安全、对身体有益为准。

孕7月产检

进入孕7月后，孕妈妈患贫血的概率增加，所以务必要做贫血检查，如果发现贫血，应及时调理治疗，尽量在分娩前治愈。孕妈妈要记牢，不要错过检查时间。

孕7月的产检项目

□体重及血压检查
□子宫检查（测量宫高、腹围）
□血常规检查
□尿常规检查（有助于肾脏疾患的早期诊断）
□白带检查（判断孕妈妈是否有生殖道感染）
□听胎心音
□营养摄取及日常生活注意事项咨询
□可与医生讨论怀孕后心情的变化和自己关心的问题

以上项目可作为孕妈妈产检参考，具体产检项目以医院及医生提供的建议为准。

产科门诊问答排行榜

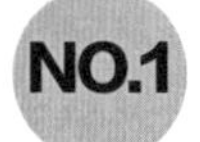

拍大肚照有什么要注意的吗

拍大肚照已经被越来越多的孕妈妈所接受。但要注意拍摄时间不宜过长，也不宜过于频繁地换衣服，否则会使孕妈妈体力不支；动作不宜太大，要多和摄影师沟通；避免做美甲、彩绘和化浓妆等；拍摄场景不要选择过于危险的地方，户外应选择环境好又安静的地方。

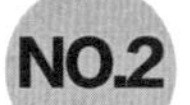

孕期如何使用托腹带

托腹带有松紧之分，过松的托腹带无法起到托腹效果，而过紧的托腹带对胎宝宝发育不利。当孕妈妈出现以下几种情况的时候，需要考虑使用托腹带：腹壁发木、颜色发紫；胎宝宝过大；双胞胎或多胞胎；悬垂腹，胎宝宝压迫耻骨；有严重的腰酸背痛情况；用来纠正胎位不正；腹壁肌肉松弛的二胎孕妇。

怀孕以后还可以养花吗

怀孕以后是可以养花草的，但有些花草可能会让孕妈妈产生不适，不宜在房间内养，如茉莉、丁香、水仙等具有浓郁的香味；万年青、五彩球、洋绣球等可能导致皮肤过敏；夜来香、丁香等会与孕妈妈争抢氧气……如果分不清哪些花草适合在房间里摆放，不如选盆简单的吊兰或绿萝吧。

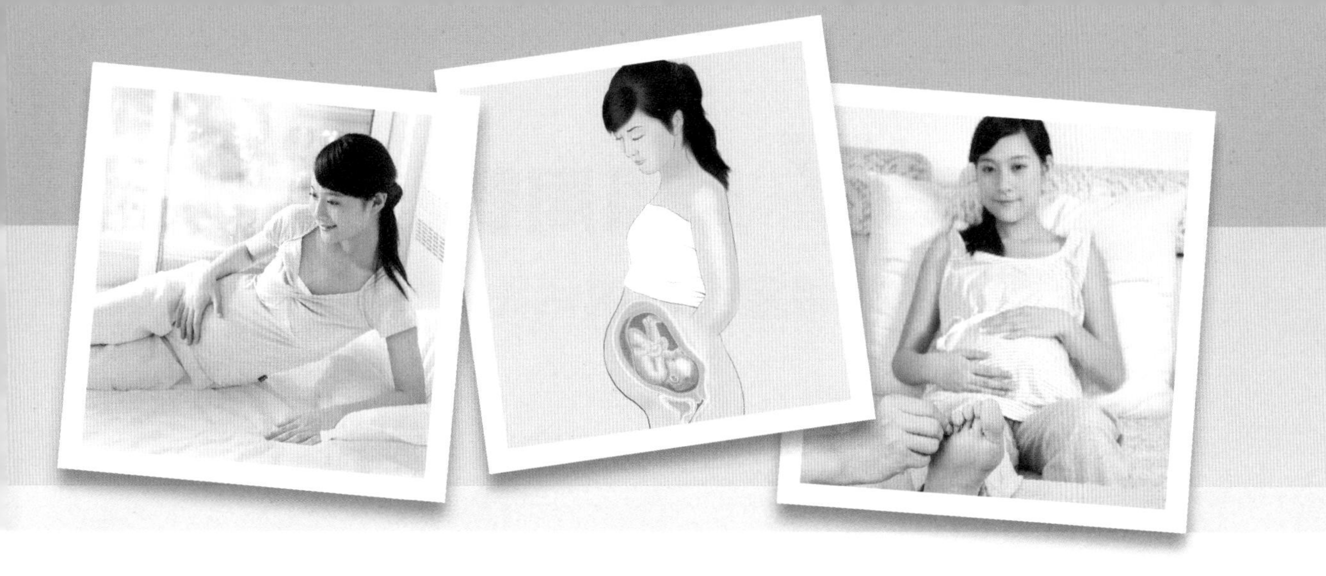

专家解读你的产检报告

本月是妊娠高血压疾病发生的高峰期，所以孕妈妈在产检时要进行血压测量。大多数妇产医院在进行血压检查时，如果发现孕妈妈血压偏高，会建议孕妈妈进行妊娠高血压筛查。具体的检测项目、检测方法和标准值见下表，可供孕妈妈参考。

产检前你需要注意这些

本月孕妈妈不能忽略量血压这项检查。一般在一天中血压有两个高峰，一个是在早上 6~10 点，另一个在下午 16~20 点，在这两个时间段量的血压比较能反映血压的情况。量血压时一定要放松，孕妈妈因为在医院里交各种费用而走来走去，易使得量出来的血压失常，所以需要走动的工作尽量交给准爸爸或其他家人去做吧。

检验项目参考范围

检测项目	检测方法	标准值
翻身试验（ROT）又称 Rollover 试验	孕妈妈左侧卧位测血压直至血压稳定后，翻身仰卧 5 分钟再测血压	若仰卧位舒张压较左侧卧位≥ 20 毫米汞柱，提示有发生子痫前期的倾向
平均动脉压测定（MAP）	计算公式为 MAP=（收缩压 +2× 舒张压）/3	当 MAP ≥ 85 毫米汞柱，表示有发生子痫前期的倾向
血液黏稠度检查	抽取血液	血细胞比容≥ 0.35，全血黏度＞ 3.6，血浆黏度＞ 1.6 时，提示有发生子痫前期的倾向
尿钙测定	验尿	尿 Ca/Cr 比值≤ 0.04，有预测子痫前期的价值

孕7月周周看

多跟胎宝宝说说话吧

孕7月是孕中期的最后一个月，现在胎宝宝的发育良好。孕吐已经是遥远的过去，孕妈妈也不用整天小心翼翼地应对身体的不适。虽然孕妈妈的肚子越来越大，但行动还算方便，孕妈妈可以适当地解放自己，好好享受这难得的孕期时光吧。

二胎妈妈看过来

虽然说怀孕是孕妈妈的事情，但是怀孕期间二胎孕妈妈身体出现的变化最好都和大宝分享，例如胎动、肚子隆起等一系列变化，告诉他这是为了弟弟或妹妹的到来。不妨告诉大宝，他也是这样在妈妈肚子里面长大的，而在妈妈肚子里面的弟弟或妹妹，已经想见他了。胎宝宝有胎动时，不妨让大宝俯在孕妈妈的肚子上，去感受一下新生命的力量。这都是很好的教育。

week 25 开始准备宝宝物品啦

到了孕7月，孕妈妈和准爸爸可以一起着手准备宝宝的物品了。趁着孕妈妈的肚子还没有那么突出，方便逛街购物，为宝宝准备一些出生之后要用的东西吧。现在距离分娩还有一段时间，物品可以慢慢挑选，万一有什么遗漏也有时间补充。

很多孕妈妈觉得什么东西都需要买，宝宝出生后才发现买了很多不实用的东西。所以，孕妈妈在买东西之前最好向有经验的妈妈们取取经，购买真正需要的东西。

在了解了什么是要多准备的，什么是买了基本没用的东西之后，孕妈妈就可以愉快地“买买买”了。不过一般的生活用品不宜大量采购，尤其是奶粉，在不确定母乳是否充足的时候，最好少买一些，以免浪费。

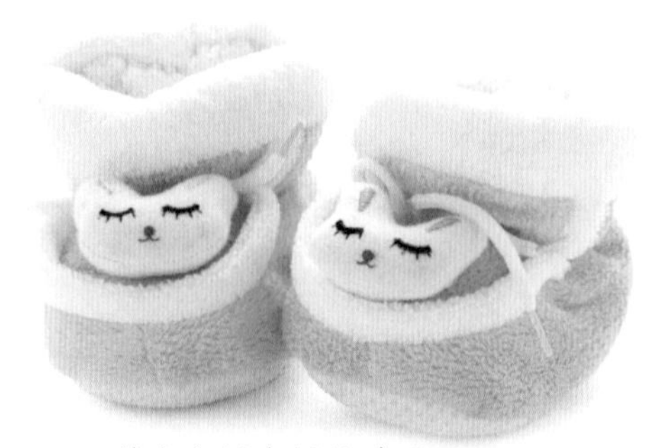

给宝宝置办用品时要适量，避免浪费。

别提前了解宝宝性别

干货！干货！

在产科的走廊里走过去，经常会听见孕妈妈讨论胎宝宝性别的问题。比如通过B超结果、肚子形状、孕期感受来判断，有时候还会追问医生。原因很大一部分是希望能根据宝宝的性别准备宝宝用品。但是不少孕妈妈和准爸爸会有性别倾向，得知宝宝的性别后，难免有些小失落。与其如此，还不如不提前了解宝宝性别，买一些女宝宝、男宝宝都可以用的衣物，取一个中性的乳名，等宝宝出生以后，给自己一个惊喜。

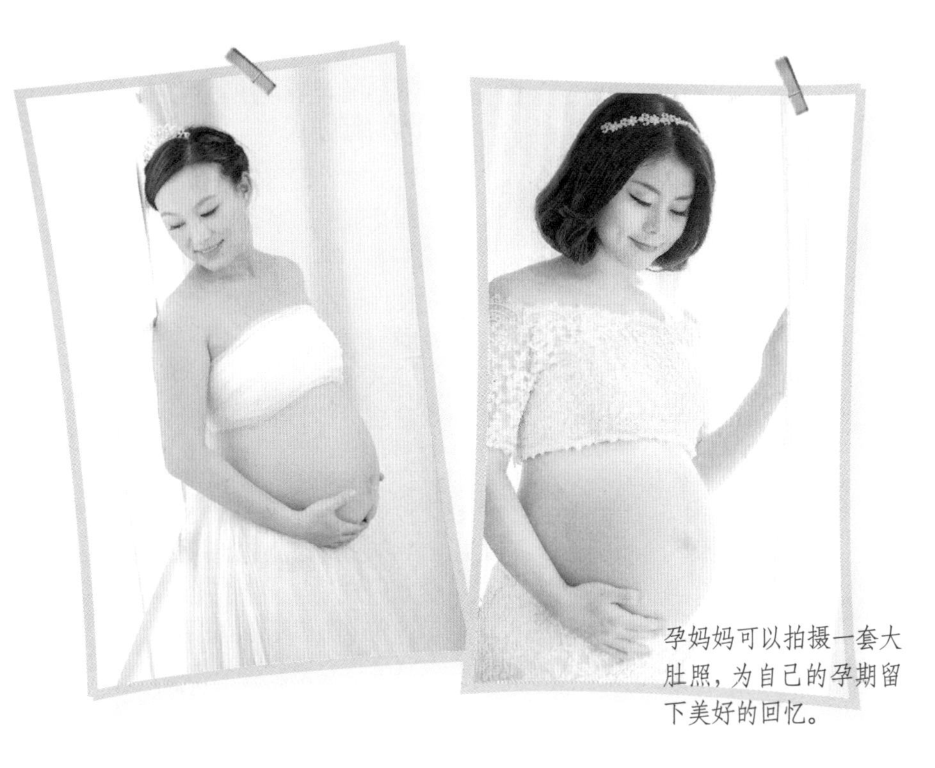

孕妈妈可以拍摄一套大肚照，为自己的孕期留下美好的回忆。

week 26 拍一套美美的大肚照

在怀孕这个特殊的人生阶段，孕妈妈当然应该拍一套艺术照，给自己和未来的宝宝留下一个难忘的纪念。之所以选择孕7月，是因为本月孕妈妈的肚子有了“突破性”的增长。太早的时候，肚子突出还不明显，拍出来的效果不会很理想；太晚的时候，肚子太大，孕妈妈很容易感到疲劳。在孕7月，孕妈妈的肚子已经够大了，而且身体还较轻便，是拍大肚照的最佳时期。

拍大肚照要做的准备

在计划好拍大肚照之后，孕妈妈要提前和摄影师或影楼工作人员预约好拍摄时间，拍摄的时间最好不要太长。拍照前关注天气变化，尽量选择风和日丽的日子，在比较温暖但又不太热的时间段进行。孕妈妈最好在拍摄前一天将头发洗净，并不要绑头发，这样可以方便化妆师对孕妈妈进行造型。另外，孕妈妈要跟化妆师沟通好化妆的相关事宜，选择方便快捷的淡妆即可。如果孕妈妈是敏感肌肤，或者对化妆师提供的化妆品不放心，可以自备化妆品。有的化妆师会在孕妈妈肚皮上画彩绘，如果不能确定彩绘涂料的质量，孕妈妈最好不要画。

拍照的时候，孕妈妈根据摄影师的指导做一些简单的姿势即可，手可以自然叉腰或抱腹，或者拿一些简单的道具。侧身照可以凸显孕妈妈的腹部轮廓，孕妈妈可以多拍一些。准爸爸最好也可以加入，这样可以让孕妈妈的心情更加放松，让孕妈妈感受到甜蜜、幸福和关怀，让大肚照更完美。二胎妈妈也可以带着大宝一起来拍大肚照，留下几张幸福的全家福。

干货！干货！

闪光灯对胎宝宝有什么影响吗

• 有些孕妈妈会在产检的时候跟我们分享拍了大肚照之后的喜悦，但是有的孕妈妈却有些担心：我拍照的时候摄影师用了闪光灯，会对肚子里的胎宝宝有影响吗？担心这个问题的孕妈妈大概是把照相和拍X光片混淆了。照相是利用自然光或灯光，把进入照相机镜头的人或景物感光到底片上。在整个拍摄过程中，无论是闪光灯还是照相机，都不会产生有害射线。

week 27 孕期抑郁症一定要警惕

很多孕妈妈知道产后抑郁症，但是却没有听说过孕期抑郁症，对其危害性更是知之甚少。孕妈妈出现了孕期抑郁的症状，准爸爸或家人却认为是孕妈妈矫情，不能及时疏导，严重的会危及孕妈妈和胎宝宝的安全。

造成孕期抑郁症的原因主要有以下 3 点。

1. 家族或孕妈妈本人有抑郁史。家族中有人或本人有过抑郁史的孕妈妈更容易患上孕期抑郁症。

2. 心理落差。怀孕后孕妈妈不能尽情地享受美食，不能无所顾忌地逛街，不能再穿高跟鞋，这会让部分孕妈妈无所适从、闷闷不乐。另外，随怀孕产生的人际关系问题也是孕妈妈在孕期和产后患抑郁症的主要原因之一。

3. 体内激素水平发生变化。怀孕期间，孕妈妈体内的激素水平会发生显著的变化，导致孕妈妈比以往更容易焦虑。

如果准爸爸或家人发现孕妈妈在一段时间内有下面 4 种（或以上）症状，那么孕妈妈就可能患有孕期抑郁症。如果其中的一种或几种情况已经严重影响了孕妈妈的生活，则必须引起高度重视。

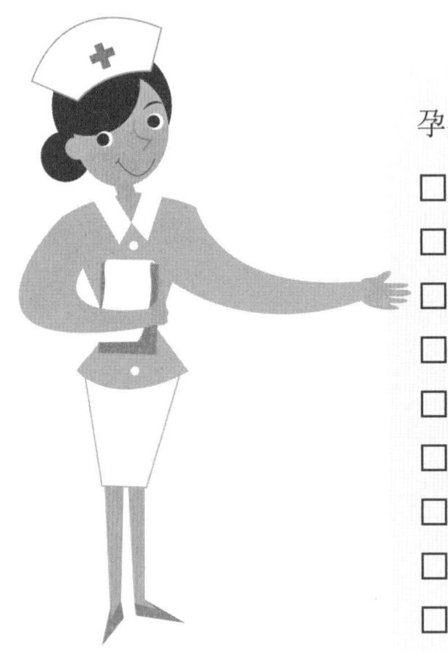

孕期抑郁症自测（如有此症状，请打✓）

☐不能集中注意力
☐焦虑
☐极端易怒
☐睡眠不好
☐非常容易疲劳，或有持续的疲劳感
☐不停地想吃东西或者毫无食欲
☐对什么都不感兴趣，总是提不起精神
☐持续情绪低落，想哭
☐情绪起伏很大，喜怒无常

干货！干货！

多交流，多沟通，孕期抑郁远离你

- 朋友是心理医生，接触抑郁症患者比较多，从他个人接诊的情况来看，孕妈妈也是容易产生抑郁倾向的人群，尤其是通过药物怀孕、有过流产经历、生活有重大变故以及有痛苦经历的孕妈妈更容易得抑郁症。而对于孕妈妈的治疗，一般都是定期进行心理辅导。
- 除了心理医生的辅导，我们也会劝朋友和家人多关心孕妈妈，孕妈妈也应尽量使自己放松下来，遇事应保持豁达的心态。孕妈妈也要多与人沟通。当你处在怀孕的非常时期，你需要爱人和朋友的精神支持，而只有当他们明了你的一切感受时，才能给予你想要的安慰。

week 27 营养过剩容易生出巨大儿

虽然生个大胖儿子或大胖闺女是一件让人得意的事，但胎宝宝过大，在分娩时会给孕妈妈带来一定的危险，而胎宝宝太胖也不是什么好事，成年后患高血压、糖尿病的概率较其他人大，所以孕期要谨防巨大儿。

根据我国标准，新生儿出生体重等于或大于 4 千克，就被称为巨大儿。随着物质生活水平的提高，新生儿的出生平均体重开始增加，巨大儿的发生概率也不断上升。

巨大儿的出现与孕妈妈营养过剩有关。很多孕妈妈认为吃得越多、营养越丰富，对胎宝宝越好，于是只吃大鱼大肉及各种保健品，又运动不足，导致自身体重严重超标，胎宝宝的体重也随之猛增，增加了生巨大儿的概率。

另外，一些遗传因素以及孕妈妈患有妊娠糖尿病或糖耐量降低时，往往也容易生出巨大儿。

干货！干货！

老观念误人

♥ 有一次，我接待了一位和婆婆一起来问诊的孕妈妈，她的体重有点超标，我担心再这样下去会造成巨大儿，就让孕妈妈控制体重。但是那位婆婆很不满意，觉得孩子白白胖胖的才好，最后不欢而散。对这样的家属我也很无奈，老人们总是希望宝宝生下来就白白胖胖的，根本意识不到胎宝宝太大会使难产的概率增加。如果孕妈妈吃得过多，营养摄入太多，还可能导致发生妊娠高血压疾病、妊娠糖尿病以及巨大儿，无论是对孕妈妈还是胎宝宝都没有好处。

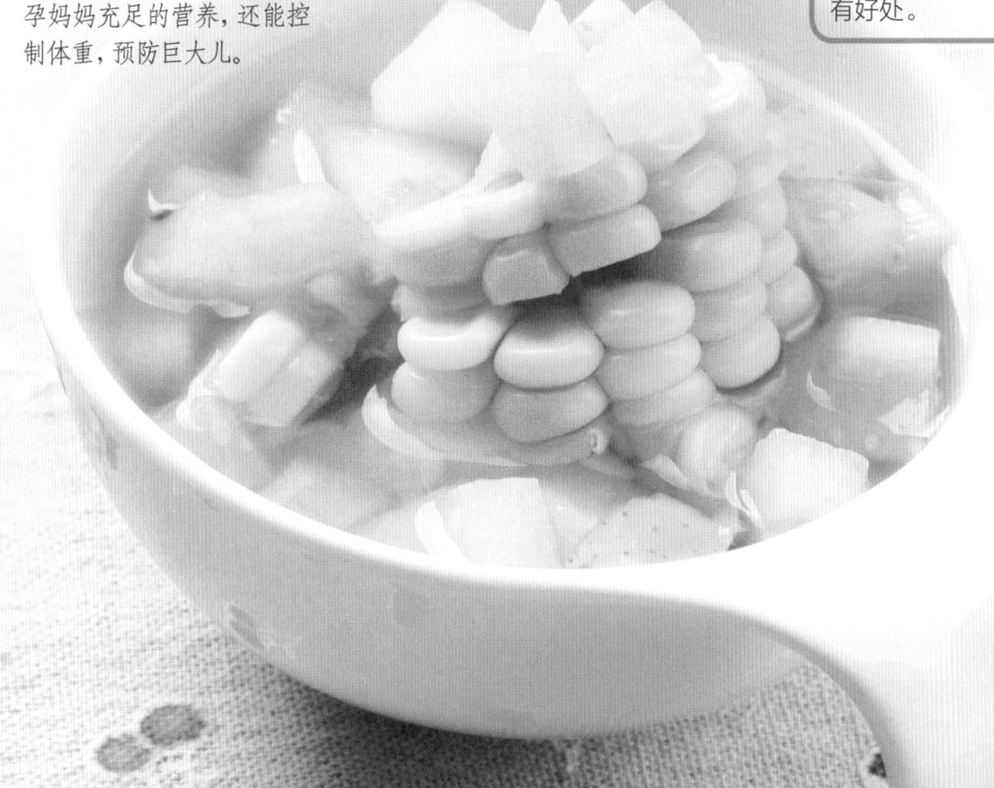

清淡爽口的蔬菜汤不仅能给孕妈妈充足的营养，还能控制体重，预防巨大儿。

week 28 度过美妙的胎教时光

所谓胎教，就是通过调节孕期母体的内外环境，来促进胚胎发育，培养胎儿素质。给孕妈妈创造优美的环境，通过与胎宝宝的信息交换，使胎宝宝受到良好的宫内教育，以达到健康生长发育的目的。

胎教可分为直接胎教和间接胎教两种。直接胎教一般是直接让胎宝宝听、感觉的。间接胎教一般是先让孕妈妈感受，胎宝宝通过感知孕妈妈的情绪变化来体会。对于胎宝宝来说，外面的世界是新奇的，孕妈妈向他传达什么，他就能感受到什么，所以在给胎宝宝做胎教的时候，不要局限于书里讲到的，还应该随时随地地向胎宝宝介绍这个五彩缤纷的世界。

week 28 胎教怎么能少了准爸爸

胎教的过程当然少不了准爸爸。准爸爸是孕妈妈接触最多而又最亲密的人，准爸爸的一举一动，乃至情绪、表情，不仅可以直接影响到孕妈妈的情绪，更会间接影响到孕妈妈腹中的胎宝宝。有准爸爸参与的胎教，会让胎宝宝更加愉悦，也可以帮助胎宝宝达到完整的身心发展。同时，准爸爸参与到胎教中来，能够让孕妈妈和胎宝宝感受到被重视与疼爱，并感到愉快和欣慰，有安全感，这样有利于增进一家人的感情，使全家沉浸在幸福的气氛中。不过，与胎宝宝讲话时，准爸爸不要离孕妈妈太远，也不要紧贴腹部，这样会妨碍准爸爸把感情、眼神通过孕妈妈的感官传递给胎宝宝。要注意用柔和、平缓的语调与胎宝宝交谈，不要一下子就发出很大的声音，以免使胎宝宝受到惊吓。

除此之外，准爸爸要尽量推掉一切不必要的应酬，多陪陪孕妈妈，跟她一起到公园、林荫道或田野中散步，或者一起听音乐、欣赏画册，也可以通过幽默风趣的语言宽慰和开导她，以调节孕妈妈的情绪。这样，孕妈妈会感到准爸爸的体贴，心情也会舒畅。

干货！干货！

心情愉悦就是最好的胎教

❤ 有的孕妈妈工作紧张，或者因为其他原因无法每天都进行胎教，觉得这样就是亏待了胎宝宝。其实不然，无论是语言、音乐还是抚摸，这些胎教都是锦上添花的，最基本、最重要的还是孕妈妈要保持一个好心情。当孕妈妈的情绪发生变化的时候，孕妈妈的内分泌系统也会做出调整，改变激素的分泌量，使血液中的成分发生变化。这些激素会随着血液循环进入胎盘血液循环，最终通过脐带运输给胎宝宝，对正处于形体和神经发育的胎宝宝产生刺激，从而影响胎宝宝的发育。所以孕妈妈不要再因为自己无法进行长时间的胎教而懊恼了，保持好心情就是最好的胎教。

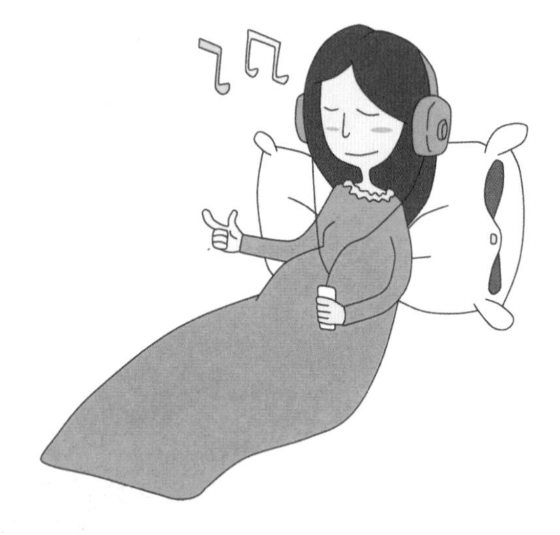

孕期出现水肿是否正常

孕中期以后，很多孕妈妈发现自己开始水肿，尤其是下肢水肿更为严重。除了影响形象，还让人心生隐忧：这是一种正常现象吗？

因为怀孕过程中腹部的膨大，造成了孕妈妈身形的改变，发生水肿在所难免。孕期孕妈妈发生下肢水肿，很大一部分原因是胎宝宝发育使子宫增大而压迫下肢，从而使血液回流受到影响。这样的水肿一般经过卧床休息就可以消退。

如果卧床休息后仍不消退，则为孕期水肿，是不正常的现象，应该引起重视。孕期水肿在开始时可能是隐性的，也就是孕妈妈体内水分已经开始增加，但没有表现为水肿，而是表现为体重增加过多、过快。所以当孕妈妈的体重每周增长超过 0.5 千克时，就要考虑是否为孕期水肿了。这种水肿一般由脚踝部位开始，使腿看起来像萝卜一样，逐渐上升至小腿、大腿、腹部，甚至全身。这时孕妈妈会感觉相当疲惫。孕期水肿有时是妊娠期全身疾病的一种症状，应引起注意。

此外，如果出现尿蛋白、尿比重过高，肾功能受损等情况，则必须住院观察与治疗。

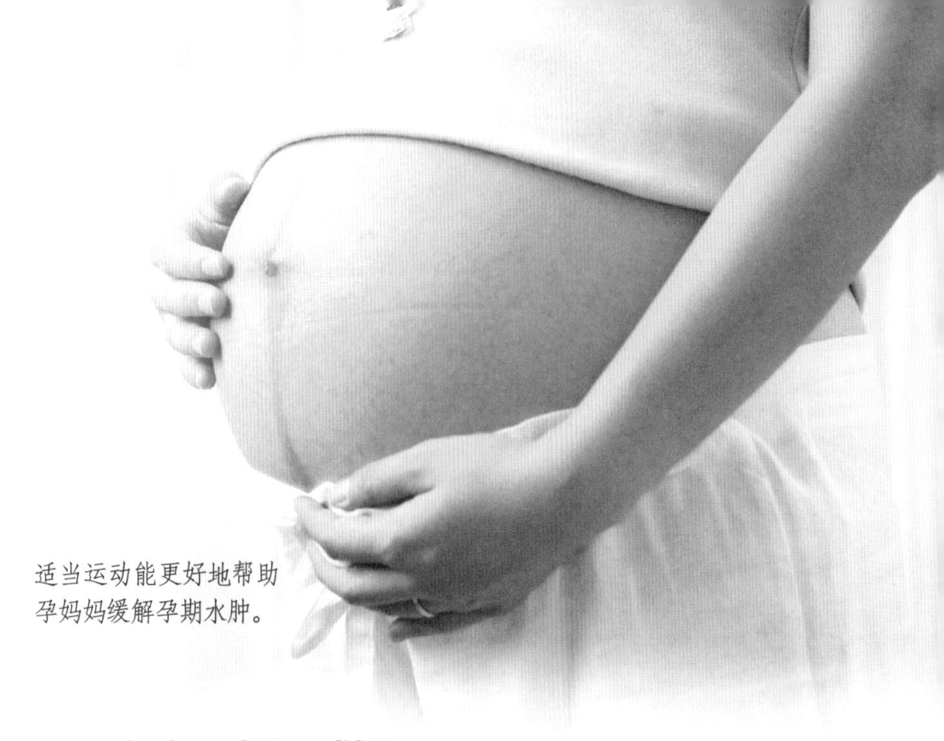

适当运动能更好地帮助孕妈妈缓解孕期水肿。

改变习惯，减轻孕期水肿

无论是什么原因引起的孕期水肿，都会给孕妈妈造成不便，所以必须在日常生活中多加注意，才能缓解这种症状：减少食盐及含钠食品的摄入量，以减少钠潴留；增加卧床休息时间，以使下肢血液回流改善；站立时，不时地变换姿势，使腿部得到轮流休息；坐着和躺着时，将脚抬高，以使肾血流量增加，增加尿量；经常去户外散步，用适当的运动来促进下肢血液循环；服装要宽松舒适，特别是下装更要宽松一些，鞋子要柔软、轻便。冬瓜、红豆、鲫鱼、秋初的老鸭可以消肿，很适合体质燥热、容易水肿的孕妈妈。

干货！干货！

水肿莫惊慌

曾经一位怀孕 7 个月的孕妈妈来做产检，在交流的过程中，我发现她白胖白胖的手看起来有些水肿，询问后得知她的全身都有比较严重的水肿，于是我在拿到检查结果的时候重点查看了她的血压和蛋白尿情况，还好只是水肿比较严重。其实水肿是孕期常见的生理现象，90%以上的孕妈妈会出现水肿现象，如果无子痫前期的症状，水肿可视为孕期正常现象，往往在充分地休息或睡眠后症状会减轻。但出现水肿后不能一味地卧床休息，孕妈妈进行适当的运动能更好地缓解水肿。

孕 7 月吃什么速查

本月必吃的 3 种食材

花生

花生有“长生果”的美誉，富含蛋白质、维生素等多种营养成分，孕期吃些花生有利于孕妈妈和胎宝宝的健康。

妈妈补 宝宝壮

滋养补气

花生适宜体质虚弱的孕妈妈食用，有扶正补虚的功效。除此之外，花生还有促排泄的功效，是孕晚期孕妈妈预防便秘的不错食材。

利水消肿

花生具有健脾和胃、利水消肿的功效，适用于缓解营养不良所导致的体虚水肿、小便不利等症状。

预防孕期出血

花生中含有使凝血时间缩短的物质，能够对抗纤维蛋白原的溶解，有促进骨髓制造血小板的功能，可以预防孕期出血性疾病，并促进胎宝宝红细胞的生成。

促进胎宝宝大脑发育

花生含有蛋白质和不饱和脂肪酸，对胎宝宝大脑发育十分有好处。在胎宝宝大脑发育的关键期，大脑细胞迅速增殖分化，体积增大，孕妈妈可以适当地多吃些花生，对胎宝宝的大脑发育十分有利。

早餐或饭后吃些花生，对孕妈妈的身体有补益作用。

花生 主打营养素

花生中的蛋白质、维生素及锌、铁等营养素的含量都很可观。

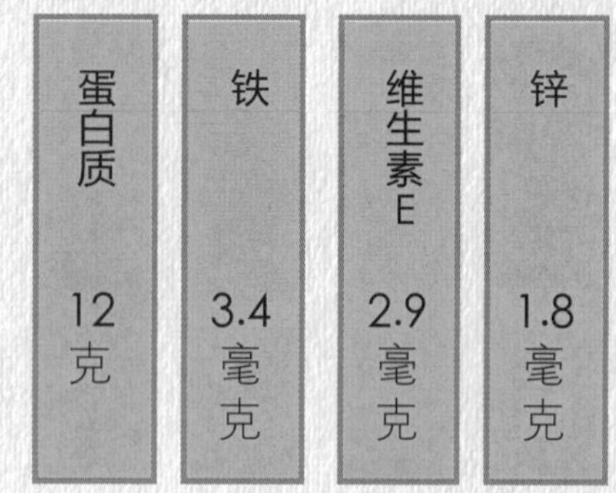

注：图表中的数值仅供参考，代表每 100 克花生中所含的该种营养素。

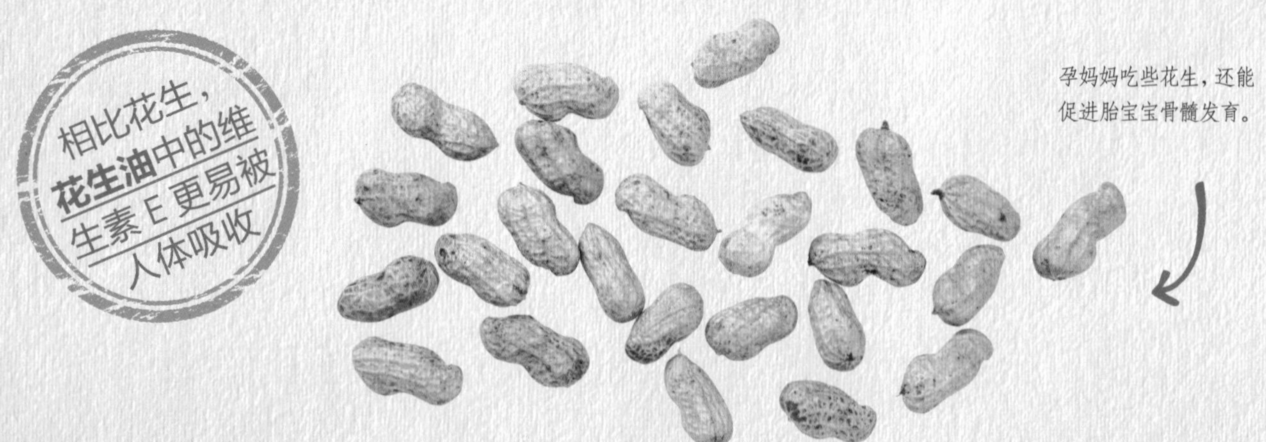

相比花生，花生油中的维生素 E 更易被人体吸收

孕妈妈吃些花生，还能促进胎宝宝骨髓发育。

孕妈妈食用禁忌

一般认为花生“红衣”中的成分有补血、促进凝血的作用，对于贫血的孕妈妈来说是很好的补益食品。但是对于血液黏稠度高的孕妈妈来说，却会增加患心脑血管疾病的风险。血液黏稠度高的贫血孕妈妈，最好在吃花生的时候将“红衣”剥去。

产科专家说营养

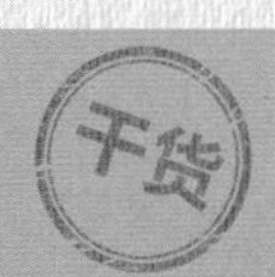

油炸花生米是很多孕妈妈喜爱的零食，但是对于需要控制体重的孕妈妈来说，多吃并没有什么好处，有些孕妈妈还因吃了较多的油炸花生米导致消化不良前来就医。所以在孕期，孕妈妈一定要控制好自己的嘴：体重偏高的孕妈妈最好不吃油炸花生米，可以吃煮或炒的花生，并且要适量食用；体重正常或偏轻的孕妈妈可以在没有胃口的时候偶尔吃一吃，但也要控制好食用量。

推荐食用方法

花生紫米粥

原料：紫米 150 克，花生仁 50 克，红枣、白糖各适量。

做法：①红枣洗净，去核；紫米洗净，放入锅中，加适量清水煮 30 分钟。②放入花生仁、红枣煮至熟烂，加白糖调味即可。

花生鱼头汤

原料：鱼头 1 个，红枣 4 颗，花生仁 50 克，姜片、盐各适量。

做法：①鱼头处理干净；红枣、花生仁分别洗净。②油锅烧热，放入姜片爆香，再放入鱼头，煎至两面金黄；加入适量水，没过鱼头，用大火烧开。③加入花生仁和红枣，转小火煲 40 分钟，加盐调味即可。

牛奶花生酪

原料：花生仁 50 克，糯米 30 克，牛奶 250 毫升，冰糖适量。

做法：①将花生仁与糯米浸泡 2 个小时；花生仁剥去花生“红衣”后，和糯米一起放入豆浆机中。②加入牛奶到豆浆机的最低水位线，盖上豆浆机，调到果汁挡，启动。③打好之后，倒出花生米浆，去渣。④取干净的煮锅，加入冰糖和花生米浆，煮开即可。

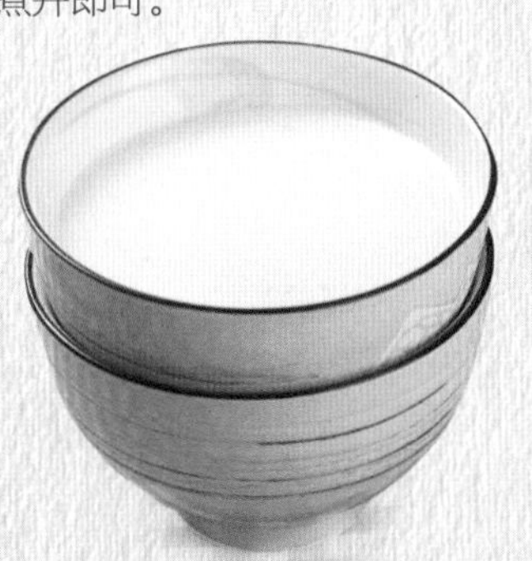

花生与醇香的牛奶、甜软的糯米搭配，可作为加餐食用。

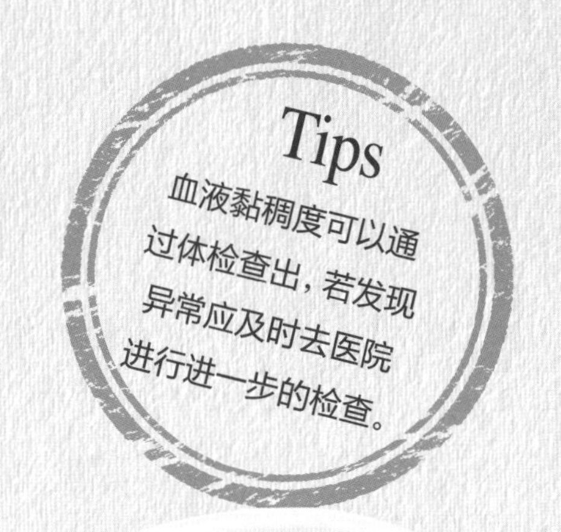
Tips
血液黏稠度可以通过体检查出，若发现异常应及时去医院进行进一步的检查。

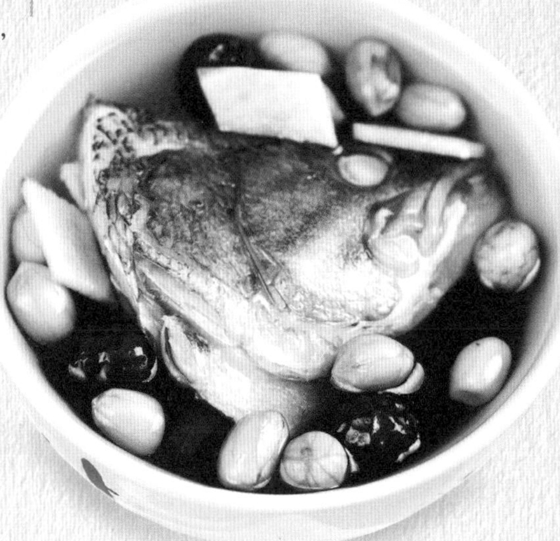

花生鱼头汤富含钙质，是孕妈妈孕期补钙的佳品。

孕期体重**超重**以及**体寒湿滞、肠滑便泻**的孕妈妈不宜多食花生。

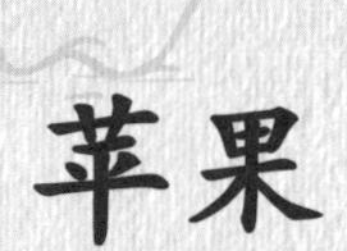

苹果

苹果味道酸甜可口，对孕妈妈来说好处多多，既能补充丰富而均衡的营养，又能美容瘦身，可以说是非常受欢迎的水果之一。

妈妈补 宝宝壮

促进消化吸收

消化不良的孕妈妈食用苹果也会有很好的食疗效果。吃苹果还能减肥，让孕妈妈不再为身材走样而担忧。而且，苹果中富含镁，可以使皮肤红润有光泽、有弹性。

美白祛斑

苹果营养丰富，被许多爱美人士奉为美容圣品。坚持吃苹果，即使在孕期，孕妈妈不用化妆也能清清爽爽、光彩照人。

苹果 主打营养素

苹果不仅富含钙等微量元素，还富含膳食纤维、矿物质、维生素等营养素，有利于胎宝宝大脑发育。

膳食纤维	维生素C	钙	锌
1.7克	3毫克	4毫克	0.4毫克

注：图表中的数值仅供参考，代表每100克苹果中所含的该种营养素。

孕妈妈 食用禁忌

苹果中含有大量的糖类和钾盐，如果孕妈妈患有糖尿病或肾炎的话，尽量少食。也不要在饭后立即食用苹果，否则不但不利于消化，还会造成胀气和便秘。

推荐食用方法

苹果葡萄干粥

原料：大米50克，苹果1个，葡萄干20克，蜂蜜适量。

做法：①大米洗净，沥干，备用。②苹果洗净，去核，切丁，放入水中，以免氧化后变成褐色。③锅中放入大米、苹果丁，加适量水大火煮沸，转小火熬煮40分钟。④食用前加蜂蜜、葡萄干搅拌均匀即可。

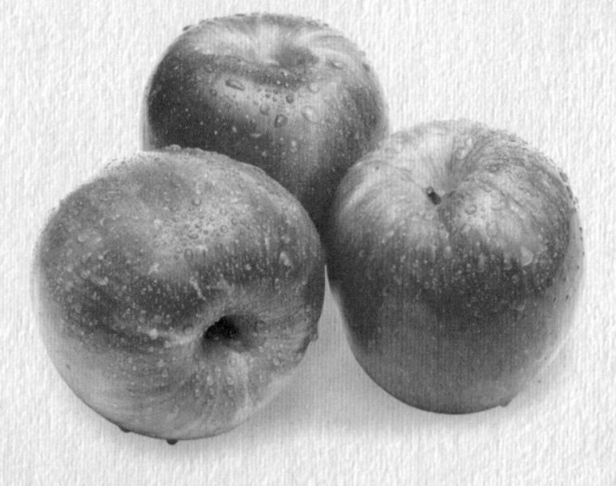

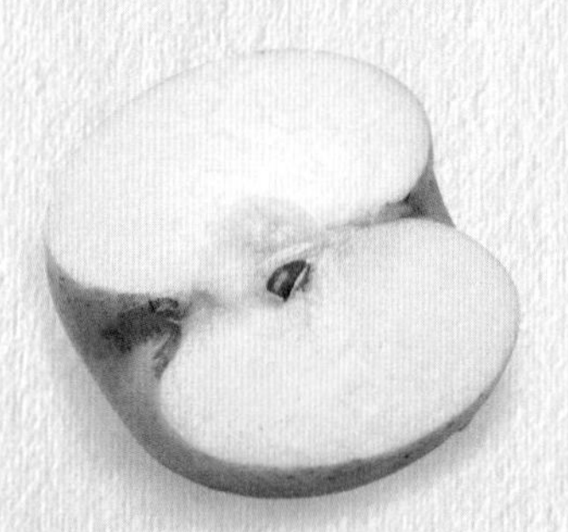

苹果中的营养成分多含在果皮和近核部分，所以最好把苹果洗干净食用，尽量不要削皮。

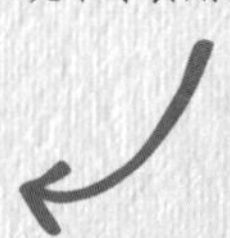

莴笋

莴笋（又叫莴苣）是一种低热量、高营养的蔬菜，其蛋白质、膳食纤维、维生素和微量元素的含量均较高，而所含热量低，非常适合偏胖的孕妈妈食用。

妈妈补 宝宝壮

保证胎宝宝的发育

莴笋含有多种维生素和矿物质，这些营养素是胎宝宝健康发育过程中必不可少的成分。

利尿通乳，宽肠通便

莴笋中，钾含量大大高于钠含量，有利于保持孕妈妈体内的电解质平衡，可促进排尿和乳汁的分泌，降低血压，减轻水肿。莴笋中大量的植物性膳食纤维能够促进肠胃蠕动，帮助大便排泄，可以缓解孕妈妈的便秘。

莴笋 主打营养素

莴笋清脆爽口，富含维生素、矿物质和膳食纤维，能给孕妈妈和胎宝宝提供充足的营养。

膳食纤维	镁	钾	维生素C
0.6克	19毫克	212毫克	4毫克

注：图表中的数值仅供参考，代表每100克莴笋中所含的该种营养素。

孕妈妈 食用禁忌

莴笋中含有一些会对视神经产生刺激作用的成分，因此如果孕妈妈过量或是经常食用莴笋，会发生头昏嗜睡的中毒反应，导致夜盲症或诱发其他眼疾。不过孕妈妈不用太担心，因为过多食用莴笋引起的夜盲症或其他眼疾在停食莴笋几天后会有所好转。

推荐食用方法

莴笋猪瘦肉粥

原料：莴笋150克，大米50克，猪瘦肉100克，酱油、盐、香油各适量。

做法：①莴笋去皮、洗净，切细丝；大米淘洗干净。②猪瘦肉洗净，切成末，放入碗内，加酱油、盐，腌10~15分钟。③锅中放大米，加适量清水，大火煮沸，加入莴笋丝、猪瘦肉末，改小火煮至米烂时，加盐、香油拌匀。

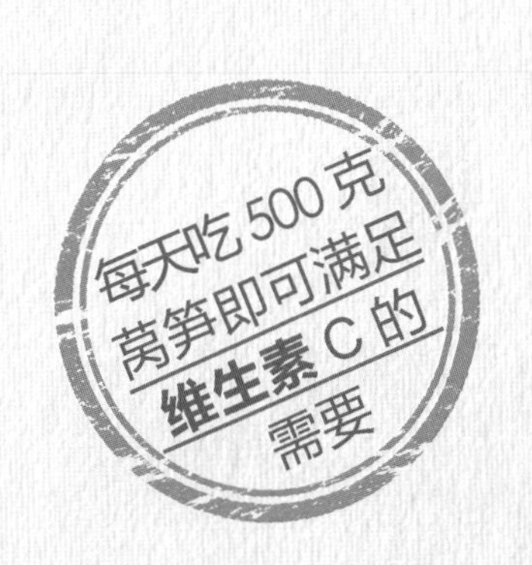
每天吃500克
莴笋即可满足
维生素C的
需要

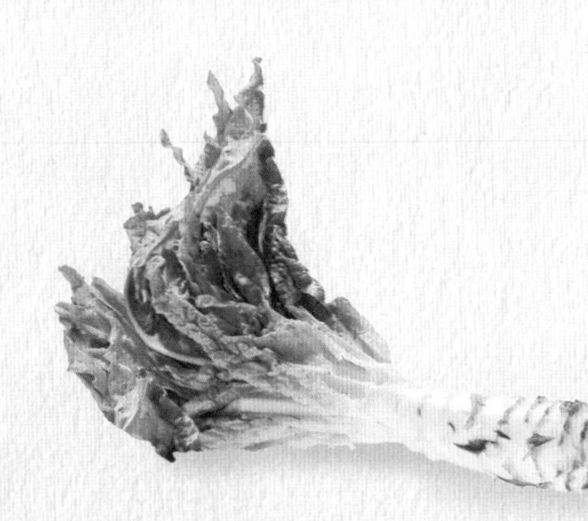

做莴笋时，盐要少放才好吃。

本月推荐食谱

1. 樱桃虾仁沙拉

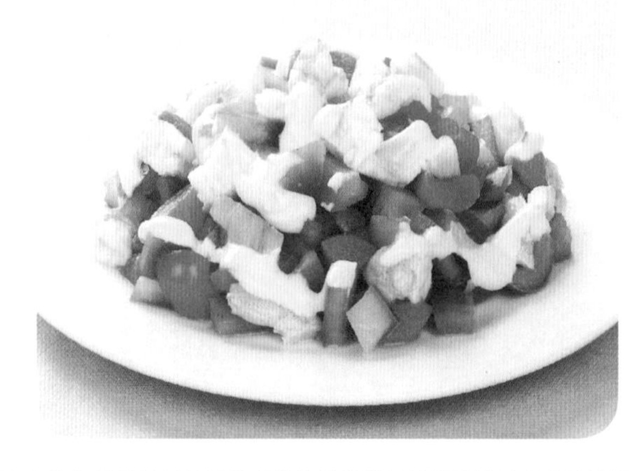

原料：樱桃 6 颗，虾仁 4 个，青椒半个，沙拉酱适量。

做法：①樱桃去核，洗净，切丁；青椒去蒂，洗净，切丁；虾仁洗净，切丁。②虾仁丁放入开水中汆熟捞出，以冷水冲凉。③虾仁丁、樱桃丁及青椒丁放入盘中拌匀，淋上沙拉酱即可。

孕妈妈便签：樱桃含铁量丰富，虾仁是高铁、高钙食物，此菜补益效果绝佳，也能促进胎宝宝味觉的发育，防止宝宝出生后偏食、挑食。

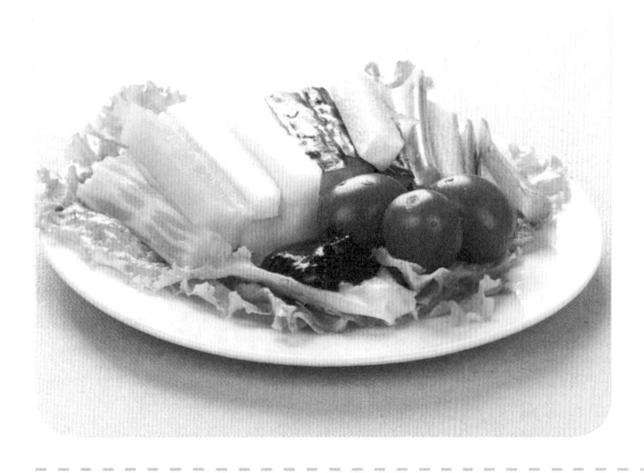

2. 大丰收

原料：白萝卜、黄瓜、莴笋各半根，生菜半棵，圣女果、甜面酱、香油各适量。

做法：①白萝卜、莴笋去皮，洗净，切条；黄瓜洗净，切条；生菜洗净，撕成片；圣女果洗净，将这些蔬菜码盘。②甜面酱加适量香油，搅拌均匀。③各种蔬菜蘸甜面酱食用即可。

孕妈妈便签：蔬菜种类多，有利于保证饮食均衡、营养全面；含有丰富的膳食纤维和维生素，能促进消化，预防孕期便秘。

3. 玫瑰汤圆

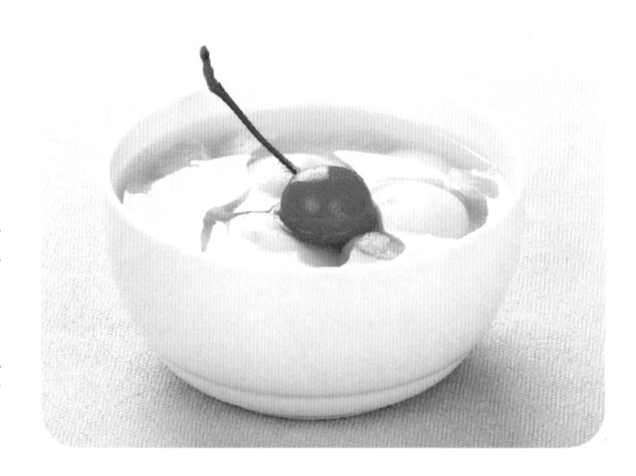

原料：糯米粉 1 碗，黑芝麻糊 2 小匙，玫瑰蜜 1 小匙，白糖、黄油、盐、橙肉、樱桃各适量。

做法：①黑芝麻糊中加黄油、白糖、玫瑰蜜、盐，拌匀成馅料。②糯米粉加入温水调成面团，揉光，做剂子，包入馅料制成汤圆。③锅里加水烧开，放入汤圆，小火煮至汤圆浮出水面 1 分钟后，捞入碗中，点缀橙肉、樱桃即可。

孕妈妈便签：此汤圆有补中益气、安神强心的作用，可以改善孕妈妈的睡眠质量，香甜的味道也利于胎宝宝的味觉发育。

4. 熘苹果鱼片

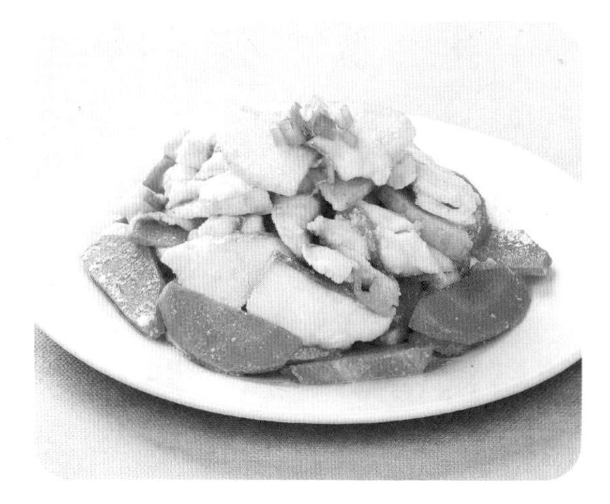

原料：黑鱼1条，苹果1个，胡萝卜1根，鸡蛋1个，料酒、盐、姜末、葱花各适量。

做法：①鸡蛋取蛋清；黑鱼取肉去皮，切薄片，加盐、料酒、蛋清、姜末拌匀腌10分钟；苹果、胡萝卜分别去皮，洗净，切薄片。②油锅烧至六成热下鱼片滑熟，盛出。③留底油下胡萝卜片和苹果片炒匀，加盐，放入鱼片炒熟，撒葱花即可。

孕妈妈便签：此时是胎宝宝大脑发育的关键期，食用此菜能有效促进胎宝宝的智力发育。

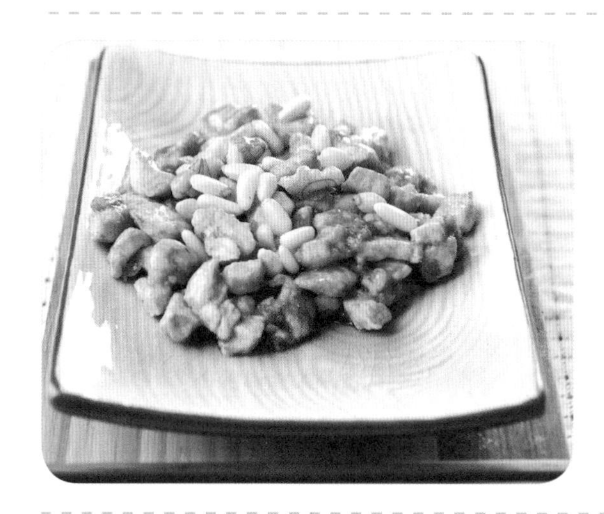

5. 松子爆鸡丁

原料：鸡胸肉150克，松子仁1小匙，核桃仁2颗，蛋清、姜末、葱末、盐、酱油、料酒、淀粉、鸡汤各适量。

做法：①鸡胸肉洗净，切丁，用蛋清、淀粉抓匀。②油锅烧热，将鸡肉丁炒一下，沥油；另起锅将核桃仁、松子仁分别炒熟；将所有调料和鸡汤调成调料汁。③再次烧热油锅，放调料汁，倒入鸡肉丁、核桃仁、松子仁翻炒均匀即可。

孕妈妈便签：松子对胎宝宝大脑皮层沟回和脑组织的增殖分化有很好的促进作用。

6. 芝麻酱拌苦菊

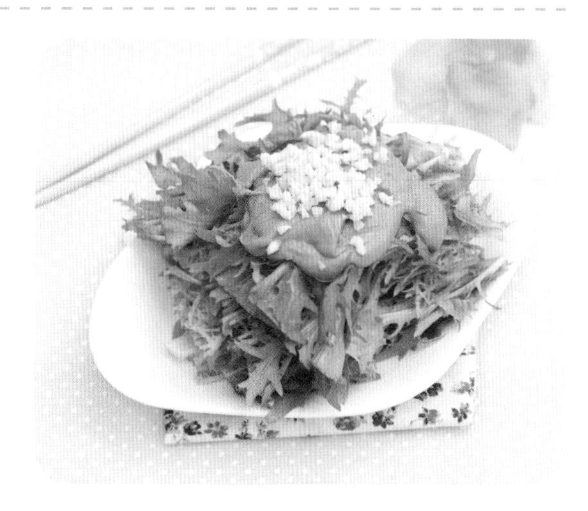

原料：苦菊1棵，芝麻酱、盐、醋、白糖、蒜末各适量。

做法：①苦菊洗净后沥干水。②芝麻酱用适量温水化开，加入盐、白糖、醋搅拌成糊状。③把化开的芝麻酱倒在苦菊上，撒上蒜末，食用时拌匀即可。

孕妈妈便签：芝麻含有健康的植物性脂肪，可加速这一时期胎宝宝脑细胞的增殖分化，有助于提升胎宝宝的智力水平；苦菊则是孕妈妈清热降火的佳品。

孕 7 月健康运动

孕 7 月，孕妈妈的肚子更大了，为了适应这种身体重心后移的改变，孕妈妈的肌肉受力也发生了较大的改变，因而更容易出现腰酸背痛的感觉。在这个阶段，孕妈妈需要做一些舒缓放松的运动，有助于缓解肌肉紧张，也有利于提高肢体协调能力。

随身携带小零食，防止运动中昏厥

孕妈妈切记不可空腹运动，以免发生意外。因为运动时心率加快，有些孕妈妈还会微微出汗，如果能量不足，孕妈妈就会眼前发黑、软弱无力。孕妈妈可随身携带一些小零食，防止运动中昏厥。可补充能量的食物有苹果、香蕉、坚果等。苹果含糖量适中，能够提供稳定的能量，比较适合运动间歇食用；香蕉富含钾，可以降低运动过程中肌肉痉挛的发生率；坚果除了能提供充足的能量外，其富含的蛋白质、矿物质还能增加饱腹感，提高运动时的耐力。

运动环境和时间很重要

孕期运动的环境和时间也很重要。如果条件许可，孕妈妈应尽可能到花草茂盛、绿树成荫的环境中运动。这些地方空气清新、氧气密度高，尘土和噪声都较少，对孕妈妈和胎宝宝的身心健康大有裨益。

城市中 17:00~19:00 空气污染相对严重，孕妈妈要注意避免在这段时间锻炼和外出，这有利于保证孕妈妈和胎宝宝的身体健康。

运动可促进顺产

在顺产过程中，子宫收缩的频率、强度因每个孕妈妈的体质不同而有很大不同。研究发现，平时喜欢运动的孕妈妈比平时不爱运动的孕妈妈的子宫更有弹性、更有力度，顺产过程收缩的频率也会更快。因此，想要顺产的妈妈除了按照产科医生指定的日期做好产检，注意补充营养的同时控制好体重外，平时也应该进行适当的锻炼。

一些合理的运动可帮助孕妈妈顺利生产。如蹲举动作，孕妈妈双手自然下垂，两脚与肩同宽，脚尖正对前方，然后吸气往下蹲，蹲到大腿与地面平行，呼气站立。下蹲时，应注意膝盖不能超过脚尖，鼻尖不能超过膝盖。蹲举类运动，不仅可以锻炼腿部耐力，还有助于增强腹部和臀部的收缩功能，增加生产时的力量。

另外，孕妈妈也可以做做侧腔呼吸运动，吸气时尽量让肋骨感觉向两侧扩张，呼气时则要让肚脐向背部靠拢。这样有助于加强骨盆底部和腹肌的收缩能力。

孕妈妈体操：开心扭转

孕7月时孕妈妈的肚子更大了，身体重心开始后移，更容易出现腰酸背痛的感觉。在此阶段，孕妈妈做一些舒缓的放松孕妇操，有助于缓解肌肉酸痛，也有利于锻炼孕妈妈的肢体协调性和灵活性。开心扭转可缓解背部疼痛、呼吸困难，还可按摩内脏，减少便秘的发生。

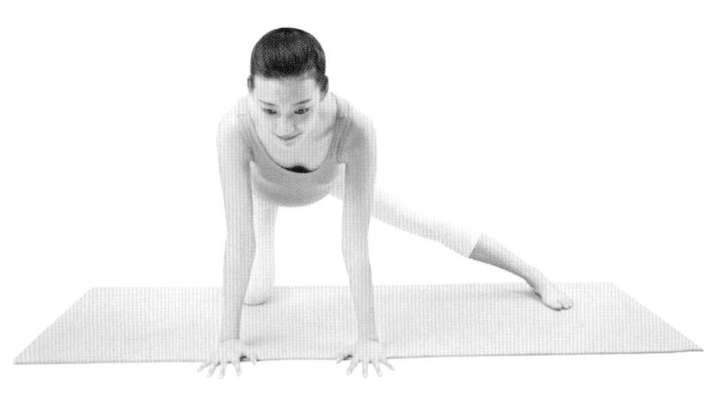

1 先进入手膝位支撑身体，手腕在肩膀正下方，双膝在髋关节正下方，骨盆中立位，打开左腿向左侧伸出，脚趾内收，足弓与右膝对齐，左腿尽量伸直，且脚外侧压向地面，延长脊椎向前。

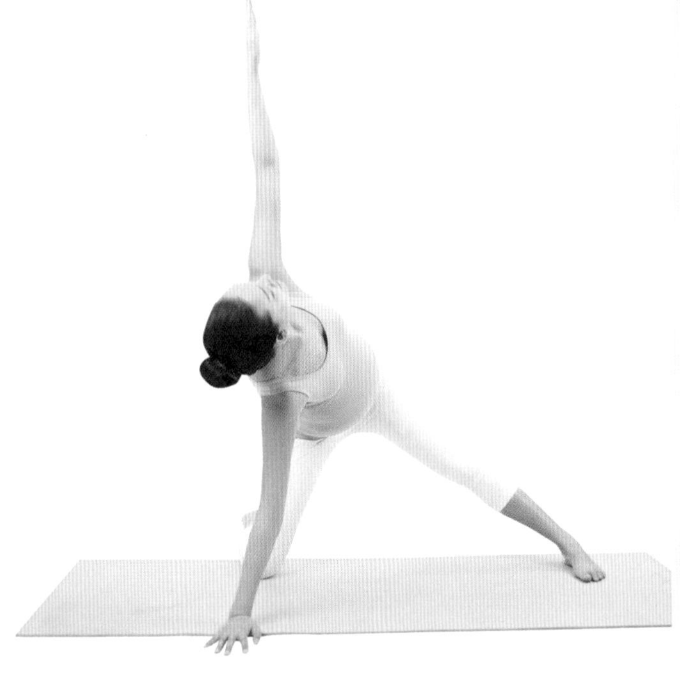

2 右手向下用力推向地面，肩膀要拉离耳朵，左手臂向上打开，目光跟着手指尖向上看，在此体会胸腔扩展的畅快与舒适，带领着胎宝宝尽可能地深吸气。

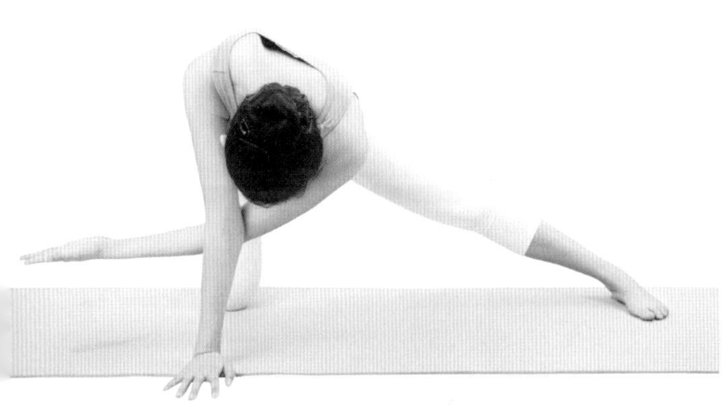

3 左手臂拉回并向右侧伸出，想象在给自己一个大大的拥抱，感受背部的伸展与扭转。吸气时再次向上打开，呼气时收回，以此节奏做5~8组。

小提醒

- 在开始运动的时候，孕妈妈可以根据自己的情况调整完成度，不用非要做到动作规范。如果孕妈妈担心自己的平衡感不好，可以让准爸爸或家人在旁边帮忙扶着，保持平衡。

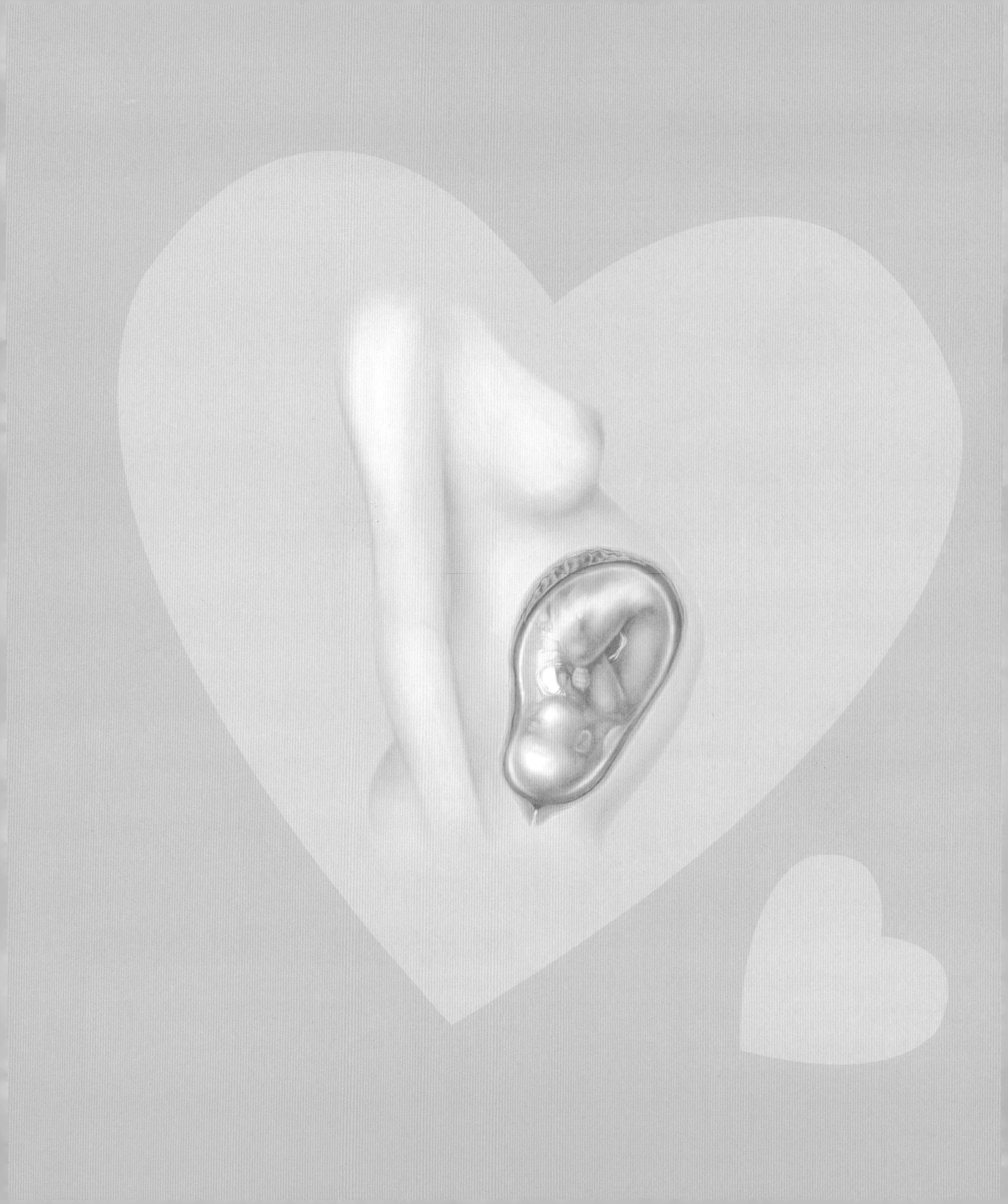

孕 8 月

产检小叮咛

- 本月医生会对孕妈妈进行骨盆测量，孕妈妈应做深呼吸运动，同时放松腹部肌肉。
- 白带检查前 1 天应避免同房，前 3 天要避免冲洗阴道。

生活小叮咛

- 到了孕晚期要避免性生活，否则容易引起早产。
- 睡觉的时候选用护腰枕，可改善睡眠质量。
- 和家人商量选择分娩医院，并准备好待产包。

饮食小叮咛

- 在孕晚期的饮食基础上，可适当增加富含蛋白质、铁、钙的食物。鱼、虾、鸡肉、鸡蛋、牛奶、豆制品、谷物类等可适当多吃。

运动小叮咛

- 避免挤压腹部，如有早产或宫缩现象，必须静养。
- 孕晚期随时有可能临产，运动时最好有家人陪护，如果只能一个人锻炼要选择离家近的地方，并带上手机。

孕 8 月产检

孕妈妈必须定期到医院做检查，孕 28 周前每 4 周检查 1 次，从本月开始每 2 周检查 1 次。这时孕妈妈的心要细致、细致、再细致，密切观察，随时注意自己的身体有什么“风吹草动”。

孕 8 月的产检项目

- □体重及血压检查
- □子宫检查（测量宫高、腹围，测量骨盆）
- □血常规检查
- □尿常规检查（有助于肾脏疾患早期的诊断）
- □白带检查（判断孕妈妈是否有生殖道感染）
- □听胎心音
- □营养摄取及日常生活注意事项咨询
- □可与医生讨论怀孕后心情的变化和自己关心的问题

以上项目可作为孕妈妈产检参考，具体产检项目以医院及医生提供的建议为准。

产科门诊问答排行榜

NO.1 骨盆狭窄能顺产吗

测出骨盆狭窄先别忧心，随着孕周的增长，孕妈妈的韧带和肌肉会适应子宫的增大，并为分娩做准备而进一步松弛，分娩前医生会再次测量，不必过早担心。

骨盆狭窄不利于顺产，但是能否顺产，具体情况要等临产时根据各种检查结果方才知道。

NO.2 孕 8 月发现胎位不正，还能顺产吗

孕晚期胎宝宝在子宫内的正常姿势应该是头部朝下、臀部朝上，以使分娩时头部先娩出。胎位正常与否十分重要，关系到顺产能否顺利进行。孕 8 月产检发现胎位仍然不正的孕妈妈也不一定不能顺产，在孕 30~32 周及临产前配合医生进行胎位纠正，还是有可能顺产的。

NO.3 一定要坚持自己测胎动吗

孕妈妈自己监测胎动，可以对腹中的胎儿多一层安全保护。孕期定期到医院检查是暂时性的、间断性的，不是动态的、连续的观察，只能反映出当时胎宝宝的情况。如果个别胎宝宝突发异常情况，只依靠定期检查就可能无法及时发现，错失抢救时机。

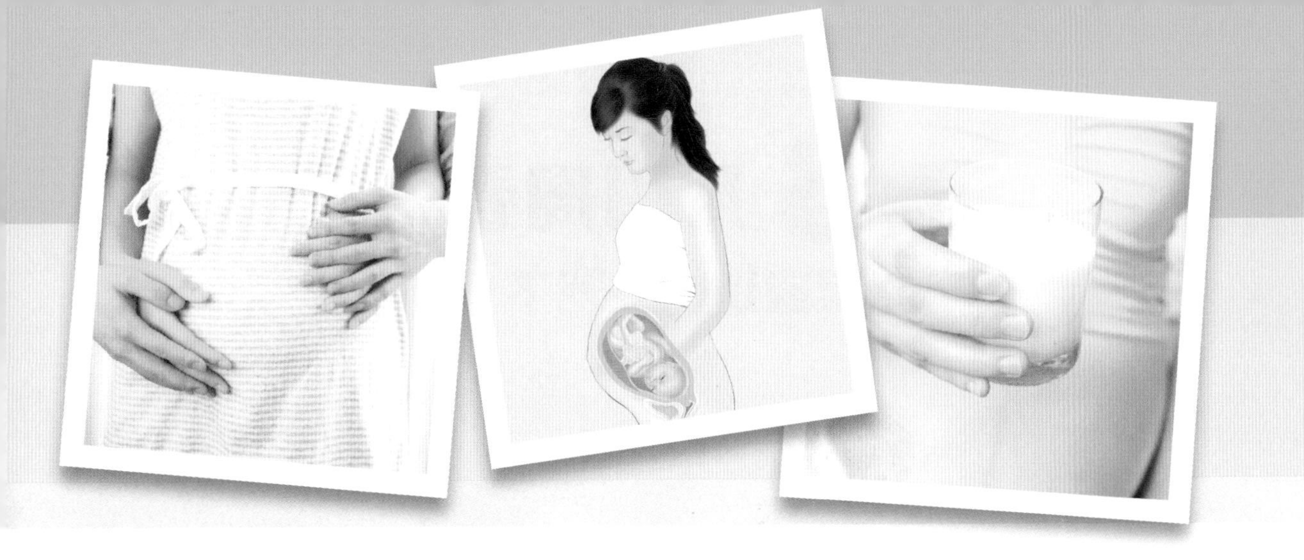

专家解读你的产检报告

骨盆测量是为了检查骨盆的大小和形态是否正常，这是胎宝宝能否通过骨盆顺利分娩的先决条件。骨盆测量分为外测量和内测量，本月的骨盆测量一般为外测量，又称坐骨结节间径。

白带检查报告单中的“+”符号只说明孕妈妈感染了滴虫或真菌，并不说明其感染的严重程度。其中，Ⅰ~Ⅱ为正常，Ⅲ~Ⅳ为异常，可能为阴道炎，同时常可发现病原菌、真菌、阴道滴虫等。所以，做清洁度检查时应同时做滴虫、真菌检查。

正常情况下，尿常规检查报告单中尿蛋白、尿葡萄糖及尿酮体、白细胞均为阴性。如果尿蛋白为阳性，提示可能患有妊娠高血压疾病、肾脏疾病等。如果尿酮体为阳性，提示孕妈妈可能患有妊娠糖尿病或因妊娠反应而出现子痫前期症状、消化吸收障碍等。

产检前你需要注意这些

医生会先为孕妈妈进行骨盆外测量，测量时医生面向孕妈妈外阴部，触到坐骨结节，用骨盆测量器测量两坐骨结节内缘间的距离，如果骨盆外测量各径线或某径线结果异常，会在之后进行骨盆内测量，并根据胎宝宝大小、胎位、产力选择分娩方式。

骨盆检验项目参考范围

检测项目	测量位置	正常值	作用
坐骨结节间径（TO）	两坐骨结节内侧间的距离	8.5~9.5 厘米	代表骨盆出口的横径
耻骨弓角度	测量耻骨联合下缘	正常值约为 90°，小于 80° 不正常	此角度反映骨盆出口横径的宽度

孕8月周周看

胎宝宝现在头朝下

从本月开始，孕妈妈就进入孕晚期了，各种身体不适可能会再度出现，但只要再坚持一下，两个月左右就可以见到宝宝了，就能轻轻地握着他胖乎乎的小手，亲吻他软软的脸蛋，想到这些是不是觉得一切都变得不那么难熬了呢?

week 29 准备待产包

离预产期越来越近了，没有准备待产包的孕妈妈和准爸爸一定要抓紧时间，已经准备了待产包的也要再次检查一下，及时查漏补缺，以便孕妈妈一有临产征兆，能拎包就走，方便快捷。

另外，即使为宝宝准备的衣物是新的，也应在给宝宝穿之前清洗一遍。洗涤宝宝衣物时用温热的水，可有效地去除有害物质。清洗宝宝衣物时，用婴儿洗衣皂可洗去衣物中的刺激性成分。洗涤后要多次漂洗，以清除肥皂的残留物质。

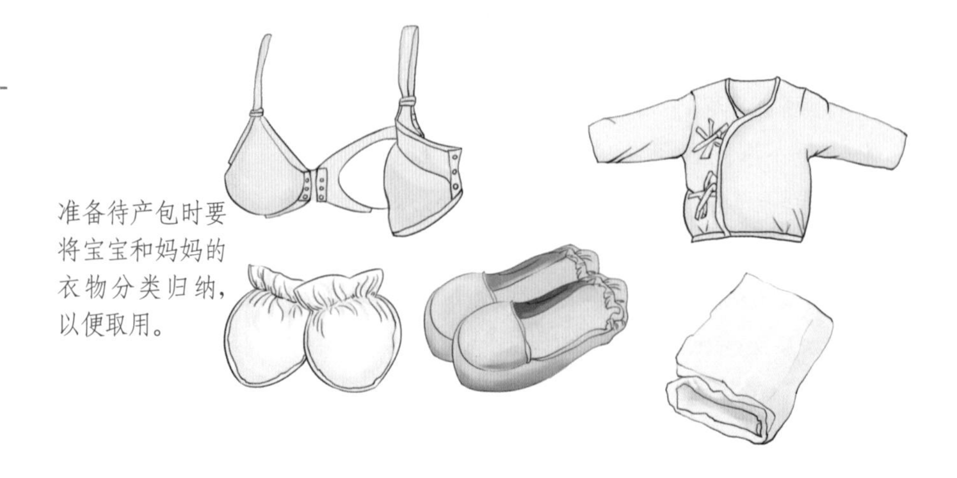

准备待产包时要将宝宝和妈妈的衣物分类归纳，以便取用。

二胎妈妈看过来

爸爸妈妈若有兄弟姐妹，不妨多和大宝讲讲兄弟姐妹间的故事，让他期待自己有弟弟妹妹的生活。例如，妈妈和妈妈的弟弟小时候一起玩，玩了什么游戏，好开心！爸爸和爸爸的妹妹一起上学、放学，回家后爸爸给妹妹准备好吃的饺子，妹妹吃得可香啦！这些小故事中不经意透露出来的手足之情，能让大宝感受到兄弟姐妹之间的欢乐，期待自己也有个弟弟或妹妹。

分类归纳，方便寻找 干货！干货！

❤ 每次看到孕妈妈入院生产，准爸爸大包小包往医院里扛，找东西几乎把所有的包都翻遍的时候，我们就会上前提醒他最好将妈妈和宝宝的用品按照衣服、洗漱、餐具、证件等分类然后分别放置在不同的袋子里，然后再一起放入一个大包，这样使用时就不需要大范围翻找了。所以一定要提早做好准备，越充分越好。

待产包中要准备的东西

妈妈用品	洗漱用具	牙膏、牙刷、漱口水、漱口杯、香皂、洗面奶、毛巾 3 条(擦脸、擦身体和下身专用)、擦洗乳房的方巾 2 条、小脸盆 2 个
	特殊衣物	大号棉内裤 3 条、哺乳胸罩 2 件、防溢乳垫、便于哺乳的前扣式睡衣、束腹带、产妇垫巾、特殊或加长加大卫生巾、面巾纸、保暖的拖鞋(冬天要带后跟)、棉袜
	个人餐具	水杯、汤匙、饭盒、吸管
	方便食品	准备一些巧克力或饼干，饿了随时吃
	医疗文件	户口本或身份证(夫妻双方)、医疗保险卡或生育保险卡、有关病历、住院押金等
	其他用品	吸奶器、妊娠油、手机、照相机、充电器等
宝宝用品	喂养用品	奶瓶、奶瓶刷、配方奶(小袋即可，以防母乳不足)、小汤匙
	宝宝护肤	婴儿爽身粉、婴儿护臀霜、婴儿湿巾、最小号纸尿裤或棉质尿布、隔尿垫、婴儿专用棉签
	服装用品	"和尚领"内衣、连体服、护脐带、小袜子、婴儿帽、出院时穿的衣服和抱被(根据季节准备)

week 30 患有妊娠高血压疾病能否顺产

这个月孕妈妈的肚子会越来越大，体重增加，因此预防妊娠高血压疾病是重点。孕妈妈患妊娠高血压疾病的概率约为 5%，表现为高血压、蛋白尿、水肿等。通常情况下，医生会建议患有妊娠高血压疾病的孕妈妈选择剖宫产，因此在检查出妊娠高血压疾病之后，有很多孕妈妈会担心自己不能选择顺产。

其实患有妊娠高血压疾病的孕妈妈能不能顺产并不是绝对的，要看病情发展到了什么程度，以及胎宝宝的发育状况是否良好。如果孕妈妈具备一定的顺产条件且妊娠高血压疾病的症状较轻，依然是可以在医生的建议和指导下顺产的。

平时孕妈妈也可以从饮食上做好预防措施，不吃含钠高的食物，如腌肉、腌菜、榨菜等，以免水钠潴留；宜吃芹菜，芹菜有镇静降压、清热利尿的功效，对于妊娠高血压疾病、妊娠水肿、缺铁性贫血的疗效比较显著。

week 31 前置胎盘并不可怕

前置胎盘是孕晚期出血的主要原因之一，很多孕妈妈在听到自己是前置胎盘时感到非常害怕，因为大部分孕妈妈都听说过前置胎盘危险，容易发生早产、休克等危险情况。那么，前置胎盘真的这么恐怖吗？

前置胎盘是胎盘附着在子宫下段，甚至胎盘下缘达到或覆盖宫颈内口，其位置低于胎先露（最先进入骨盆入口的胎儿部分），极容易引起胎盘剥离或早产。其主要症状是阴道出血，此种出血不伴随疼痛感，很容易被孕妈妈忽略。

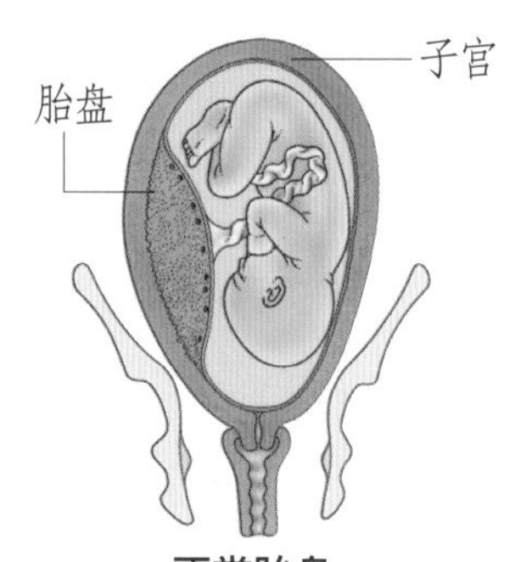

正常胎盘

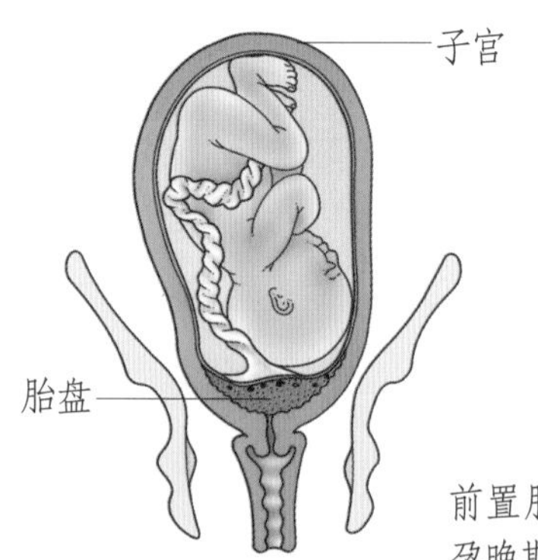

前置胎盘

前置胎盘可能会造成孕妈妈孕晚期出血，要引起重视。

发生前置胎盘的孕妈妈在孕期较早时没有任何症状，通常是怀孕后期在进行例行的B超检查时发现前置胎盘，更多的是在孕29周后出现出血的症状时才知道的。如果孕妈妈前期没有检查出前置胎盘，却在孕31周后时常有无痛性出血症状，需要马上去医院做B超检查，确定是否为前置胎盘。

另外，已经诊断出前置胎盘的孕妈妈则要更加留意意外情况的出现，如果有出血、腹痛、阵痛等问题，应该立即去医院就诊。

通过B超检查确诊为前置胎盘的孕妈妈不要做剧烈运动，等到孕32周之后，情况可能会随着子宫位置的上升而有所好转。如果孕32周之后情况没有好转，孕妈妈就要特别注意预防胎盘剥离和早产。

week 31 前置胎盘的孕妈妈多加注意

孕妈妈在查出有前置胎盘的情况下，应在日常生活中注意以下几点，以保护好自己和胎宝宝。

避免搬重物：怀孕后期，要多注意生活细节，腹部不宜用力。

暂停性行为：进入孕晚期或有出血症状的孕妈妈不宜有性行为。

有出血症状应立即就诊：有出血症状时，不管血量多少都要立即就诊，并将前置胎盘的问题告知医生。

注意胎动：留意胎动，若觉得胎动明显减少，需要尽快就医检查。

不可过度运动：过度运动也可能引发出血或其他症状，因此不宜进行太过激烈的运动。

干货！干货！

高危人群多注意

经过多年的产科实践，我们总结了容易出现前置胎盘的情况，有下列情况的孕妈妈应多加注意。

- 怀头胎时患有前置胎盘的孕妈妈。
- 怀双胞胎或多胞胎的孕妈妈。
- 曾经多次做过子宫手术或剖宫产手术的孕妈妈。
- 吸烟的孕妈妈。
- 患有子宫内膜炎症的孕妈妈。

week 31 如何选择一个靠谱的月嫂

月嫂的挑选十分重要。总的来说，月嫂必须身体健康，要有爱心、耐心，有产后护理技能和带宝宝的经验，同时还要有一定的知识水平和接受知识的能力。

选择家政公司要验看其营业资格证书，并保证其人员的从业资格。签订合同时要写清服务的具体内容、收费标准、违约或者事故责任等，付费时索取正式发票。正规家政公司有一套严格审查的程序，每一位月嫂都有自己的档案，其中包括身份证、健康证、上岗资格证等证件，孕妈妈选择月嫂时必须验看这些证件。

如果月嫂携带某种疾病，在护理宝宝时，特别是在给宝宝喂食时，有可能会把自身携带的病菌传染给体质较弱的宝宝和刚经历分娩身体尚未完全恢复的新妈妈。正规的月嫂必须进行一个全面的身体检查，包括乙肝两对半、肝功能、胸部X光检查、妇科检查等体检项目，合格者才有资格做月嫂。

无论是熟人介绍，还是在月嫂机构请的金牌月嫂，签合同之前一定要对月嫂进行面试。只有通过面试才能知道月嫂是否专业合格，是否有经验。同时，通过与月嫂面对面的沟通，可以了解月嫂的为人和性格。

建议请月嫂时签订合同。有的孕妈妈为了图方便，请月嫂时没有与家政公司签订合同，没有约定工作范围和工作时间。如果在月嫂服务过程中，出现了纠纷，孕妈妈就算有理也说不清。另外在签服务合同时，要多看看合同条款，确定没有问题再签。

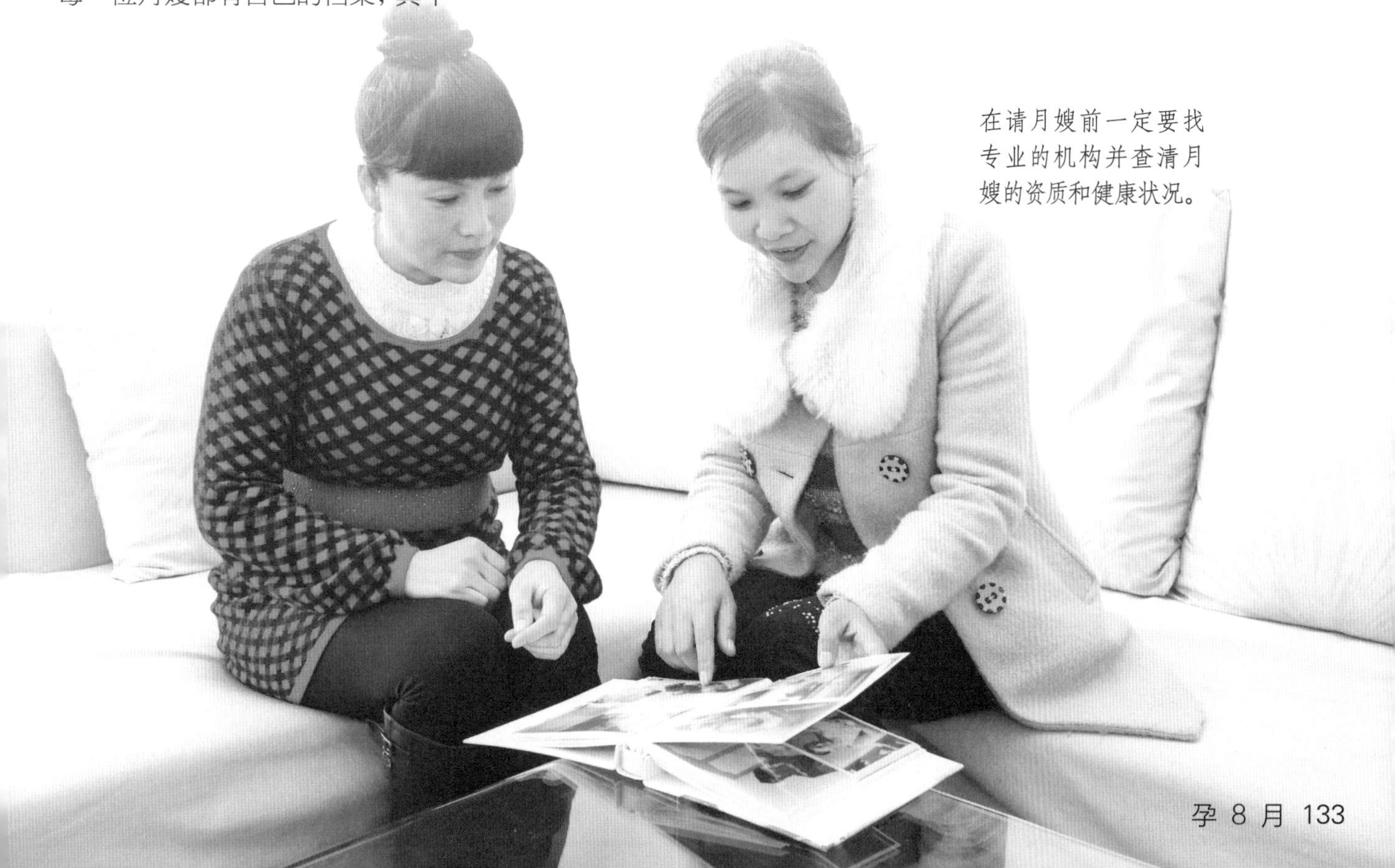

在请月嫂前一定要找专业的机构并查清月嫂的资质和健康状况。

你的宝宝胎位正常吗

从这个月开始，孕妈妈要开始为即将到来的分娩做准备了，而胎位将直接关系到孕妈妈的分娩方式。因此从本月开始，孕妈妈要更关注胎位问题。

胎位正与胎位不正

由于胎宝宝头部较大，在羊水中受到浮力影响，到孕晚期会呈现头下臀上的姿势。正常的胎位是胎宝宝在分娩前保持头下臀上、胎头俯屈、枕骨在前，这样的姿势在分娩时可以保证枕部最先伸入骨盆，即“趴着生”，孕妈妈分娩会比较顺利。

胎位不正与孕妈妈骨盆大小、骨盆形状、胎儿妊娠周数、子宫内胎盘大小与着床的位置、松弛的腹肌、多胞胎妊娠、羊水不正常、脐带太短、是否有子宫内肿瘤（如子宫肌瘤等）或子宫先天性发育异常（例如双角子宫或子宫内膈膜）等因素有关。

常见的胎位不正

臀位：胎宝宝处于头上臀下姿势，分娩时臀部先露。可分为单臀和混合臀。

横位：胎宝宝在子宫内是横着的，分娩时手臂、肩部先露。

足位：胎宝宝处于头上臀下姿势，分娩时足部先露。

复合先露：胎宝宝的头部或臀部并上肢脱出同时进入骨盆者为复合先露。一般临床上，头部和手同时进入骨盆者多见。

头位不正：即使胎宝宝头部朝下，也可能存在胎位不正，如胎头俯屈不良，分娩时前囟或面先露。若分娩时枕后位，即“仰着生”或“枕横位”，也视为头位不正，会给孕妈妈分娩增加阻碍。

胎位不正的纠正

孕7月以前，子宫内羊水较多，胎宝宝还有活动余地，可自行纠正胎位。但是孕8月后，胎宝宝增长很快，子宫内“余地”越来越少，此时若胎位不正，胎宝宝自行纠正的机会变小，孕妈妈宜多关注。必要时，可通过运动、按摩等方式纠正，但也不排除胎宝宝还会自己纠正的情况。

胎位不正的最佳纠正时间为孕30~32周，如果孕32周后检测仍然胎位不正的话，需要在预产期前两周左右的时候住院，并在医生的帮助下进行纠正，以顺产或剖宫产结束妊娠。

干货！干货！

在医生的指导下纠正胎位

♥ 我曾经接诊过一位看急诊的孕妈妈，说宝宝已经几天没有动静了，后来通过胎心检查才发现胎宝宝因为脐带绕颈已经在宫内窒息死亡了。一问才知道，这位孕妈妈之前检查出胎位不正，医生教了一些胎位纠正法后，孕妈妈为了快速达到效果，擅自延长了动作时间，增加了动作次数。所以孕妈妈一定要谨遵医嘱，并且在纠正一段时间后定时去医院检查，随时观察胎位的变化。

触摸法确认胎位

孕妈妈在孕晚期要多多关注胎位，学会胎位触摸法可以让孕妈妈随时注意胎宝宝的情况。孕妈妈摸自己的肚子时，可以通过胎宝宝的胎头位置判断现在的胎位是否正常。胎位正常时，胎宝宝的头可以在下腹的中央即耻骨联合的上方摸到，在这个部位摸到圆圆的、较硬、有浮球感的就是胎头。但要是在上腹部摸到胎头，在下腹部摸到宽软的部位，则表明胎宝宝是臀位。在侧腹部摸到呈横宽走向的则为横位。

week 32 身体不适，要小心羊水异常

羊水能缓解外部压力，保护胎宝宝不受外部冲击的伤害。羊水还能稳定子宫内的温度，给胎宝宝一个相对恒温的环境。子宫收缩时，羊水能缓解子宫对胎宝宝(特别是头部)的压迫。羊水中还有抑菌物质，能防止胎宝宝受到感染。此外，羊水破后能润滑产道，有利于胎宝宝娩出。

羊水过多

羊水量以 300~2 000 毫升为正常范围，超过 2 000 毫升就称为羊水过多。羊水过多会压迫腹部，影响正常的消化功能，还会挤到心脏和肺部，影响心肺功能，导致呼吸急促等不适。此外，羊水过多会使子宫长大增高，容易引起早产。

如果是急性羊水增多，孕妈妈在几天之内子宫迅速增大，并伴有腹部胀痛、呼吸困难、行走不便或不能平躺等现象，要及时就医。同时，孕妈妈还要在床上静卧，尽量减少活动，以免引起羊水早破。

羊水过少

羊水过少与胎宝宝畸形、胎盘功能异常、胎膜病变及孕妈妈身体不适有关。如果孕妈妈出现过严重腹泻、呕吐或喝水过少的现象，就有可能导致羊水不足。此外，孕妈妈血容量不足或缺氧也会引起羊水过少，此时应补铁、吸氧，还要多喝水以增加血液循环。

如果发现羊水过少，要按医生要求进行 B 超检查和胎心监护。在家时要多喝水，每天数胎动，如果胎宝宝突然变得不那么爱动，要及时去医院就诊。

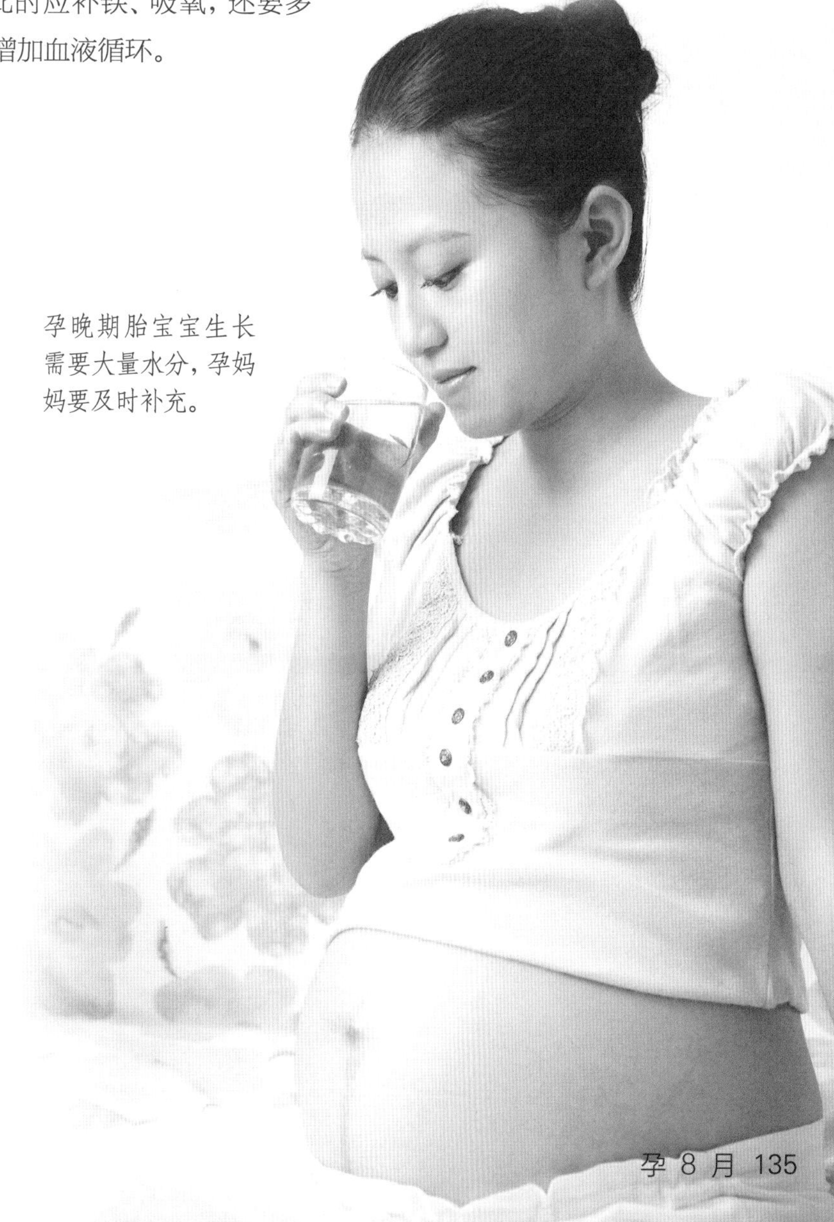

孕晚期胎宝宝生长需要大量水分，孕妈妈要及时补充。

孕 8 月吃什么速查

本月必吃的 1 种食材

豆角

豆角是非常大众化的蔬菜，含有丰富的 B 族维生素，能够促进消化道蠕动，增进孕妈妈的食欲。

妈妈补 宝宝壮

保持精力充沛

豆角含有易于消化吸收的优质蛋白质、适量的碳水化合物及多种维生素，可全面补充孕妈妈身体所需的营养素，使孕妈妈保持充沛的精神和充足的体力。

辅助控制血压

豆角能显著降低血清胆固醇的含量，血压偏高的孕妈妈可以吃些豆角，通过饮食辅助控制血压，预防妊娠高血压疾病。

调理消化系统

豆角含丰富的 B 族维生素、维生素 C 和植物蛋白质，可以调理消化系统，消除胸膈胀满，防治急性肠胃炎、呕吐腹泻，有解渴健脾、补肾止泻、益气生津的功效。

缓解便秘

豆角是膳食纤维含量较多的蔬菜，孕妈妈食用能促进排便，有效缓解孕期便秘。

豆角 主打营养素

豆角提供了优质的植物蛋白、膳食纤维及多种维生素、微量元素，能帮助孕妈妈控制血糖，预防妊娠糖尿病。

蛋白质	膳食纤维	维生素 C	维生素 B_3
2.5 克	2.1 克	18 毫克	0.9 毫克

注：图表中的数值仅供参考，代表每 100 克豆角中所含的该种营养素。

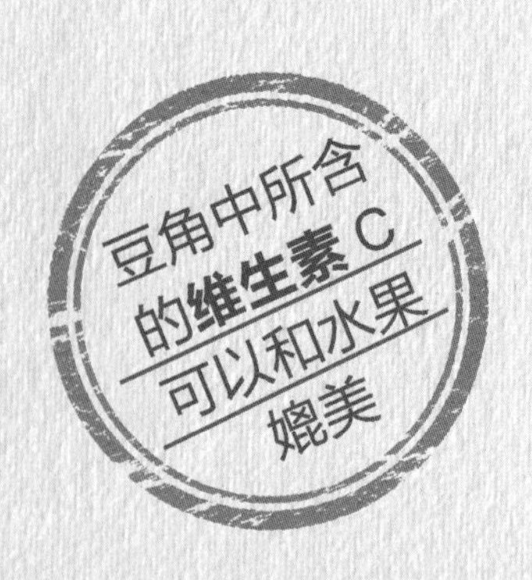

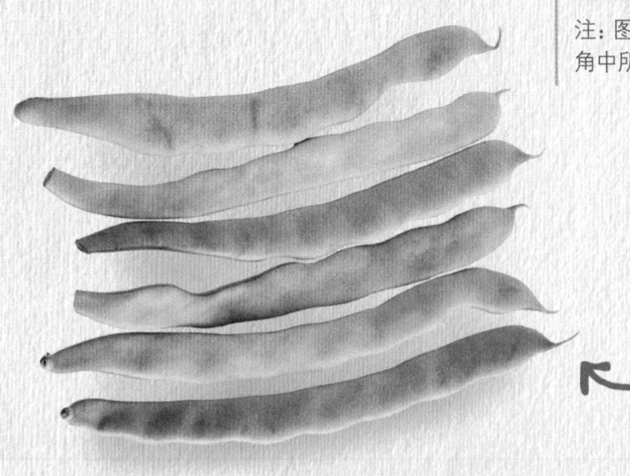

生豆角中含有有毒物质，因此一定要烹饪熟透。

孕妈妈食用禁忌

腹胀的孕妈妈最好不要吃豆角，这是因为豆角在消化吸收的过程中会产生气体，再吃豆角只会雪上加霜。

产科专家说营养

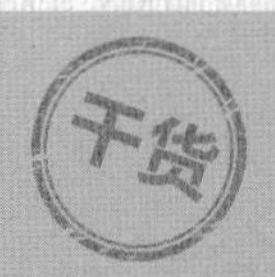

有些孕妈妈爱吃酸豆角，怀孕之后特地来咨询能不能继续吃。其实是不建议在孕期食用酸豆角的，因为它是腌制食品，所以其中难免含有亚硝酸盐，大量食用会对胎宝宝造成伤害。同时，腌制过的豆角较咸，孕妈妈食用后容易引起水肿，患有妊娠高血压疾病的孕妈妈食用后，还可能加重病情。另外，没有腌制过的豆角中的维生素 C 更丰富，孕妈妈食用后，有助于增强自身及胎宝宝的免疫力。

推荐食用方法

豆角烧茄子

原料：豆角200克，茄子100克，盐、蚝油、蒜蓉、姜末各适量。

做法：①豆角洗净，切段；茄子洗净，切条。②油锅烧热，加蒜蓉、姜末煸炒几下，加豆角段、茄子条、蚝油继续炒。③食材快熟时加盐调味，炒熟即可。

豆角小炒肉

原料：猪瘦肉100克，豆角200克，姜丝、盐各适量。

做法：①猪瘦肉切丝；豆角斜切成段。②油锅烧热，煸香姜丝，放入猪瘦肉丝炒至变色，倒入豆角段，边翻炒边加入适量水，加盖焖一会儿。③待豆角段将熟，放入盐，再翻炒至熟即可。

豆角烧荸荠

原料：豆角 200 克，荸荠 100 克，牛肉 50 克，料酒、葱姜汁、盐、高汤各适量。

做法：①荸荠削去外皮，切片；豆角切成段；牛肉切成片，用部分料酒、葱姜汁和盐腌制。②油锅烧热，放入牛肉片炒至变色，放入豆角段炒匀，放入余下的料酒、葱姜汁，加高汤烧至将熟。③放入荸荠片，炒匀至熟，加适量盐调味即可。

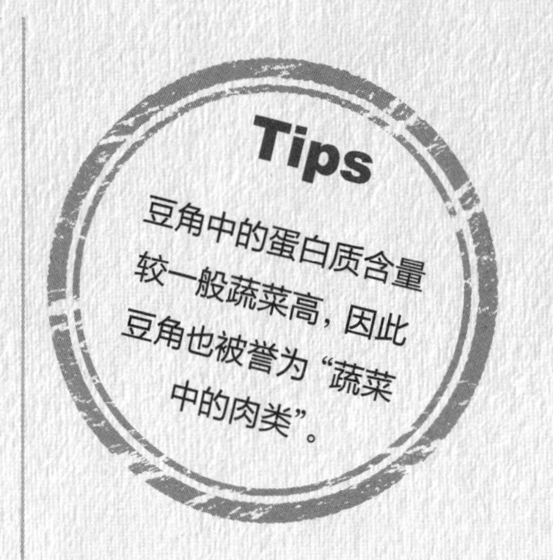
Tips
豆角中的蛋白质含量较一般蔬菜高，因此豆角也被誉为“蔬菜中的肉类”。

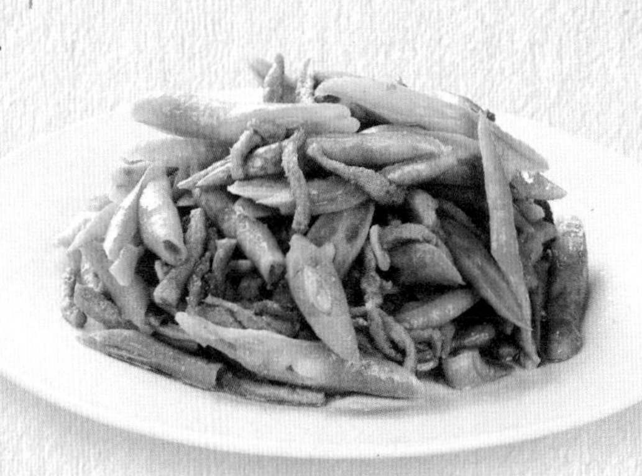

豆角含丰富的维生素和植物蛋白，和猪瘦肉搭配能补充更多的优质蛋白质。

豆角热量较低，是可以帮助孕妈妈**控制体重**的好食材。

豆角烧荸荠是营养不增重的好菜品，豆角中的某些物质有助于抑制碳水化合物分解。

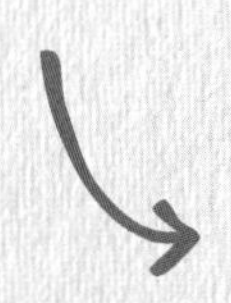

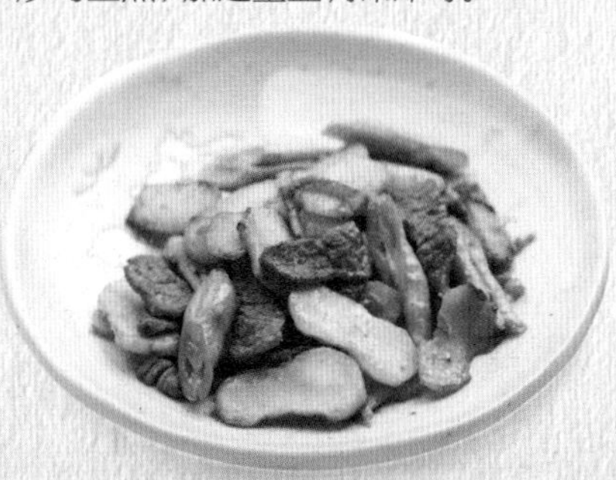

本月推荐食谱

1. 南瓜蒸肉

原料：小南瓜 1 个，猪肉 150 克，酱油、甜面酱、白糖、葱末各适量。

做法：①南瓜洗净，在瓜蒂处开一个小盖子，挖出瓜瓤。②猪肉洗净切片，加酱油、甜面酱、白糖、葱末拌匀，装入南瓜中，盖上盖子，蒸 2 小时后取出即可。

孕妈妈便签：此菜可以延缓肠道对糖和脂质的吸收，在一定程度上预防妊娠糖尿病和妊娠高血压疾病，还有助于清除体内重金属，对于孕妈妈和胎宝宝的健康都很有益处。

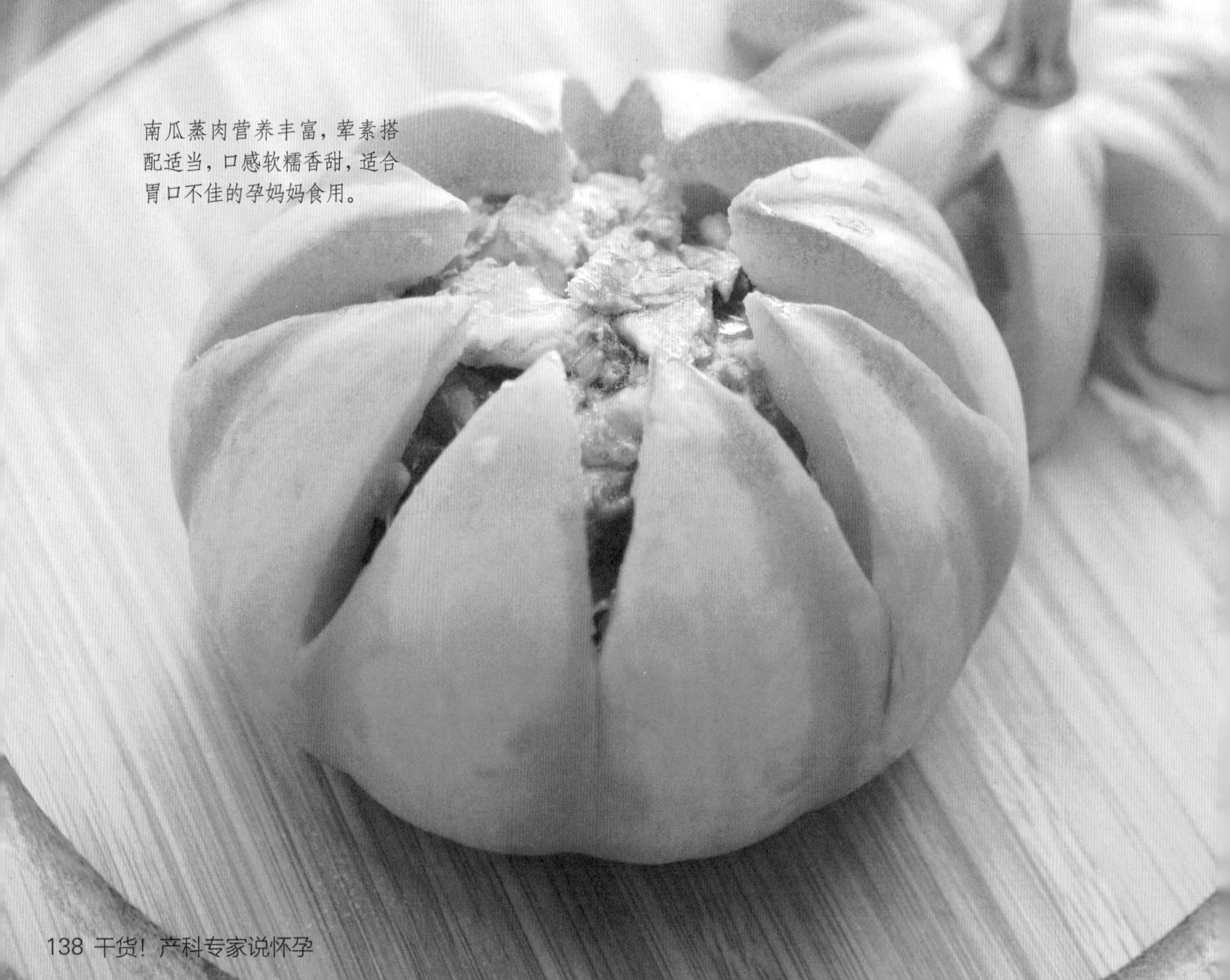

南瓜蒸肉营养丰富，荤素搭配适当，口感软糯香甜，适合胃口不佳的孕妈妈食用。

2. 鲤鱼木耳汤

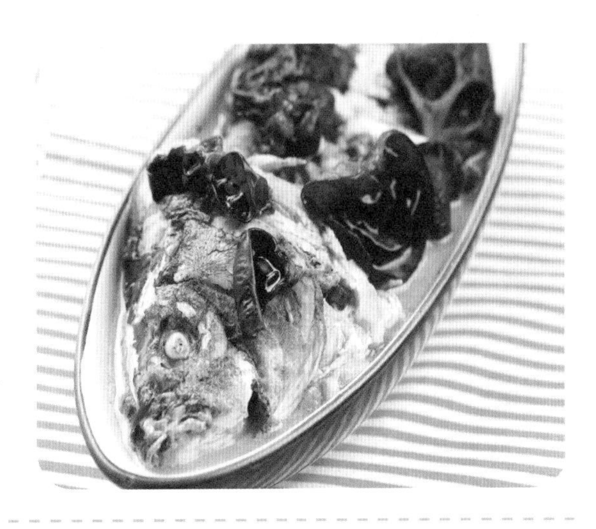

原料：鲤鱼 1 条，木耳 50 克，盐适量。

做法：①鲤鱼去鳃、去鳞、去内脏，洗净；木耳提前泡发，去蒂，洗净，掰小朵。②油锅烧至六成热时，放入鲤鱼、木耳和适量水。③大火烧开后，转小火炖约 15 分钟，加盐调味即可。

孕妈妈便签：鲤鱼肉质细嫩，具有降低胆固醇、防治妊娠高血压疾病的功效，可以作为午餐食用，营养美味，还不会让孕妈妈感到胃胀。

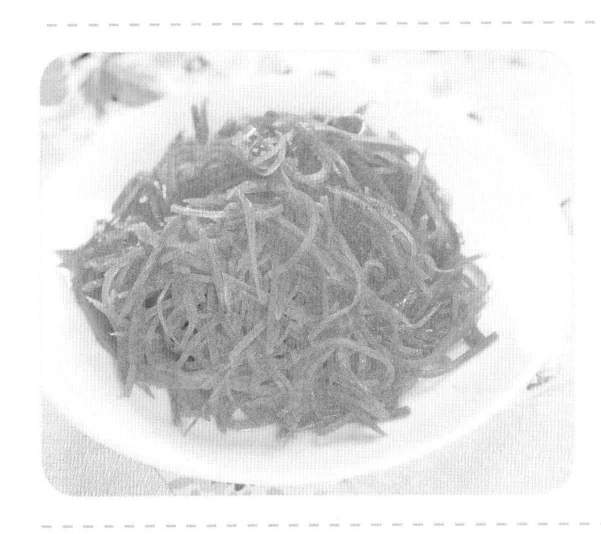

3. 炝胡萝卜丝

原料：胡萝卜 200 克，盐适量。

做法：①胡萝卜洗净，切丝后在沸水中焯一下，捞出沥干水分，放入盘中。②油锅烧热，油沸后将油浇在胡萝卜丝上，加盐拌匀即可。

孕妈妈便签：胡萝卜能提供丰富的胡萝卜素及膳食纤维，能防止孕妈妈便秘，还能促进胎宝宝的视力发育。

4. 培根菠菜饭团

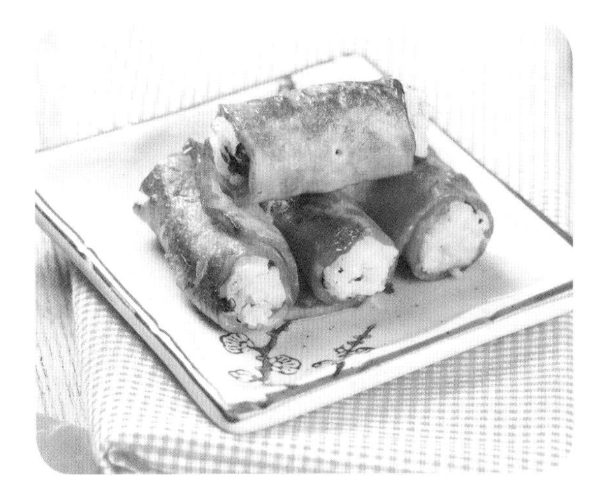

原料：米饭 150 克，培根 100 克，菠菜 50 克，海苔碎、香油、盐各适量。

做法：①菠菜洗净后放入沸水略焯，捞出，切成末。②将菠菜末放入碗内，调入盐、香油拌匀，再加入米饭，撒入海苔碎拌匀。取一小团拌好的菜饭捏成椭圆形饭团。③用培根将饭团裹起来，放入不粘锅内小火煎 5 分钟即可。

孕妈妈便签：菠菜富含铁和胡萝卜素，对胎宝宝眼睛的发育很有好处；培根富含大量的矿物质和微量元素，孕妈妈可适量食用。

孕 8 月健康运动

进入孕 8 月，孕妈妈要继续保持运动，为将来的顺利分娩打下良好的基础。对于平时不爱运动的孕妈妈来说，此时散步依然是很好的运动方式；对于一直在做运动的孕妈妈来说，继续进行合理的运动会让身体更轻松。

孕晚期运动要缓慢

临近预产期的孕妈妈，运动以“缓慢”为主，因为此时要防止早产，建议选择舒展和活动筋骨的运动。稍慢的散步加上一些慢动作的健身体操，对于孕妈妈来说就是一种很好的运动方式。同时，也要为分娩做准备，孕妈妈可以尝试一下伸展运动。

孕晚期缺乏运动，易腰酸背痛

如果缺乏运动，肌肉组织中堆积的代谢产物乳酸就来不及被运走，加上子宫随着胎宝宝的生长发育而逐渐增大，增大的子宫挤压周围的脏器，压迫腰部及下肢血管和神经，会产生肌肉酸痛、下肢水肿的现象。

适当运动能增强孕妈妈腰肌和骨盆底肌的力量，避免肥胖，减少孕期水肿和妊娠高血压疾病的发生，使胎宝宝及与分娩有直接关系的骨盆关节和肌肉得到锻炼，为日后顺利分娩创造有利条件。

出门运动要记得带手机

孕晚期，孕妈妈一定要谨慎小心，单独出门运动时，要带着手机。当身体出现不适时，可以立刻给家人或医生打电话；当运动后体力不支时，可以打电话叫家人来陪同回家。有了手机，孕妈妈才可以及时寻求外界的帮助，家人也可以联系到孕妈妈，确定孕妈妈的安全。

俯身弯腰要注意

孕 8 月后，膨大的腹部会给孕妈妈的脊椎造成很大压力，并引起孕妈妈背部疼痛，因此孕妈妈要尽量避免俯身弯腰，以免给脊椎造成过重的负担。

当孕妈妈必须俯身弯腰时，应注意使用正确的姿势：先扶住腹部，屈膝并把全身的重量分配到膝盖上，蹲下后，慢慢地、轻轻地向前俯身。孕妈妈在捡拾东西时，一定要蹲稳了再进行，以免因控制不好重心而摔倒。

孕晚期做体操时的注意事项

孕晚期做体操时，一定要以安全、舒适为主，不可勉强，否则不但达不到运动效果，反而会使孕妈妈更疲劳。

宜这样做体操：逐渐适应体操运动，不要强求，要从自己能做的动作开始，逐渐让身体习惯。

每天 10 次为限。无论哪种体操，都以每天 10 次为限，不要太苛求自己，要根据自己的身体情况适当调整练习的次数，肚子胀时停止练习。每天做一点，效果比较好。

不宜这样做体操：不宜在没人陪同的情况下做体操，以免出现不适时不能得到帮助。

动作一定要缓慢，没有做过的动作要小心尝试，不可贸然行动。

孕妈妈体操：花环式

腹部的增大和体重的增加，使孕妈妈的双腿承受着很大的压力，此时的运动应以强健腿部力量为主。花环式孕妇操可以加强腿部的核心力量，舒张的手指可缓解孕晚期的手指肿胀与关节酸痛，弯曲与伸直的双腿可缓解下肢水肿。经常练习此动作，有利于顺产，还可为产后瘦身打下良好的基础。

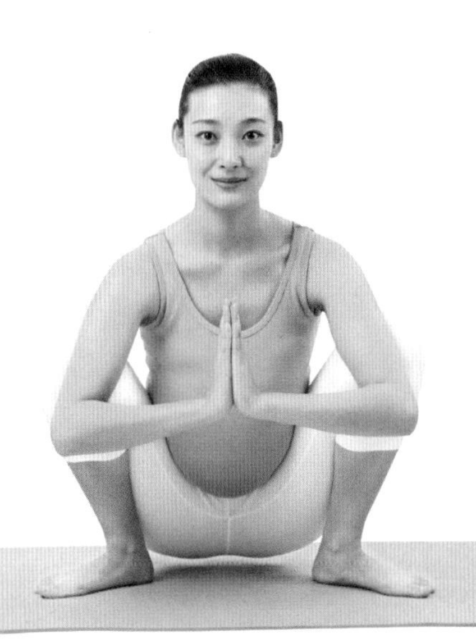

1 站立于垫子上，双脚分开略宽于肩膀，脚尖向外打开。吸气时手臂上举，呼气时双手合十于胸前，屈膝下蹲，膝盖向外打开，手肘放于双膝内侧，在这里感觉有对抗的力量（手肘与双膝内侧的对抗），体会双腿内侧的伸展与张力。下蹲的时间保持在半分钟左右。

2 孕晚期已出现明显四肢肿胀的孕妈妈，可选择瑜伽砖或小凳子来完成这个动作。

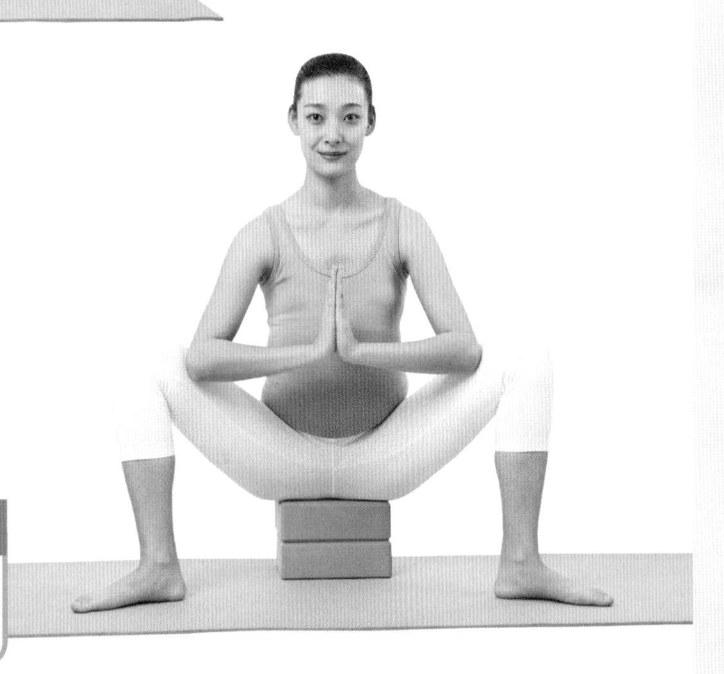

小提醒

- 这个动作的运动强度较大，建议孕妈妈在饭后两小时后进行，进行时最好有家人陪同，以防摔倒。

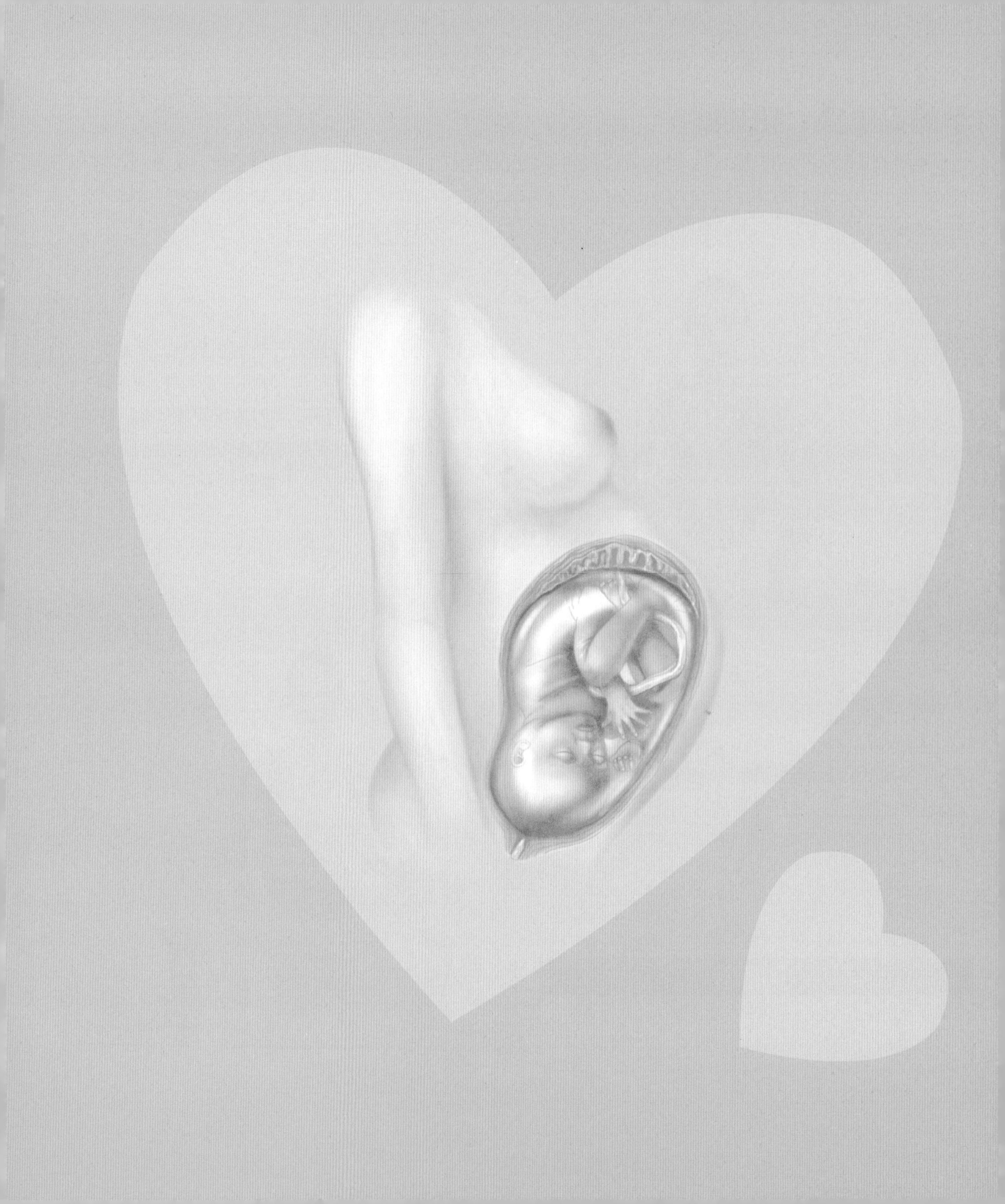

孕9月

产检小叮咛

- 做心电图时不要空腹，以免低血糖影响心电图结果。
- 做胎心监护前可以吃点巧克力、小蛋糕等甜食，这样胎宝宝容易活跃，或者和胎宝宝轻轻说说话唤醒他。

生活小叮咛

- 孕晚期适度晒太阳，促进钙的吸收。
- 俯身弯腰时要注意托住腹部，慢慢地降低重心。
- 新陈代谢逐渐增强，宜每天洗澡。

饮食小叮咛

- 加强蛋白质、锌和铜的补充，降低胎膜早破的概率。
- 保证水分，早起喝一杯温开水既补水又能调动肠胃蠕动。

运动小叮咛

- 此时应学些缓解阵痛的运动，如两脚分开与肩同宽，深呼吸，前后左右慢慢扭腰；双膝跪地，坐在自己脚上，双手抱住准爸爸。

孕9月产检

进入孕9月后，孕妈妈越来越容易感到疲倦了，各种不适症状也会不期而至。本月，孕妈妈需要每2周做1次产检，以密切观察胎宝宝的状态。这次的产检除了常规检查项目外，医生会建议孕妈妈开始进行分娩前的准备工作。

孕9月的产检项目

□超声波检查（主要目的是监测胎儿发育情况、羊水量、胎盘位置、胎盘成熟度及胎儿有无畸形，了解胎儿的发育状况与孕周是否相符）

□体重及血压检查

□子宫检查（测量宫高、腹围）

□血常规检查

□尿常规检查（有助于肾脏疾患的早期诊断）

□做阴道分泌物培养及筛查，以确定是否感染B型链球菌（寄生在阴道的菌种）

□胎心监护，推测胎宝宝有无异常

□进行骨盆内测量，确定分娩方式

□营养摄取及日常生活注意事项咨询

□可与医生讨论怀孕后心情的变化和自己关心的问题

以上项目可作为孕妈妈产检参考，具体产检项目以医院及医生提供的建议为准。

产科门诊问答排行榜

NO.1 耻骨疼痛是怎么回事

孕妈妈耻骨疼痛多是因为孕激素分泌、骨盆关节的韧带松弛，使耻骨联合之间的缝隙变宽造成的，属正常现象。这种疼痛多数会随着分娩后新妈妈身体的恢复而消失。但如果孕妈妈耻骨疼痛难忍，则属于异常情况，应尽早到医院检查，以查明原因。

NO.2 胎宝宝偏小1周，预产期也会跟着推后吗

预产期只是一个预估的分娩时间，所以并不是那么准确，提前2周或推后2周都是正常的。如果B超检查结果显示胎宝宝偏小1周，也是属于正常范围，所以孕妈妈不用担心。

NO.3 肚子经常发硬怎么办

大多孕妈妈到孕晚期感觉肚子发硬，这是由假宫缩引起的。孕晚期的子宫会变得越来越敏感，受到一些刺激就会引起宫缩，这类宫缩与分娩前的宫缩不同，不会导致胎儿提早分娩。不过当肚子发硬之后，孕妈妈应立刻停下工作休息一下，如果是在路上发生假宫缩，就停下脚步，待缓解之后再继续前行。

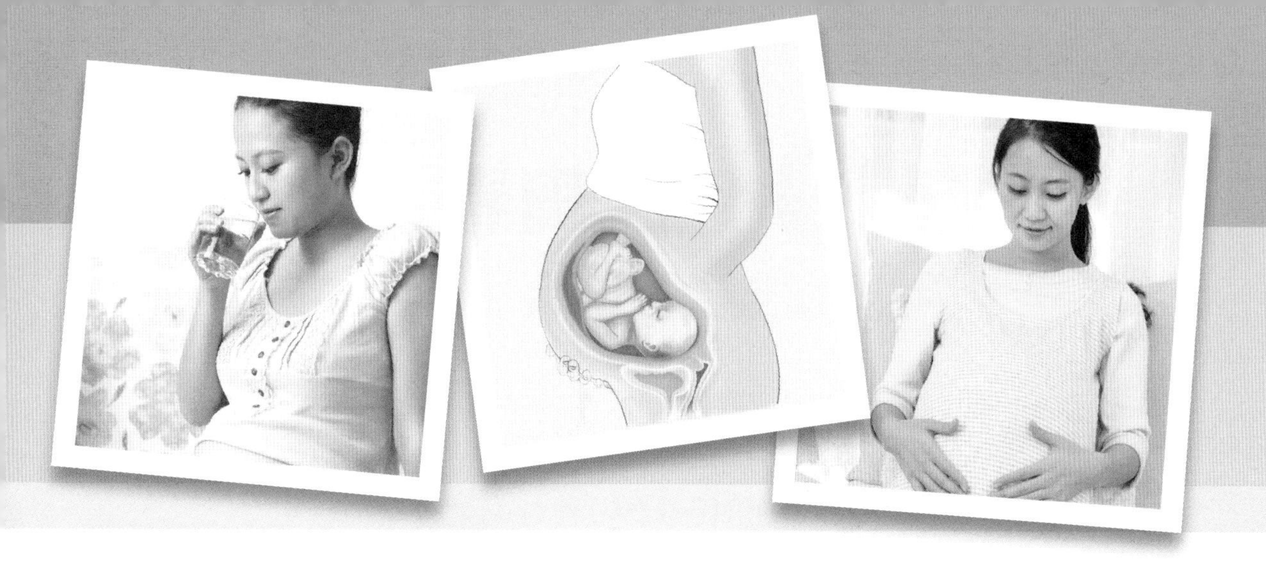

专家解读你的产检报告

本次 B 超是孕期的最后一次 B 超检查，以全面检查和了解胎宝宝的情况。报告单中需要重点关注的项目包括胎位、羊水情况、胎盘成熟度、脐带情况等。

胎位：胎先露部分与母体骨盆的位置关系，正常胎位多为枕前位。胎位不正包括臀位、横位、枕后位、颜面位等。

脐带情况：脐带漂浮在羊水中为正常，若胎宝宝颈部见 U 形切迹，表示脐带绕了一周；颈部见 W 形切迹，表示脐带绕了两周；波浪形切迹，表示绕了两周以上。脐带 S/D 的比值（胎宝宝脐动脉收缩压与舒张压的比值）在足月时应小于 3。

胎盘成熟度：最后一个月，胎盘应完全成熟，厚度在 2.5~5.0 厘米为正常。

羊水情况：羊水无浑浊，羊水深度在 3~7 厘米，羊水指数在 8~18 厘米。

胎宝宝大小：主要判断依据是双顶径、头围、腹围、股骨长，以上数据都与孕周相符即为正常。

产检前你需要注意这些

所有准备顺产的孕妈妈都必须经过骨盆内测量，这是一种医生将手指放入孕妈妈体内的测量方法。在内检时可能会有些不适和疼痛，孕妈妈会觉得有点难受，但疼痛完全赶不上阵痛。

在骨盆内测量时，不必觉得尴尬、害羞，因为医生每天都要面对待检的孕妈妈和分娩的孕妈妈，他们更关注的是孕妈妈能否进行顺产，所以孕妈妈要配合医生，听从医生的指挥，这样才能使检查更顺利。

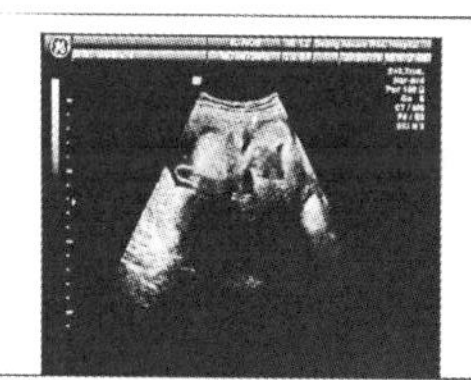

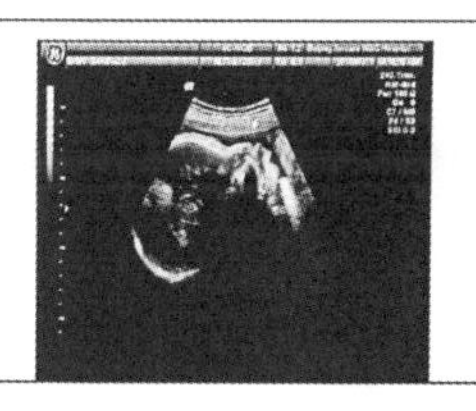

超声所见：

胎儿：　臀位 BPD 8.7cm　　HC 31.9cm
AC 30.2cm　　HC/AC 1.06
FL 7.3cm　　脐动脉 S/D=2.32

胎心率：123 次/分

羊水:AFI=14.3cm

胎盘:位于子宫后壁

孕妈妈要重视本月的 B 超检查，为胎宝宝的健康把好最后一关。

孕 9 月周周看

胎宝宝随时待命

孕 9 月，孕妈妈就连睡觉也会觉得辛苦，可是在辛苦之后是甜蜜，宝宝到来的幸福会让妈妈觉得孕期的辛苦都是值得的。这个月的胎宝宝似乎也很期待和孕妈妈见面，胎动的力气比以前大很多。但孕妈妈和胎宝宝都不要着急，还有一个多月才能见面呢。

二胎妈妈看过来

为新生儿准备物品时，可以把大宝的小衣物整理出来，告诉他：这些都是你以前穿的，现在穿太小了，你能让给未来的弟弟妹妹穿吗？若大宝对某件小衣服舍不得，不妨让他保留着。当然，若爸爸妈妈能动员大宝“割爱”分享出自己最爱的一件玩具就更好了。若是大宝不愿意则不要勉强，避免大宝认为自己喜欢的东西被“抢”走，要尊重宝宝的物主权。

week 33 脐带绕颈不要慌

一听说脐带绕颈，孕妈妈都会非常担心。有的孕妈妈甚至会因为自己肚子里的胎宝宝太活泼而担心出现这种情况。事实上，“脐带绕颈”并没有那么可怕。

脐带绕颈与脐带长度及胎动有关，如胎宝宝较多地自动回转或者是进行外倒转术，都可能导致脐带绕颈。脐带绕颈一般没什么危险，不必过于担心。

脐带绕颈一周的情况很常见。脐带绕颈松弛，不影响脐带血液循环，是不会危及胎宝宝的生命安全的。脐带绕颈的发生率为20%~25%，也就是说，平均每四五个胎宝宝中就有一个生下来发现是脐带绕颈的。因此，孕妈妈不用太过担心，平时坚持数胎动，如果发现胎动异常，应及时就医。

当然，也不排除意外情况。如果脐带绕颈过紧可使脐血管受压，导致血液循环受阻或胎宝宝颈静脉受压，使胎宝宝脑组织缺血、缺氧，造成宫内窘迫甚至更严重的后果。这种现象多发生于分娩期，如果同时伴有脐带过短或相对过短，往往会在产程中影响胎先露（最先进入骨盆入口的胎儿部分）下降，导致产程延长，加重胎宝宝缺氧，危及胎宝宝的生命。

干货！干货！

脐带绕颈了该怎么办

♥ 之前我曾经接待过一位特别“好学”的孕妈妈，每次产检完都会查资料争取看懂所有的结果，有问题还会来问我。孕晚期的一次产检之后不久，她就因为看到 B 超报告单上有个“√”型标志前来咨询。我告诉她这是脐带绕颈一圈的意思，不过不用担心，只要平时坚持数胎动，减少震动，发现异常及时就医就可避免发生危险，一般情况下不会影响宝宝的健康。听到这些她才放心。

week 34 分娩的必经之路——产道

产道就是孕妈妈分娩时胎宝宝经过的通道，由骨产道和软产道两部分组成。

骨产道就是骨盆，是一个不规则的、向前弯的、前壁稍短的筒形通道，通过测量骨盆入口和出口的尺寸，与胎宝宝头颅的大小相比较，可判断胎宝宝能否顺利通过。分娩时，胎宝宝首先经过骨产道。骨产道越大，胎宝宝分娩越顺利；骨产道小或有畸形，胎宝宝通过时将会受阻，可能引发难产。

软产道是由子宫下段、宫颈、阴道及骨盆底软组织组成的弯曲产道。分娩时，子宫颈随着子宫的收缩先展开变薄，颈口逐渐开大，阴道也扩张了，以使胎头通过。软产道如果有畸形或水肿情况，也会对分娩造成影响。

week 34 评估产道情况，决定分娩方式

在孕晚期的产检中，医生会对孕妈妈的身体状况做一个评估，评估的主要对象就是孕妈妈的产道。产科医生会结合孕妈妈的产道情况给出一个合理的分娩建议，如果孕妈妈对分娩方法有什么疑虑或自己的想法，要及时与医生沟通，选择最佳的解决办法。通常情况下，孕妈妈都可以采用顺产的方式，这样不仅符合自然规律，而且利于身体恢复，同时顺产对宝宝的肺部、大脑、神经、感觉系统发育都有好处，利于增强抵抗力。

除了身体状况，孕妈妈的心理状态也会对分娩造成重要影响，能够顺产的孕妈妈要正确对待宫缩带来的疼痛，用信心和勇气来提高自己对疼痛的耐受性。如果孕期学习了缓解压力和疼痛的方法，这时候可以用上，使分娩顺利进行。相反，孕妈妈如果心理压力太大，很容易引发大脑皮层功能紊乱，导致宫缩无力或胎儿窘迫，从而使分娩变得困难。

干货！干货！

无痛分娩，让顺产不再痛苦

❤ 在与临近预产期的孕妈妈交谈时，我可以感受到她们的紧张和矛盾，她们既希望早点“卸货”，又因为看到了网络上对分娩痛苦的各种夸张描述而感到害怕，尤其是初次生产的孕妈妈。其实分娩并没有想象的那么可怕，对有些孕妈妈来说可能还会很轻松，而且在待产和阵痛开始后，孕妈妈是可以选择无痛分娩的，这种方法能减轻孕妈妈在分娩前期的疼痛。医护人员也会尽可能减少孕妈妈的痛苦。所以孕妈妈们不要担心，现在的分娩不再会是一场劫难。

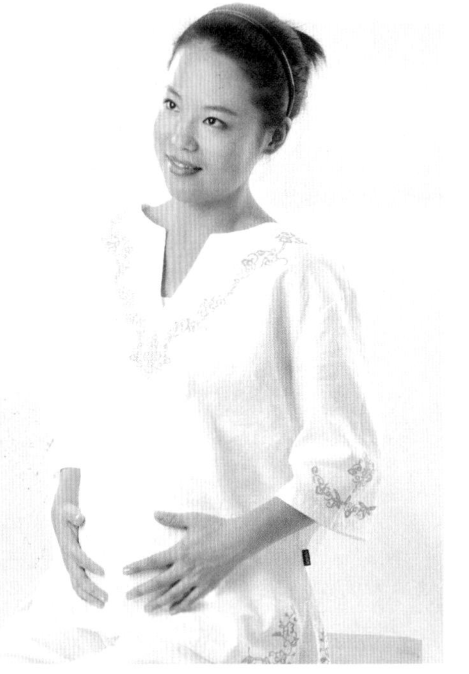

孕妈妈可以在闲暇时做做产道收缩的运动，为顺产助力。

week 35 会阴侧切不要怕

阴道口与肛门之间的软组织称为会阴。会阴侧切是在分娩过程中，当胎儿的头快露出阴道口的时候，医生会在孕妈妈的会阴附近进行局部麻醉，用剪刀剪开会阴，一般有正中切口和侧切口两种切口方式。由于在会阴侧切之前会进行局部麻醉，所以在切开或缝合时一般不会感觉到疼痛。会阴侧切后，术后恢复也快，不会对生活造成影响，所以孕妈妈不必担心。

会阴侧切是为了防止孕妈妈会阴撕裂，保护盆底肌肉，使胎宝宝尽快降生，以避免胎宝宝心跳减弱、回旋不能顺利进行等可能出现的情况，是避免胎宝宝出现危险的手段。

week 35 是否做会阴侧切因人而异

不是所有的顺产都必须做会阴侧切。如果孕妈妈会阴肌肉弹性强，能够让胎宝宝顺利通过，就没有必要进行会阴侧切。孕妈妈如果不想做侧切，可以在分娩前与医生商量好，在情况允许的时候尽量避免侧切。有以下情况的孕妈妈一般需要会阴侧切。

1. 胎头过大，无法正常通过产道。

2. 用产钳或胎头吸引器助产。

3. 初产，胎宝宝臀位。

4. 患心脏病、妊娠高血压疾病等，需要缩短第二产程。

5. 早产，胎宝宝宫内发育迟缓或宫内窘迫，需减轻胎头受压并尽早娩出。

6. 曾做过会阴切开缝合，或修补后瘢痕大，影响会阴扩展的孕妈妈。

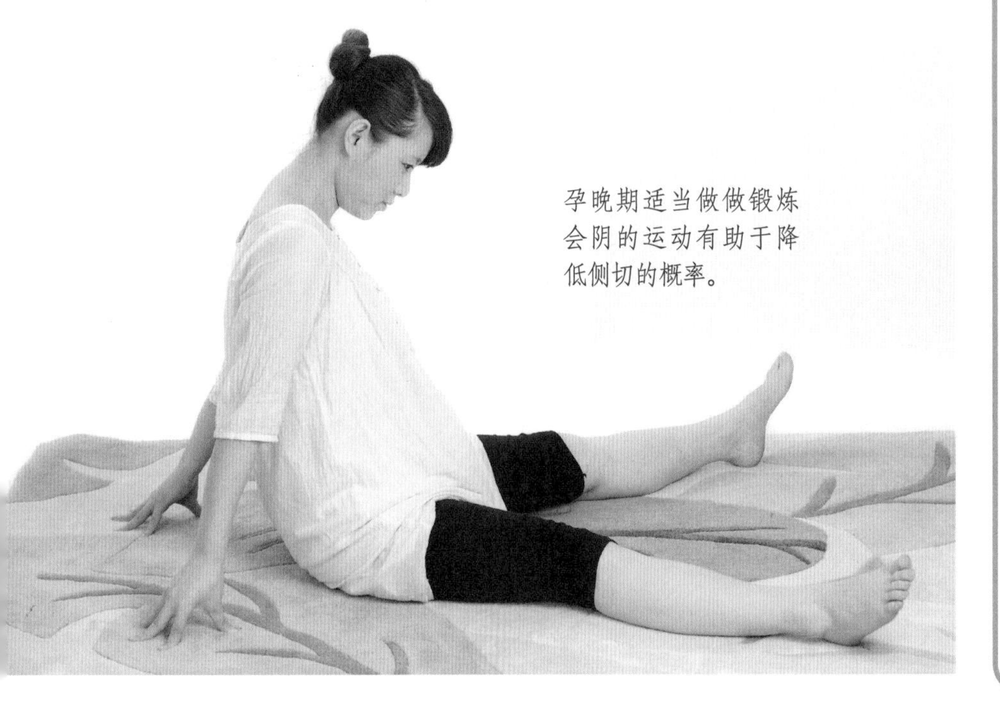

孕晚期适当做做锻炼会阴的运动有助于降低侧切的概率。

干货！干货！

避免会阴侧切的小妙方

- 除了因为害怕顺产而要求剖宫产外，待产孕妈妈关心最多的就是能不能不进行会阴侧切。虽然我们会尽量避免会阴侧切，但是实际上，很大一部分孕妈妈还是经历了这个小手术。孕妈妈想要避免会阴侧切，需要在孕期就开始准备，怀孕期间控制饮食，并养成运动的习惯，这样可以减缓孕妈妈体重的增加速度，避免胎宝宝过大，同时加强肌肉力量，帮助生产。

- 另外，孕妈妈可以每天用 5 分钟的时间来按摩会阴，这样可以降低分娩时会阴撕裂和会阴侧切的概率。如果实在无法避免侧切，按摩还可以减轻行会阴侧切手术之后敏感部位的疼痛。

孕晚期孕妈妈最好不佩戴隐形眼镜。

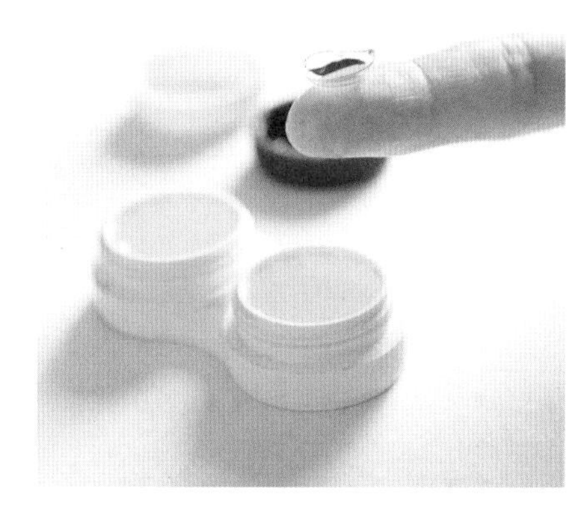

week 35 近视孕妈妈的顾虑

怀孕之后，孕妈妈的眼睛会发生变化，你会发现过去很好佩戴上的隐形眼镜此时变得很难戴上，而且佩戴隐形眼镜的眼睛会出现明显的异物感、干涩感。如果此时勉强佩戴隐形眼镜，容易造成眼球新生血管损伤，严重的还可能导致发炎等症状。对于一些孕妈妈十分喜爱的美瞳，此时更应该避免再戴。

对于细菌性结膜炎、角膜炎，我们经常使用主要成分为氯霉素的眼药水，但氯霉素可能会导致灰婴综合症及唇裂、腭裂、再生障碍贫血等畸形，所以建议孕妈妈最好不要使用。红霉素相对比较安全，但为了自己和胎宝宝的健康，孕妈妈也应在医生的指导下用药。

有些近视的孕妈妈和准爸爸听说宝宝是否会近视与遗传有一定的关系，尤其是当父母均为高度近视时，宝宝近视的概率就会更大，即使不是一出生就成为近视，也有较大可能发展为近视。但据相关资料显示，因为遗传因素而近视的人数仅占近视总人数很少的一部分，所以孕妈妈不必过分担心。

week 35 高度近视的孕妈妈能否顺产

如果高度近视的孕妈妈身体各个方面条件都允许，是可以自然分娩的，不过与不近视的孕妈妈相比，会增加一点不利因素。最好的办法是请医生来把关，根据眼底的具体情况确定是否能够顺产。

另外，即使在分娩过程中发生视网膜脱落，孕妈妈也不要过于担心，经过手术是可以恢复的。

干货！干货！

近视孕妈妈也可以顺产

♥ 我在门诊遇到了一位戴着眼镜的孕妈妈，看上去温婉贤淑，但是好像又不太开心。我看完她的检查报告之后，告诉她一切正常，建议顺产。这时她才吐露说，自己近视 500 度，担心不能顺产。我告诉她，高度近视是指超过 600 度，而且顺产时视网膜脱落是由于用力不当，她现在的身体状况，如果分娩时听从医生的指导，顺产是没有问题的，如果不放心，还可以在产前到眼科去做一下检查，排除病理性近视和眼压过高。这位孕妈妈在做了相关检查之后终于露出了笑容。

框架眼镜是近视孕妈妈在孕期的首选。

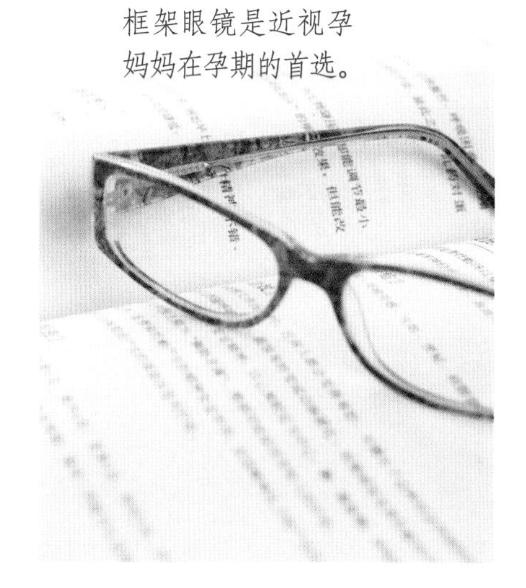

week 36 剖宫产也是一种选择

孕妈妈能顺产时，最好采取顺产的分娩方法，不要因害怕阵痛而轻易选择剖宫产。如果胎宝宝和孕妈妈不符合顺产的条件，那就不得不采取剖宫产这种分娩方式了。孕妈妈存在以下情况要进行剖宫产。

1. 孕妈妈的骨盆狭小或畸形，不利于顺产。

2. 孕妈妈的产道不利于分娩，有炎症或病变、畸形等情况。

3. 胎宝宝胎位异常，有前置胎盘或者体重过重的情况。

4. 有妊娠合并症的孕妈妈。

5. 子宫有瘢痕，或者有产前出血症状。

week 36 剖宫产前的准备事项

由于剖宫产不是自然状态下的分娩方式，所以在决定用这种方法分娩之后，孕妈妈要做一些准备。

1. 做好心理疏导，提前学习剖宫产的相关知识，熟悉其生产流程、注意事项等，保持乐观的情绪。

2. 手术前一天做好清洁工作，准备好待产包，在亲人的陪同下提前住进待产医院。

3. 术前12小时内禁止饮食；术前6小时内禁止饮水及其他饮料。

4. 术前要摘掉首饰、发饰、眼镜等物品，换上手术服。

5. 在医生的指导下提前抽血、做皮试、留置导尿管等。

干货！干货！

如何看待生产中的“二茬罪”

♥ 在众多要求剖宫产的孕妈妈中，有一部分孕妈妈是担心选择顺产万一受阻，顺转剖要受“二茬罪”，认为还不如一开始就选择剖宫产。对于有这种想法的孕妈妈，我们除了开导之外，还会建议她们控制体重，并做好阴道分娩的心理、生理准备及知识储备，在医生的指导下进行适度运动，增加韧带弹性和肌肉力量，缩短产程，减少分娩痛苦，绝大多数遵循医生指导的孕妈妈都可以完成顺产。不过，如果真的出现了危及孕妈妈和胎宝宝生命安全的情况，我们会通知产妇和家属，及时改为剖宫产，以保证分娩的顺利进行。

剖宫产纵向切开与横向切开的对比

项目	纵向切开	横向切开
使用率	很少用	常用
位置	子宫上部纵切	子宫下部横切
长度	较长	较短
复原情况	伤口相对容易裂开	伤口相对不容易裂开
第二次妊娠分娩方式	必须再次进行剖宫产分娩	若情况允许，可以尝试顺产

week 36 孕晚期腹胀怎么办

腹胀是子宫肌肉收缩的结果，但也有可能是早产的前兆。尤其在孕晚期，孕妈妈会感到腹胀的次数大幅度增加，这意味着孕妈妈需要休息了。

腹胀感受因人而异

腹胀是由于外界各种刺激而引起的子宫收缩，这些刺激包括身体疲劳、精神紧张等。每个人的状况不同，受到同样刺激后的感觉也会有所不同，这都是正常的，所以孕妈妈不要因为自己的情况与其他人不同而太过担心。一般比较敏感的人就比较容易腹胀。另外，皮下脂肪少的人，由于腹腔空间较小，也比较容易发生腹胀。

生理性腹胀不会影响胎宝宝

腹胀时，子宫处于收缩状态，这时提供给胎宝宝的氧气会略微减少。因此，有的孕妈妈担心这种感觉会使胎宝宝难受。但实际上，子宫的收缩是一紧一松的，即使氧气循环会有片刻的减少，富含氧气的血液也会马上补充上来，所以胎宝宝并不会有什么难受的感觉。相反，正常的生理性腹胀还有助于刺激、促进胎宝宝的大脑发育。对于腹中的胎宝宝来说，子宫的收缩就像是妈妈在轻拍着逗他玩一样，他会觉得很有趣，所以孕妈妈放松心情即可。

感觉腹胀要注意休息

无论是不是正常的生理性腹胀，孕妈妈都应该先休息一下。能躺下自然最好，但如果是在外面，可以坐在椅子上安静地休息。一般孕妈妈容易在晚上感觉腹胀，这是由于一天的疲劳导致的，一定要早点休息。很多孕妈妈也会在早上醒来时感觉腹胀，这是因为刚醒来时比较敏感，或者可能是对将要开始的一天感到紧张。孕妈妈不要着急起床，稍微休息一下，感觉好点后再起床。

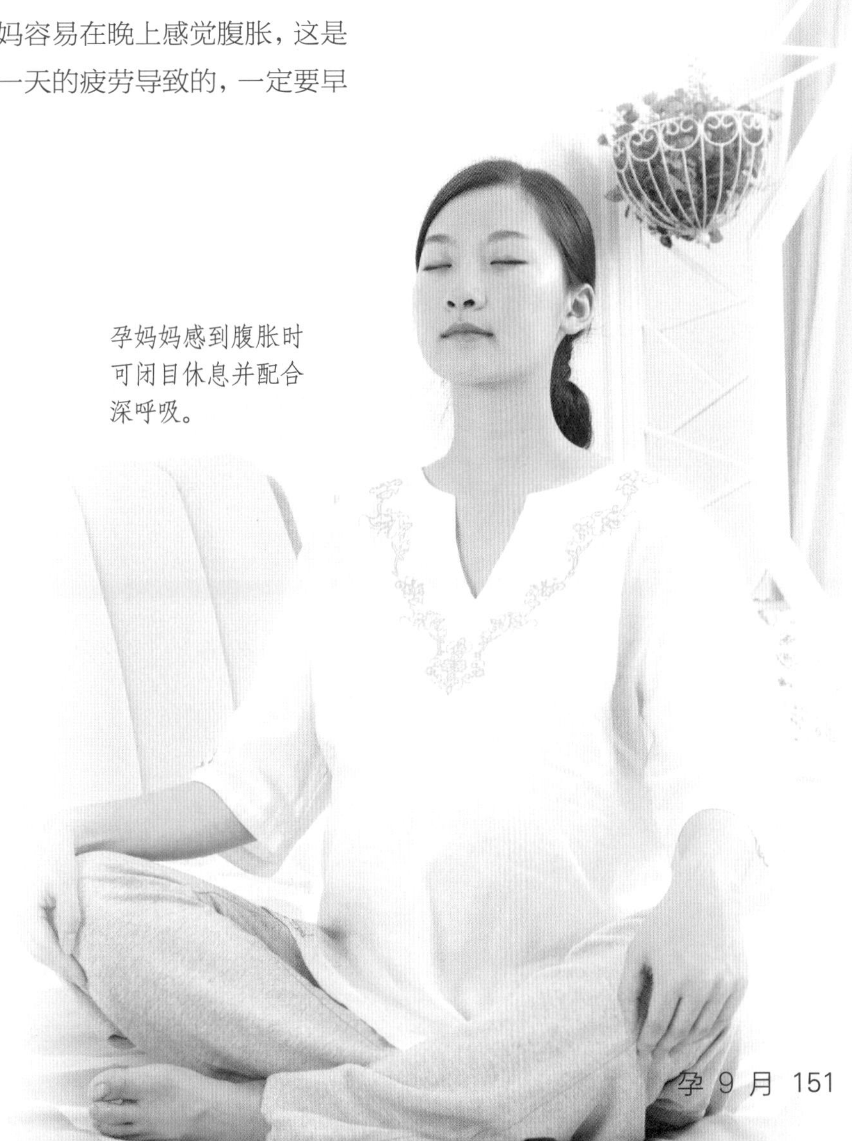

孕妈妈感到腹胀时可闭目休息并配合深呼吸。

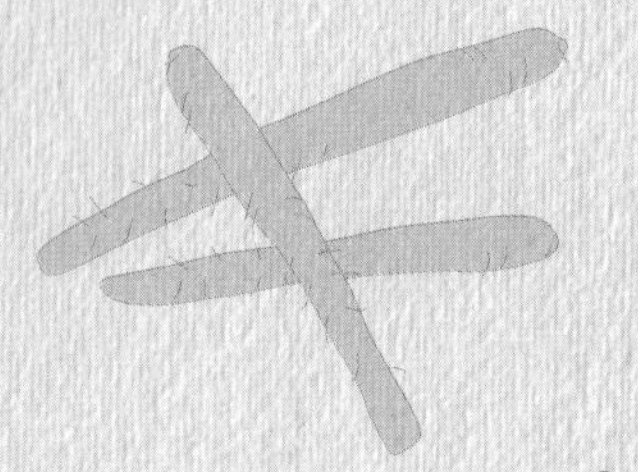

孕9月吃什么速查

本月必吃的 2 种食材

山药

山药富含各种维生素及钾、钙、镁等多种矿物质，是孕妈妈的滋补佳品。

妈妈补 宝宝壮

补脾胃，助消化

山药含有淀粉酶、多酚氧化酶等物质，有利于消化吸收，是孕妈妈平时补脾胃的药食两用之品。同时，山药还有助于促进肠蠕动，预防和缓解便秘。

补钙补铜

山药富含钙和铜。钙能够满足孕晚期胎宝宝骨骼最后的发育所需，还可以预防先天性佝偻病；铜可以预防胎膜早破。

山药 主打营养素

山药富含各种维生素及钾、钙、铜等多种矿物质，是孕妈妈的滋补佳品。

蛋白质	钙	维生素C	铜
1.9克	16毫克	5毫克	240微克

注：图表中的数值仅供参考，代表每 100 克山药中所含的该种营养素。

孕妈妈 食用禁忌

孕妈妈在腹泻的时候不要吃生山药，因为生山药性凉，不易消化。山药皮中所含的皂角素和黏液里含的植物碱对皮肤有刺激性，少数孕妈妈在接触后会引起过敏而发痒，所以处理山药时应避免直接接触。

推荐食用方法

桂花紫山药

原料：山药 50 克，紫甘蓝 40 克，糖桂花适量。

做法：①将山药洗净，上蒸锅蒸熟，凉凉后去皮，再斜着切成块。②紫甘蓝洗净，切碎，加适量水用榨汁机榨成汁。③山药在紫甘蓝汁里浸泡 1 小时至均匀上色。④摆盘，浇上糖桂花即可。

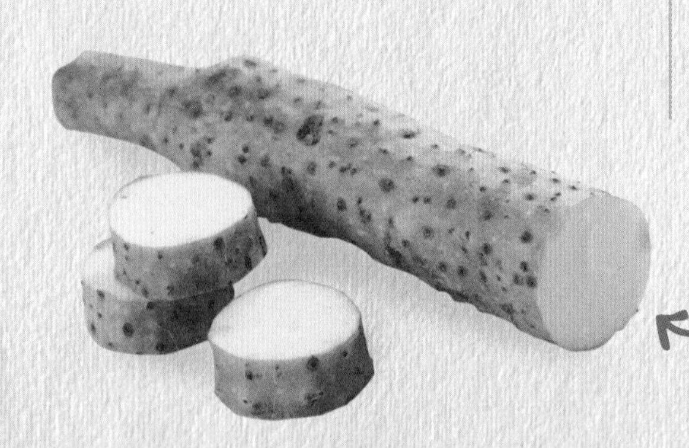

山药中的黏液有润滑、滋润作用，可益肺气、养肺阴。

火龙果

火龙果富含水溶性膳食纤维、维生素 C 等营养成分，具有预防便秘、控制体重、预防妊娠斑形成的作用，孕妈妈可适当食用。

妈妈补 宝宝壮

避免重金属中毒

火龙果中含有一种植物蛋白，可以帮助孕妈妈排出体内的重金属离子，有一定的预防重金属中毒的功效，保证母婴健康。

延缓衰老，美白肌肤

火龙果中的维生素 C 含量非常高，具有美白、淡斑、抗衰老的功效，孕妈妈常吃火龙果可以起到美白的作用。

火龙果 主打营养素

火龙果营养价值很高，含有丰富的钙、磷、铁等矿物质和维生素，还含有植物蛋白、花青素和较多的水溶性膳食纤维。

膳食纤维	蛋白质	维生素C	叶酸
1.6 克	1.1 克	3 毫克	28.1 微克

注：图表中数值仅供参考，代表每 100 克火龙果中所含的该种营养素。

孕妈妈 食用禁忌

虽然火龙果的果肉不甜，但是并不代表火龙果含糖量少，实际上其糖分比一般水果要高，所以血糖偏高的孕妈妈一定要控制食用量。另外，由于火龙果是凉性食物，所以有脸色苍白、四肢乏力、经常腹泻等症状的孕妈妈不宜多食。

推荐食用方法

西米火龙果

原料：火龙果 1 个，西米 20 克，白糖适量。

做法：①将西米用开水泡透，蒸熟；火龙果对半剖开，挖出果肉切成小粒。②锅中注入清水，加入白糖、西米、火龙果粒一起煮开，盛入火龙果皮内即可。

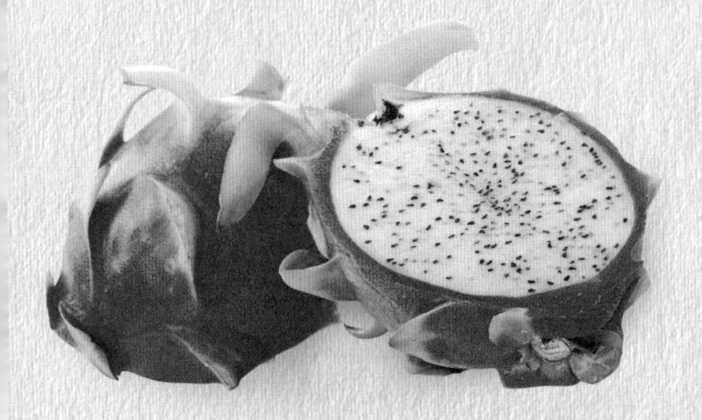

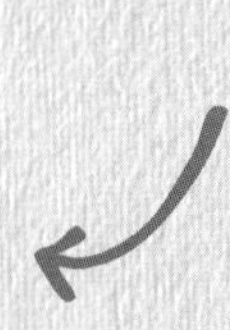

火龙果的内层果皮含有大量的花青素，可以生吃或凉拌。

本月推荐食谱

1. 南瓜包

原料：南瓜 250 克，糯米粉 100 克，藕粉 30 克，鲜香菇 2 朵，盐、酱油、白糖各适量。

做法：①南瓜去皮去瓤，蒸熟，压碎，加入糯米粉、藕粉，揉匀；鲜香菇洗净，切丝。②油锅烧热，将鲜香菇放入锅中炒香，加盐、酱油、白糖，炒匀成馅。③将揉好的南瓜糯米团分成 10 份，擀成包子皮，包入馅料，放入蒸锅中蒸 10 分钟即可。

孕妈妈便签：南瓜包色泽鲜亮，营养又开胃，是孕晚期利于孕妈妈健康的好选择。

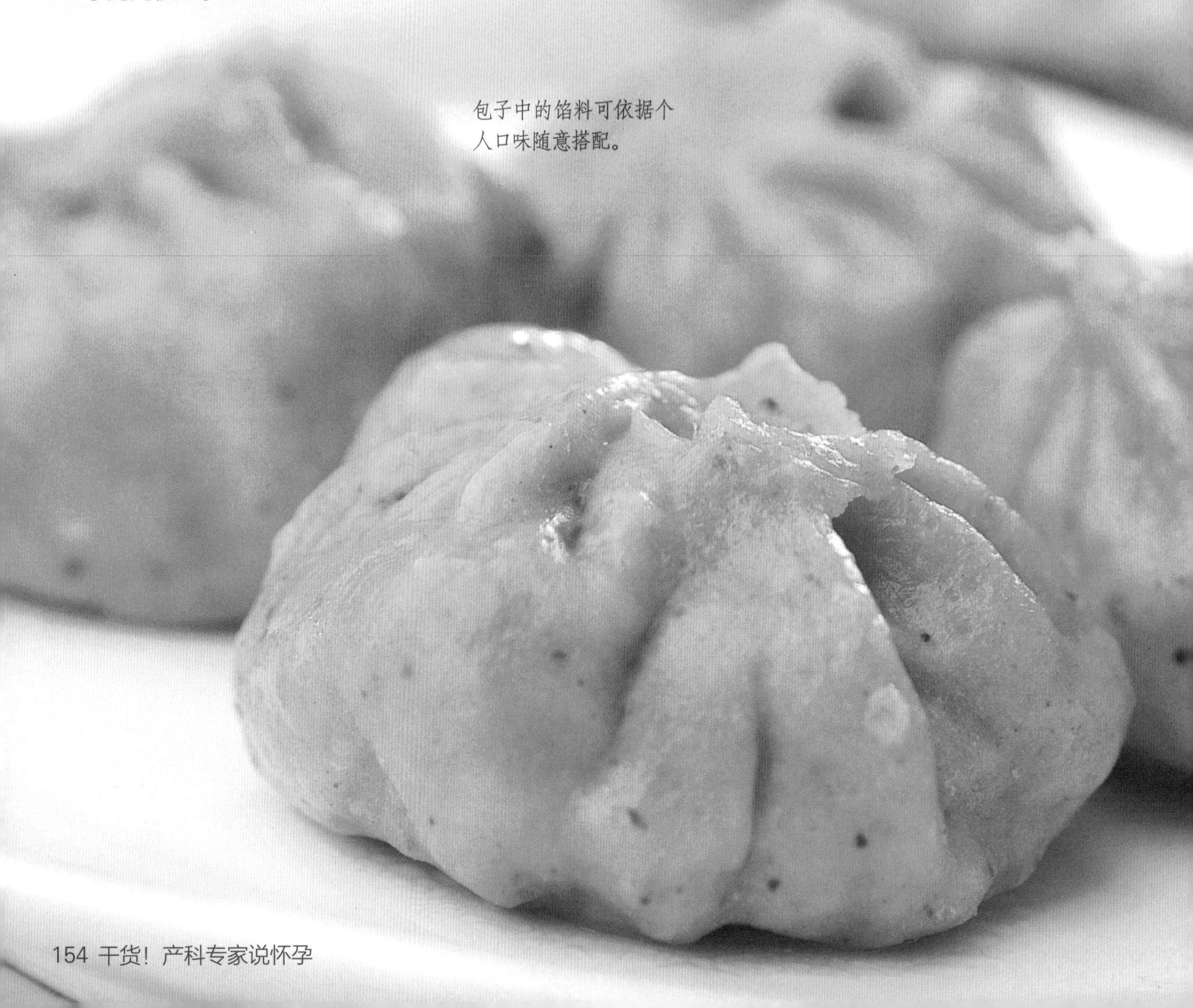

包子中的馅料可依据个人口味随意搭配。

2. 什锦海鲜面

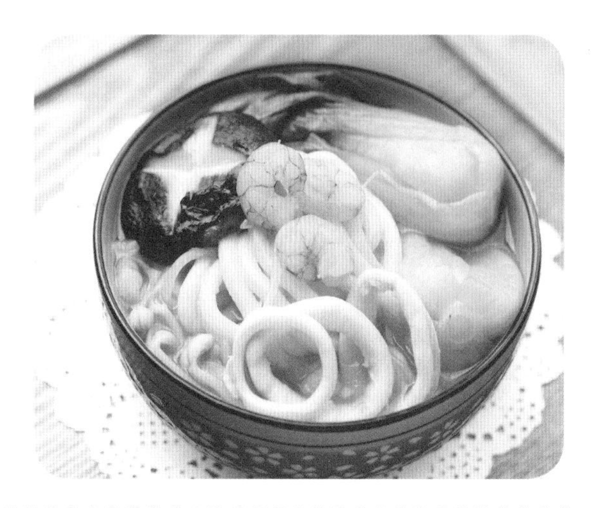

原料：面条、虾仁各50克，鱿鱼1条，鲜香菇1朵，黄豆芽、油菜段各30克，葱段、油、盐各适量。

做法：①虾仁洗净；鱿鱼切成圈；鲜香菇洗净，切十字花刀。②油锅烧热，炒香葱段，放入鲜香菇和适量水煮开。③再放入鱿鱼圈、虾仁、黄豆芽、油菜段煮熟，加盐调味后盛入碗中。④面条煮熟，捞起放入碗中即可。

孕妈妈便签：此面富含矿物质、蛋白质，有助于增强孕妈妈体力。

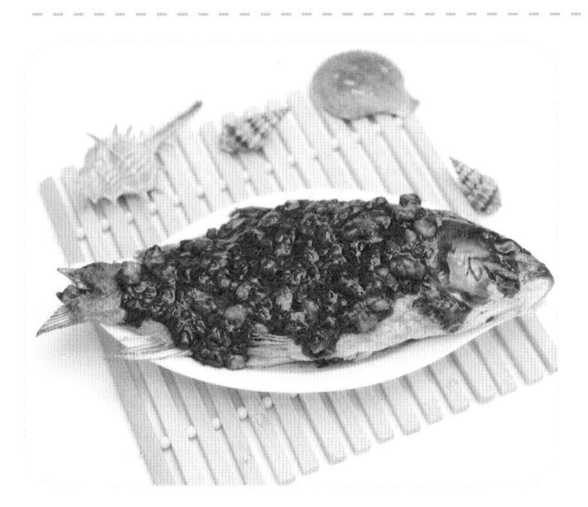

3. 荷包鲫鱼

原料：鲫鱼1条，猪瘦肉100克，盐、酱油、料酒、白糖各适量。

做法：①鲫鱼从鱼肚开刀，挖去内脏，洗净，在鱼身上划几刀。②将猪瘦肉洗净，切成细末，加盐拌匀，塞入鲫鱼身上的刀口处。③将鱼下油锅，两面煎黄，放入料酒、酱油、白糖、水各适量。④加盖烧20分钟，起锅即可。

孕妈妈便签：鲫鱼味道鲜美，肉质细嫩，营养丰富，能为胎宝宝的发育提供充足的营养。

4. 五彩山药虾仁

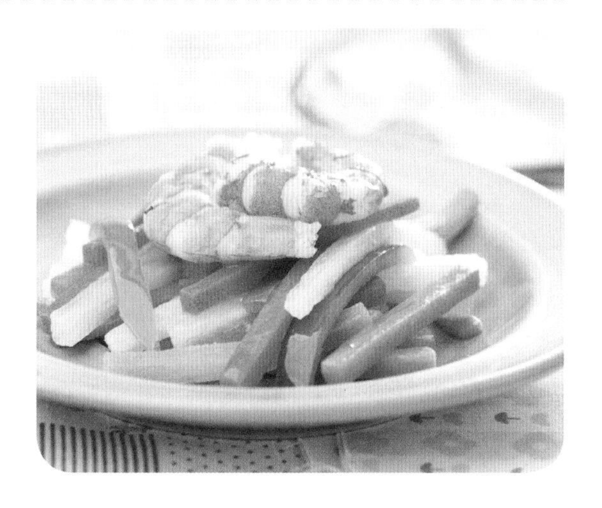

原料：山药200克，虾仁、青椒各50克，胡萝卜半根，盐、香油、料酒各适量。

做法：①山药、胡萝卜去皮，洗净，切成条，放入沸水中焯烫；青椒洗净，切条；虾仁洗净，用料酒腌20分钟，捞出。②油锅烧热，放入山药条、胡萝卜条、青椒条、虾仁同炒至熟，加盐调味，淋香油即可。

孕妈妈便签：五彩山药虾仁中的蛋白质、维生素含量丰富，能为胎宝宝感觉器官的发育提供全面的营养。山药膳食纤维含量丰富，饱腹感强，可帮助孕妈妈控制体重。

孕9月健康运动

到孕9月，孕妈妈的身体已经非常笨重了，胎宝宝随时都有可能出生，所以孕妈妈在日常生活中要格外小心，避免腹部受到外力压迫。孕妈妈可以做一些运动，帮助打开盆骨和增加盆底肌肉弹性，从而使胎宝宝更容易通过产道，让分娩更轻松容易。

锻炼盆底肌助力顺产

括约肌锻炼

括约肌锻炼可以加强肌肉的韧性，有助于降低分娩时会阴撕裂与侧切的概率，还可以延缓孕妈妈盆腔内器官的老化。具体做法如下。

1. 孕妈妈绷紧阴道、肛门部位的肌肉，每次坚持8~10秒，每天做200次。

2. 孕妈妈也可以在小便时试着停一下憋几秒尿，使肌肉收缩，以达到锻炼括约肌的目的。

会阴按摩

孕晚期的孕妈妈可每天进行会阴按摩，增加肌肉组织的弹性和柔韧性，这样也可以帮助顺产。具体做法如下。

1. 进行按摩前孕妈妈需注意卫生，剪指甲，洗净手，选择在舒适的地方坐下，把腿伸展开，呈半坐着的分娩姿势，了解会阴所在位置。

2. 选择水溶性的润滑剂，涂抹在会阴位置，将自己的拇指插入阴道，朝着直肠的方向按压会阴组织，并轻轻伸展至会阴口，直到自己觉得有轻微烧灼或刺痛的感觉，保持伸展直到刺痛消失，随后继续。

3. 在按摩的过程中，孕妈妈可在阴道里勾起自己的拇指，并且慢慢地向外推压阴道组织。

做这项会阴按摩时，孕妈妈应格外注意，过于用力按压会阴部会造成会阴处敏感肌肤出现瘀伤和刺痛，且按摩时也不要用力按压尿道，否则会导致感染和发炎。

多运动可缓解便秘

一般情况下，3天不排便就是便秘了。但也要根据孕妈妈的个人情况进行判断，有些孕妈妈即使只有1天不排便，也会觉得肚子胀，很痛苦，这也是便秘。

引起孕期便秘的原因主要是增大的胎宝宝压迫直肠。活动少也是引起便秘的一大原因。到了孕晚期，因为行动不便，孕妈妈懒得再运动了，整天坐着或躺着，使得蠕动本已减少的胃肠对食物的消化能力下降，这样就加重了腹胀和便秘的发生。因此，孕妈妈在孕晚期也要坚持进行适度的运动。

准爸爸陪孕妈妈一起做运动

随着孕周的增加，孕妈妈肚子越来越大，身体懒懒的，不愿意运动。这时，准爸爸可要做好监督和陪练的工作。因为孕妈妈进行适当的运动既能控制体重，又能提高身体的免疫力，还能改善妊娠期的各种不适。早上起床后，或者晚饭后，准爸爸可以陪孕妈妈做做孕妇操或瑜伽，哪怕只是简单地散散步，都能起到锻炼的作用。

孕妈妈体操：门闩式

离分娩越来越近，为了促进顺产，孕妈妈应多做一些扩展骨盆的运动，有利于宝宝的出生。孕妈妈可以经常练习门闩式孕妇操，伸展骨盆的同时，还能使腹部肌肉和器官保持良好的状态，腹部皮肤不会松弛下垂。还在工作的孕妈妈经常练习此套动作，可以缓解背部僵硬、酸痛的症状。

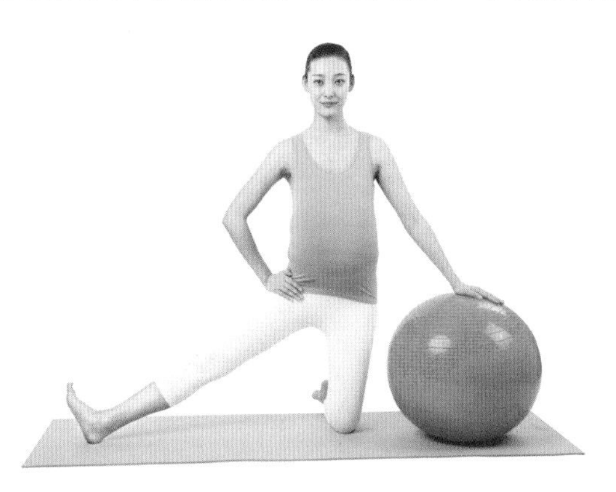

1 跪立于瑜伽垫上，左手先扶着球，右手放于髋部，伸直右腿向外打开，脚趾回勾向膝盖方向，脚跟与左膝对齐，左腿小腿胫骨下压，脚踝前侧伸展，背部向上立直。

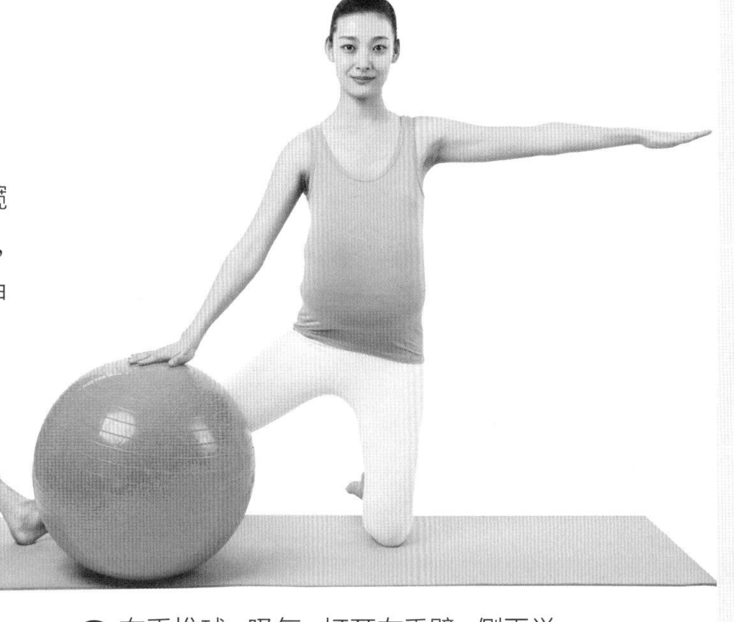

2 右手推球，吸气，打开左手臂，侧平举。

3 呼气，左手臂向上伸展，手心向内旋转，同时带动身体向右侧弯曲，右手自然推动球向右侧移动。打开胸腔，向上翻转，眼睛通过手臂内侧向上看，此姿势保持 3~5 组呼吸，随着吸气逐渐还原到步骤 2，换另外一侧练习。

小提醒

♥ 向右侧弯曲时，只要稍将右手搭在球上以保持平衡即可，切不可将整个前臂压在球上，这样容易失衡跌倒。右脚始终保持着地的状态，切不可腾空，否则会向前跌倒。

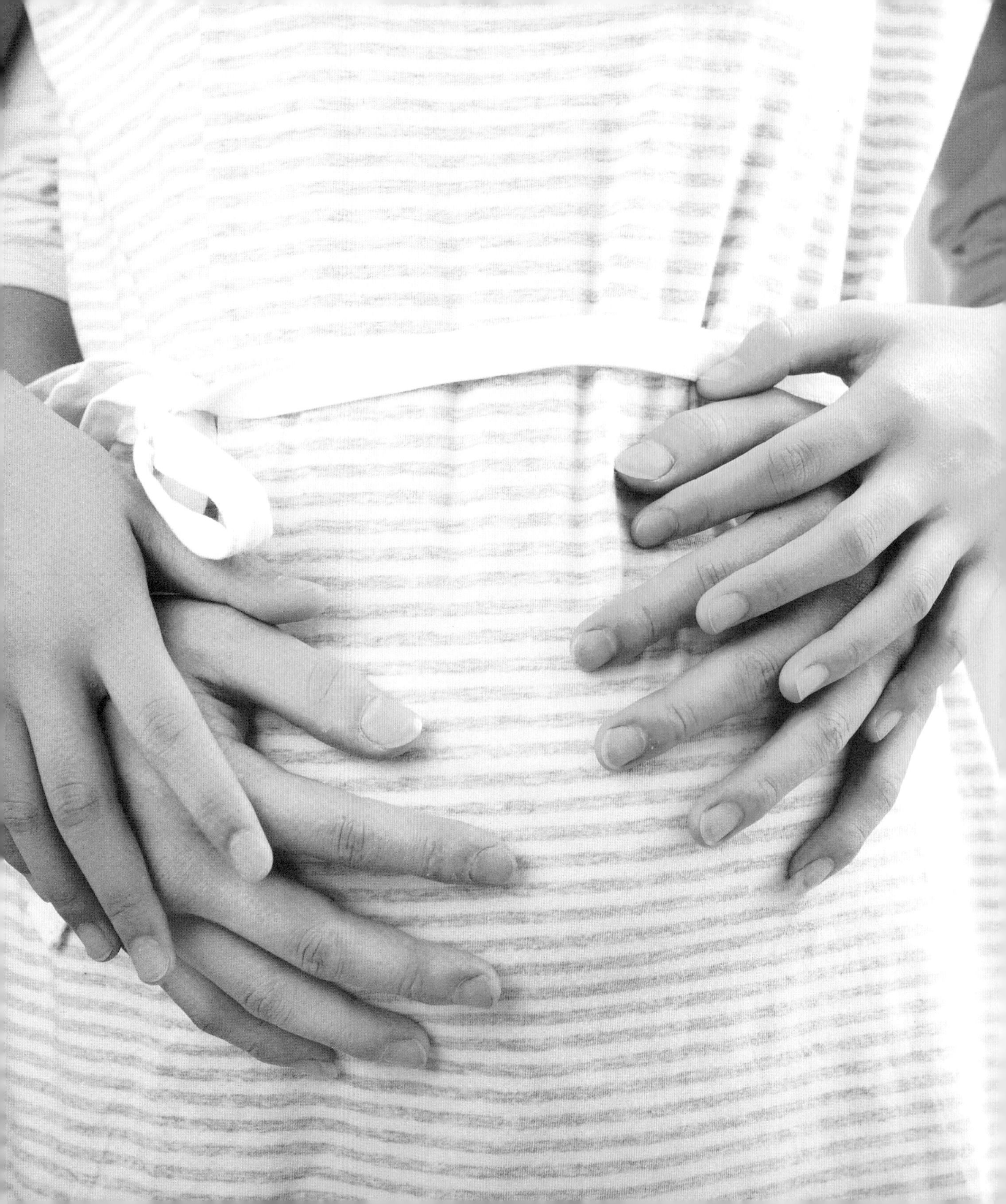

孕10月

产检小叮咛

- 产检时向医生详细了解临产的征兆有哪些，学会分清真假宫缩。
- 了解应该何时入院待产。

生活小叮咛

- 选择好入院的行车路线，避免到时候手忙脚乱。
- 待产包放在容易拿取的地方，以便孕妈妈和准爸爸拿起就走。

饮食小叮咛

- 巧克力可缓解紧张的情绪，为孕妈妈提供足够的热量。
- 顺产的产程间隙可以吃些小点心，补充体力。
- 剖宫产术前晚上 12 点后禁食，术前 6~8 小时禁水。

运动小叮咛

- 练习呼吸方法有益于分娩，每天可抽时间多练习几次。
- 结合呼吸法进行散步，用鼻子吸气，然后用口呼气。

孕 10 月产检

在怀孕的最后一个月，孕妈妈应每周去医院检查 1 次，以便在第一时间了解胎宝宝的变化，预防各种紧急情况的发生，这也是为了孕妈妈和胎宝宝的安全考虑。

孕 10 月的产检项目

- □手摸宫缩
- □胎位检查（确定孕妈妈顺产还是剖宫产）
- □体重及血压检查
- □子宫检查（测量宫高、腹围）
- □羊膜镜检查（判断胎儿安危，主要用于高危妊娠以及出现胎儿窘迫征象或胎盘功能减退的检测）
- □血常规检查
- □尿常规检查（有助于肾脏疾患的早期诊断）
- □胎心监护，推测胎宝宝有无异常
- □心电图（判断孕妈妈能否承受生产压力）
- □营养摄取及日常生活注意事项咨询
- □可与医生讨论怀孕后心情的变化和自己关心的问题

以上项目可作为孕妈妈产检参考，具体产检项目以医院及医生提供的建议为准。

产科门诊问答排行榜

NO.1 剖宫产有利于保持身材吗

有的孕妈妈以为顺产时骨盆完全打开，产后恢复身材会很难，而剖宫产不会让身材走样，这种想法是不科学的。骨盆的张开和扩大是在孕期就发生的，并不是在生产那一刻才发生。而且相比剖宫产而言，顺产的妈妈可以早下床活动，更有利于产后的恢复。

NO.2 择日分娩可取吗

有些孕妈妈本来可以顺产的，但为了让宝宝在良辰吉日出生，或为了让宝宝早点入学，赶到 9 月 1 日之前生，会选择提前进行剖宫产。这不仅不利于孕妈妈的身体恢复，给腹部留下难看的瘢痕，对宝宝也没有好处，易引起呼吸窘迫症、肺炎等早产并发症。

NO.3 阵痛开始后总想排便是怎么回事

当宫口大开、马上要分娩的时候，就会有种想大便的感觉，这是胎宝宝在阴道里刺激直肠而产生的感觉。如果孕妈妈不能判断情况，那么每次有了便意都要告诉医生，或者在家人的陪护下如厕，不要擅自去厕所，以避免发生危急情况。

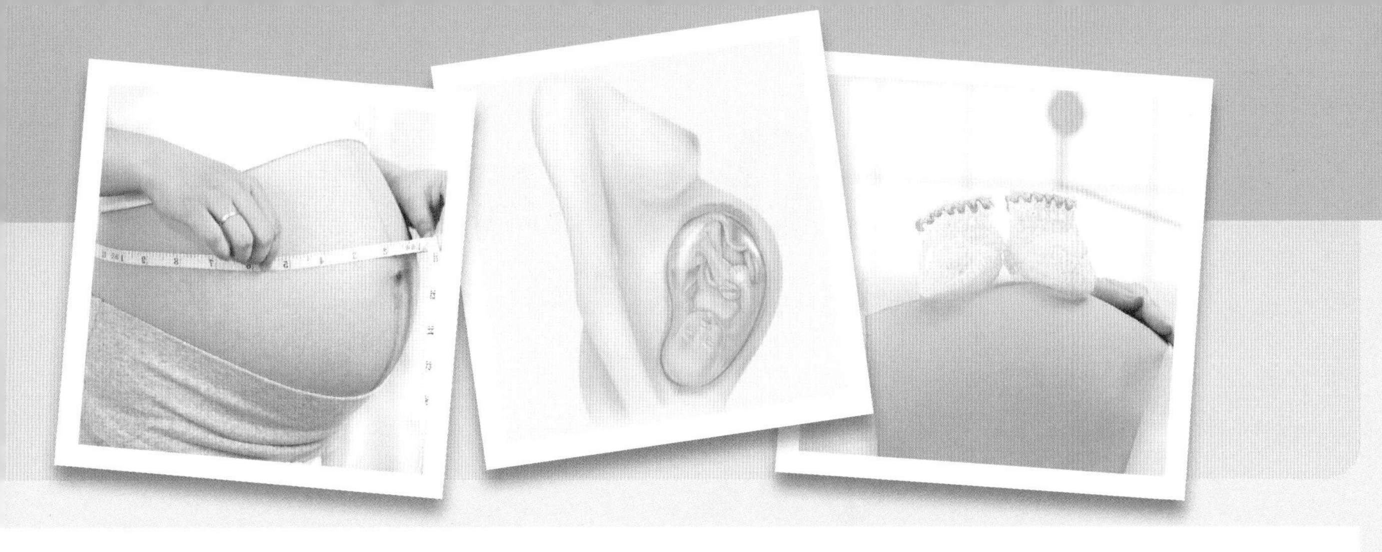

专家解读你的产检报告

孕 32 周后，孕妈妈每次产检都需要进行胎心监护，以动态监测胎宝宝的活动情况。

胎心监护主要是检测胎宝宝在宫内的活动情况。做监护时，孕妈妈背靠椅子坐着，进行约 20 分钟的胎心监测。若 20 分钟内胎动次数大于 3 次，每次胎动时，胎心加速超过 15 次 / 分，且没有出现频繁的宫缩，那么这时的监护结果通常被认为是正常的，表示胎宝宝很健康。

胎心监护报告单上主要有两条线。上面一条线表示胎心率，正常情况下波动在 120~160 次 / 分，一般表现为基础心率，多为一条波形曲线，出现胎动时心率会上升，出现一个向上凸起的曲线，胎动结束后会慢慢下降。胎动计数大于 30 次 /12 小时为正常，胎动计数小于 10 次 /12 小时则提示胎宝宝缺氧。下面一条线表示宫内压力，在宫缩时会增高，随后会保持在 20 毫米汞柱左右。

胎心过快或过慢也不一定都有问题，医生会根据一段胎心监护图进行评分，8~10 分为正常，7 分以下为异常。出现异常情况时，医生会及时进行下一步处理：或要求重新做胎心监护，或做 B 超，或入院。胎心监护只能检测特定时间的胎动情况，所以孕妈妈平时要注意在家自测胎动，发现异常情况应及时就医。

产检前你需要注意这些

胎心监护时，孕妈妈最好选择一个舒服的姿势进行，避免平卧位。很多孕妈妈做胎心监护时都不是一次通过的，其实大多数时候胎宝宝并没有异常，只是睡着了而已。所以，孕妈妈在做检查前就要把胎宝宝叫醒。孕妈妈可以轻轻摇晃腹部或者抚摸腹部，把胎宝宝唤醒，也可以在检查前的 30 分钟内吃些巧克力、小蛋糕等甜食。

胎心监护报告单

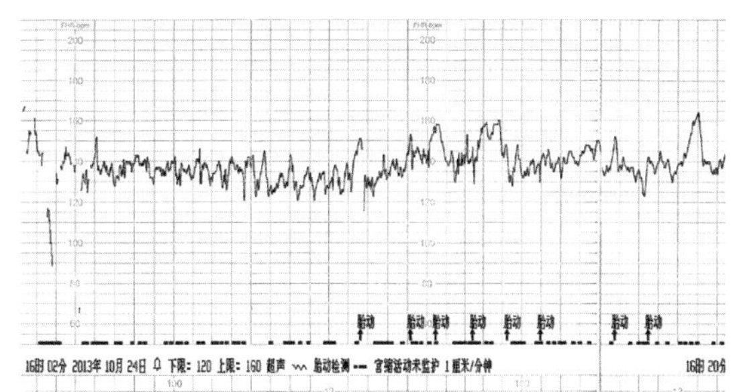

孕 10 月周周看

很快成为新妈妈

孕 10 月了，一想到马上就要与腹中的胎宝宝见面了，孕妈妈是不是已经有点按捺不住了呢？临近分娩，孕妈妈最需要做的就是调整好心情，密切关注身体变化，相信并听从医生的建议，顺利完成分娩。

二胎妈妈看过来

有些孕妈妈未告知自己的生产史，这样会对医生的接生工作造成很大的困扰。头胎分娩和二胎分娩的产程会相差很多。比如，初产妇的顺产产程可能需要 12 小时左右，经产妇很可能只需要 30 分钟，所以医生的应对方式会有所不同，错误的准备会让医生措手不及，也会给孕妈妈和胎宝宝造成安全隐患。为了孕妈妈和胎宝宝的安全，在做入院登记医生询问病史时，请孕妈妈如实相告。

week 37 在家待产要做什么

过了孕 9 月，孕妈妈就要随时做好入院生产的准备了。不要紧张，按照下面的步骤做，多给自己一点信心就可以了。

1. 尽可能每天洗澡，淋浴或只擦擦身体都可以。特别要注意保持外阴部的清洁，头发也要整理好。

2. 充分摄取营养，充分休息，以积蓄体力。初产妇从宫缩加剧到分娩结束需要 12~16 个小时，但时间的长短也是因人而异的。

3. 避免性生活，因为性生活可能会造成胎膜早破和早产。

4. 因为宫缩不知道会在什么时候开始，所以不要走太远，在家附近进行短途散步即可。如需要走远些，一定要将地点、时间等向家里人交代清楚，或让家人陪同出门。

5. 确认物品、车辆的安排，以及与家人的联系方法，安排好不在家期间的事情等。提前将分娩时所用的物品以及宝宝出生后用的物品整理好放入待产包里，放到容易取拿的地方，保证孕妈妈可以立刻拿了就走，不会因为慌乱而落下东西。

6. 过度的心理压力会对胎宝宝造成许多不良影响，比如造成胎动异常活跃、宫内缺氧、宫内发育迟缓及出生时体重低，甚至可能直接危及胎宝宝的健康。因此，孕妈妈一定要调整好情绪，通过自己喜欢的方式来减压。

去医院待产的时间不宜过早 干货！干货！

❤ 在产科工作多年，我遇到过很多哭笑不得的事，比如曾经有个孕妈妈，产检一切正常，但是刚出了孕 8 月就开始联系入院待产。其实太早入院待产，无形中会让孕妈妈和家人都产生不必要的心理压力，造成产程过长，有的孕妈妈会进而要求进行不必要的剖宫产。一般情况下，我们会建议孕妈妈在出现规律性宫缩后再到医院待产，或根据医生建议入院。

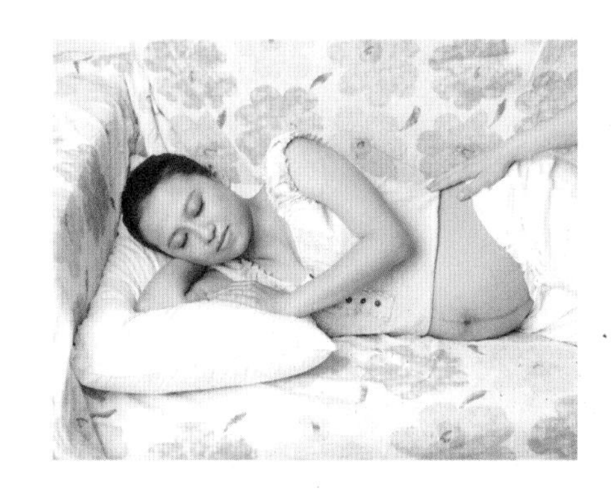

week 38 临产有预兆

此时，如果感觉肚子痛，孕妈妈的第一个反应可能是"要生了"。了解并且掌握分娩前兆，有助于孕妈妈控制局面，减少不必要的紧张、忙乱。

见红：临产前因子宫内胎膜与宫壁分离，会产生少量出血，称为"见红"，这是较可靠的即将分娩的征兆。如果出血量大，可能是胎盘早剥，需要立即到医院检查。

规律宫缩：在临近预产期时，孕妈妈在1天内有好几次腹部发紧的感觉，并且这种感觉慢慢转为很有规律的下坠痛、腰部酸痛，每次持续30秒、间隔10分钟。以后疼痛时间会逐渐延长，间隔时间随之缩短。当规律性的疼痛间隔时间仅为3~5分钟时，孕妈妈就应该去医院了，因为这意味着将要临产了。

有一种情况，孕妈妈感觉到肚子痛时到医院待产，却发现并不是真的要生了，这常被称为"假性宫缩"。一般假性宫缩的疼痛位置只在前方且宫缩无规律，时间间隔也不会越来越小，宫缩强度比较弱，不会越来越强，即使有时候会增强，但又会转弱，孕妈妈行走或休息片刻后会停止。

破水：阴道流出羊水，俗称"破水"。因为子宫强有力的收缩，子宫腔内的压力逐渐增加，子宫口开大，胎宝宝头部下降，引起胎膜破裂，阴道流出羊水。羊水正常的颜色是无色或淡黄色，如果是血样、绿色混浊，到医院后应及时告诉医生。

干货！干货！

不是每个孕妈妈都同时有这些临产征兆

♥ 见红、宫缩、破水都是临产征兆，但是在产科的实际案例中，这三者的出现没有固定的先后顺序，也并不是所有的孕妈妈都会出现这些临产征兆。有的孕妈妈宫口全开了但没有发生破水，而是胎宝宝娩出和破水同时发生；有的出现假性宫缩后很快就进入规律宫缩，宫口打开得也很快，整个生产过程非常迅速；有的孕妈妈在分娩时虽然前期宫口开得快，后期却又慢下来……总之，了解临产征兆，配合孕妈妈的自我感觉，并随时咨询医生，才是非常安全的选择。

真假临产区别

真临产	假临产
宫缩有规律，每3~5分钟1次	宫缩无规律
宫缩强度逐渐增强	宫缩强度不随时间增强
休息或行走时，宫缩不缓和	宫缩会随活动或体位的改变而减轻
宫缩伴有见红	宫缩通常不伴有黏液增多或见红
宫颈口逐渐扩张	宫颈口无明显改变

两个产程间隙吃点巧克力蛋糕，既补充体力，又能调节心情。

week 38 分娩当天饮食有讲究

分娩是一个漫长的消耗体力的过程，所以孕妈妈要在分娩当天适当吃些既可以补充能量，又可以为分娩储备力量的食物。但吃什么、如何吃，需要根据分娩进程和分娩方式区别对待。家人需要提前准备好食材，按时做给孕妈妈吃，并且尽量做得色、香、味俱全，帮助孕妈妈提高食欲。

第 1 产程，宜吃半流质食物

第 1 产程持续时间最长，为了确保有足够的精力完成分娩，应以半流质或软烂易消化的食物为主，如粥、面条、蛋糕、面包等。

第 2 产程，宜吃高热量食物

快进入第 2 产程时，疼痛加剧，此时应尽量在宫缩间歇摄入一些高热量食物补充体力，帮助胎宝宝娩出。巧克力是很多营养学家和医生推崇的“助产大力士”，能帮助孕妈妈补充体力，可以在第 2 产程时吃。

干货！干货！

剖宫产前一天应适当禁食

• 在我们嘱咐准备顺产的孕妈妈吃点易消化的食物时，旁边准备剖宫产的孕妈妈总会投来羡慕的目光，这个时候我们会专门再去叮嘱剖宫产孕妈妈一遍：手术前一天的晚餐要清淡，晚上 12 点以后不要吃东西，手术前 6~8 小时内不要喝水。但总有些孕妈妈或孕妈妈的家人对医嘱不够重视，认为医生只是在吓唬人，结果安全起见，大部分在手术前吃过东西的孕妈妈不得不临时更改手术计划。

week 39 正确应对产前焦虑情绪

产前焦虑是正常的。如果孕妈妈是第1次生宝宝，在面临人生最重大的“见面”时，产生紧张情绪是自然的，但紧张情绪不宜发展成为焦虑。大多数分娩过程都是健康而顺利的，对于孕妈妈一直担心的分娩疼痛，大多数人也是可以忍受的，还可以通过无痛分娩等方式减轻疼痛。

自我缓解

缓解产前焦虑的最好办法是孕妈妈自我调节，尽量放松心态，听从医生的指导，充分了解孕产知识，相信自己一定会平安顺利地生下宝宝。在分娩前，可以进行自我暗示练习，告诉自己分娩虽然很痛，但是这种疼痛是可以忍受的，而且分娩的疼痛可以让宝宝更聪明，因为分娩时的疼痛能使孕妈妈脑中产生脑啡肽，这种物质有益于宝宝的智力发育。

向医护人员寻求帮助

如果孕妈妈自己无法解开心结，也可以把自己的恐惧或焦虑告诉医生或助产士。妇产科里的医生和护士经历过各种分娩过程，也看到过不同的孕妈妈们的表现。如果把恐惧或焦虑告诉他们，他们会从更专业的角度进行解释，让孕妈妈释放焦虑和恐惧，也能在分娩过程中给予孕妈妈更多的支持。

准爸爸主动支持

怀孕不是孕妈妈一个人的事，尤其在临近分娩这种重大时刻，准爸爸有责任承担起关心、爱护孕妈妈的工作。如果准爸爸此时能多与自己的妻子进行沟通，了解妻子的担心、忧虑和每天的心理感受，很多情绪会在聊天中得到释放和缓解。孕妈妈要时刻记住，准爸爸是你最有力的支持者，你不是一个人在“战斗”。

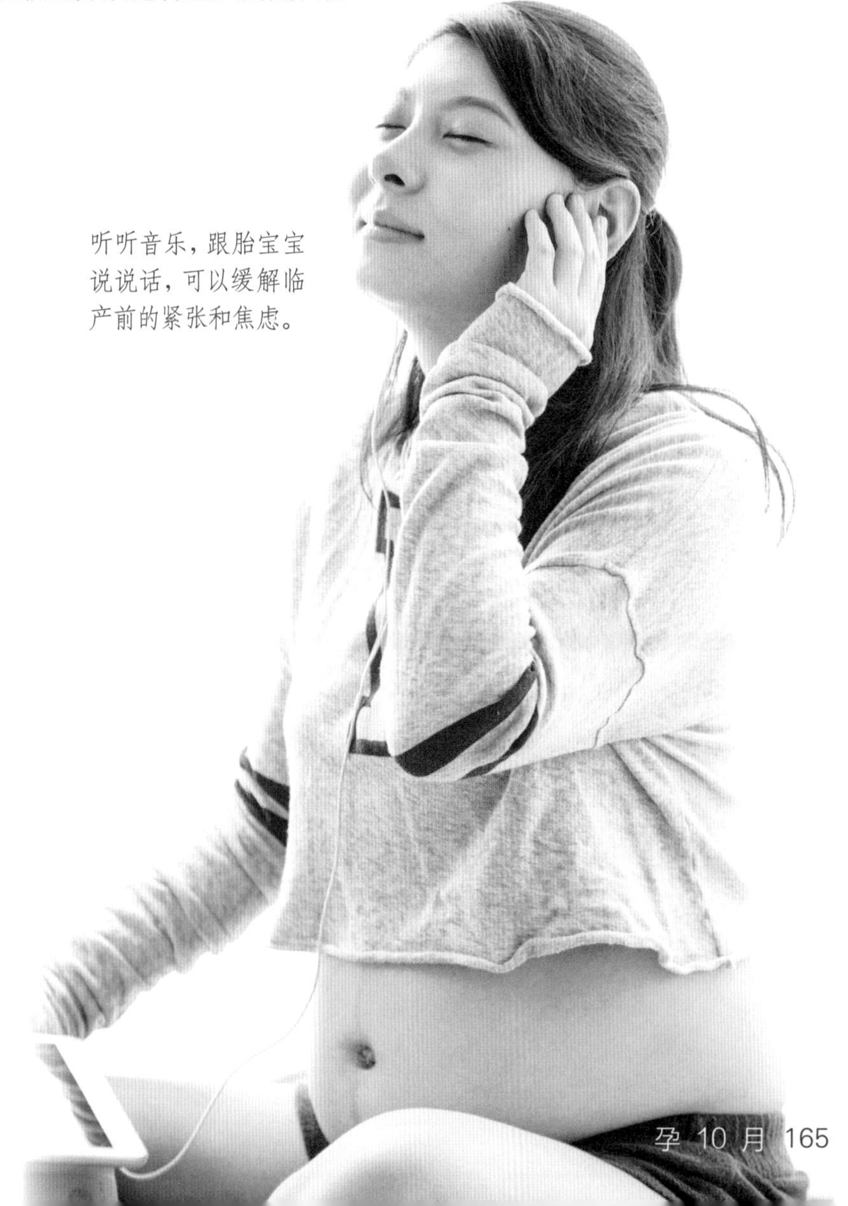

听听音乐，跟胎宝宝说说话，可以缓解临产前的紧张和焦虑。

week 40

警惕胎膜早破

在子宫没有出现规律性收缩以及阴道见红的情况下发生了胎膜破裂，被称为胎膜早破。胎膜早破会使胎宝宝失去胎膜的保护，易引发感染，应及时去医院就诊。

引起胎膜早破的原因

1. 孕妈妈的宫颈口松弛，使胎膜受到刺激而引发胎膜早破。

2. 胎膜发育不良，如存在羊膜绒毛膜炎等，造成羊膜腔里压力过大，引起胎膜早破。

3. 胎位不正、骨盆狭窄、头盆不相称、羊水过多、多胎妊娠等，也会使羊膜腔里压力增大，发生胎膜早破。

4. 孕期性生活不慎引起羊膜绒毛膜感染，特别是精液中的前列腺素可以诱发子宫收缩，导致羊膜腔压力不均匀，引发胎膜早破。

5. 一些其他因素也会引起胎膜早破，如孕期剧烈咳嗽、猛然大笑或暴怒以及做重体力活等，都可能使腹腔压力增高，致使胎膜破裂。

预防胎膜早破

为了胎宝宝的健康和孕妈妈分娩时的安全，孕妈妈要尽可能地避免发生胎膜早破。预防胎膜早破的方法如下。

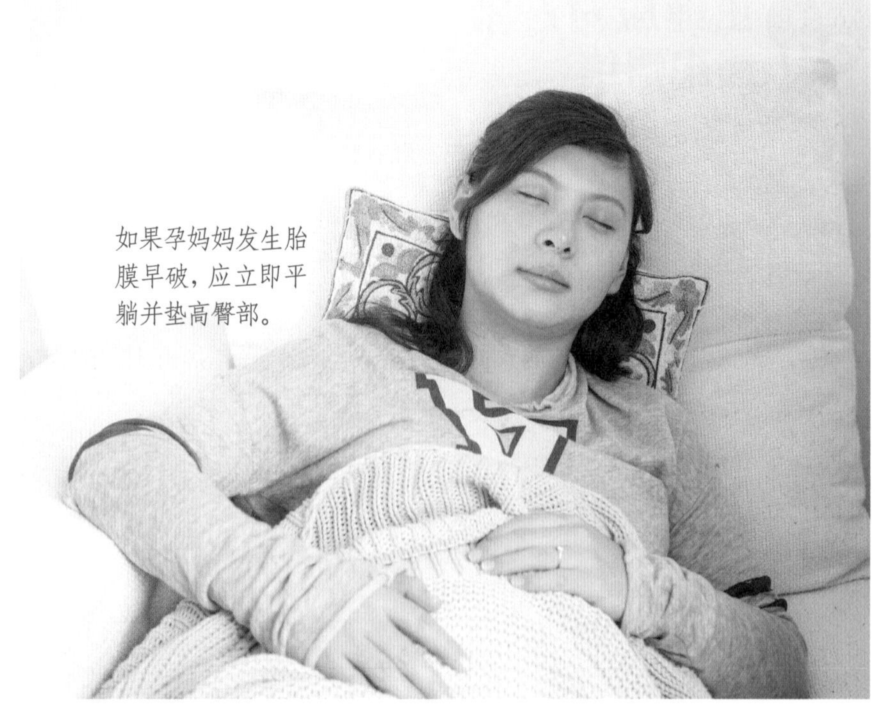

如果孕妈妈发生胎膜早破，应立即平躺并垫高臀部。

1. 注意休息，不宜过于劳累，每天保持愉快的心情。

2. 不要进行剧烈活动，走路要当心，以免摔倒，切勿提重物以及长时间路途颠簸。

3. 孕期减少性生活，特别是孕晚期 3 个月要禁止性生活。

冷静处理，远离危险

胎膜早破之所以会造成较大的危险，是因为无法及时分辨，发生胎膜早破时，很多孕妈妈会以为是自己小便尿湿了内裤，并不知道是胎膜早破，因此延误了最佳治疗时机。当孕妈妈感到有液体流出时，可以试着用憋尿动作来控制液体流出：如果液体停止流出，则是尿液；如果不能控制，则是胎膜早破。羊水闻起来有一种甜味，而尿液闻起来是有些刺鼻的味道。此外，孕妈妈可以在家备一些胎膜早破试纸，一旦发现有不明液体，就用试纸来测试。

一旦发生胎膜早破，孕妈妈不要过于慌张，应立即平躺下来。不管孕妈妈是否已到预产期，有没有子宫收缩，都必须立即赶往医院就诊。在赶往医院的途中，也需要采取垫高臀部的躺卧姿势。

week 40 过期妊娠要警惕

虽然每个孕妈妈都有预产期，但是能在预产期当天分娩的孕妈妈少之又少，在孕 37~42 周分娩都是正常的。怀孕超过孕 42 周的话，则称为过期妊娠，这时孕妈妈要持续做好胎动监测并及时就医。

过期妊娠对孕妈妈和胎宝宝的危害主要有以下几个方面。

1. 胎盘功能减退。怀孕超过 42 周，胎盘开始老化，机能衰减；另外，胎宝宝更加成熟，对氧的需要量也更多，因此过期妊娠的胎宝宝易发生宫内缺氧，导致吸入性肺炎、智力障碍，甚至窒息死亡。

2. 羊水量减少。怀孕时间超过 42 周后，羊膜分泌能力下降，羊水量减少，子宫的收缩会直接压迫到胎儿及胎盘，影响胎儿的血液循环，使胎儿容易发生缺血缺氧性脑部疾病。

3. 易发生难产。过期妊娠的胎宝宝颅骨相对较硬，颅缝较窄，分娩过程中不易变形，易难产。同时也会增加胎儿颅内出血、母体产道损伤等概率。

4. 医生手术或器械助产的概率增加。过期妊娠对于孕妈妈的生理和心理都有一定负担，影响食欲和睡眠，均易导致分娩时发生宫缩乏力或宫缩不协调的现象，使产程延长，导致医生手术或器械助产的概率增加。

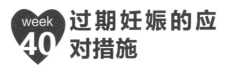

week 40 过期妊娠的应对措施

及时住院

明确有无胎宝宝宫内缺氧、巨大儿及羊水过少的情况，并进行胎心监护。

做好胎动监测

如果胎动过频或者过少，则表明胎宝宝缺氧，需及时就医。

时刻观察

应注意观察孕妈妈有无腹痛、阴道见红及破水等临产征兆。

适时终止妊娠

对于胎盘成熟度高，无产科合并症的孕妈妈，可以用人工破膜、催产素引产。对于有胎儿缺氧、胎儿生长受限、羊水过少、巨大儿或其他产科合并症的孕妈妈，可以进行剖宫产终止妊娠。

过期妊娠更要做好胎动监测。

干货！干货！

避免过期妊娠从产前运动开始

♥ 过期妊娠的原因有很多，比如激素比例失调、子宫收缩减弱、胎儿畸形和遗传等因素，但是由于过期妊娠没有什么具体症状，所以很难预防。一些孕妈妈在孕 40 周时入院待产，却还没有任何分娩迹象，我们一般会建议这些孕妈妈适当做一些体操、出门散散步或者爬楼梯，可以锻炼骨盆底肌肉，并促进胎儿入盆，以便顺利进入第一产程。

孕10月吃什么速查

本月必吃的2种食材

西葫芦

西葫芦本身是低脂、低热量的蔬菜，所含的营养相对平衡，有利于孕妈妈吸收，同时含有丰富的水分，可以帮助孕妈妈补充水分。

妈妈补 宝宝壮

孕妈妈皮肤水嫩通透

孕妈妈在怀孕之后，脸部肌肤会出现很多问题，比如暗黄、色斑、干燥等，这让孕妈妈很着急。西葫芦富含水分和维生素，具有润泽肌肤的作用，可以改善孕妈妈因怀孕造成的皮肤问题，起到很好的美容养颜作用。

提高免疫力

西葫芦含有一种干扰素的诱生剂，食用后可刺激孕妈妈产生干扰素，从而提高免疫力，保证胎宝宝和孕妈妈的健康。

西葫芦 主打营养素

西葫芦富含维生素C和维生素E，可以增强孕妈妈的新陈代谢，缓解怀孕后产生的肤色暗沉。此外，西葫芦还可以清热利尿、除烦止渴。

钙	维生素C	维生素E	铁
15毫克	6毫克	0.3毫克	0.3毫克

注：图表中的数值仅供参考，代表每100克西葫芦中所含的该种营养素。

孕妈妈 食用禁忌

选购时，孕妈妈最好不要选择太嫩的西葫芦，虽然这样的西葫芦口感较好，但其中水分含量过多，钙、磷、钾等成分相对较少。

推荐食用方法

虾仁炒西葫芦

原料：西葫芦300克，虾仁、盐、料酒、甜面酱、水淀粉、姜末、高汤各适量。

做法：①将西葫芦洗净，切片。②锅中倒入姜末、虾仁翻炒，加甜面酱继续翻炒。③倒入高汤，依次放入料酒、盐，再放入西葫芦片。④待西葫芦片熟后，用水淀粉勾芡，小火收干汤汁。

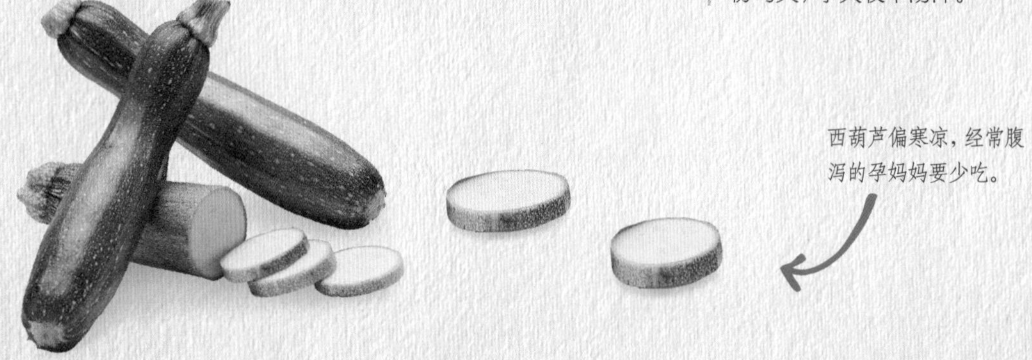

西葫芦偏寒凉，经常腹泻的孕妈妈要少吃。

鲫鱼

鲫鱼肉质细嫩，营养全面，口感鲜香，催乳效果极佳，是传统的孕产期滋补品。

妈妈补 宝宝壮

增强孕妈妈体质

鲫鱼可以温中补虚，强身健体，它所含的优质蛋白质易于消化吸收，经常食用可增强孕妈妈的免疫力，有利于胎宝宝的发育。

轻松去水肿，调理脾胃

孕妈妈在孕期易出现脾胃虚弱、水肿等症状，鲫鱼可以健脾利湿、温中下气，对这些症状有很好的改善作用。鲫鱼对患有妊娠糖尿病的孕妈妈也有较强的补益功效。

鲫鱼 主打营养素

鲫鱼中富含维生素 E 及钙、锌、铁等矿物质，是孕妈妈滋补的上好食材。

蛋白质	钙	锌	铁
17.1克	79毫克	1.9毫克	1.3毫克

注：图表中的数值仅供参考，代表每 100 克鲫鱼中所含的该种营养素。

孕妈妈 食用禁忌

鲫鱼虽然对孕妈妈有补养作用，但是天天吃的话不利于营养均衡，还会造成便秘。感冒发热期间不宜多吃。吃鲫鱼前后忌喝茶。

推荐食用方法

鲫鱼汤

原料：鲫鱼 1 条，葱、姜、蒜、盐各适量。

做法：①鲫鱼收拾干净，抹盐，腌 10 分钟。②葱切段，蒜切末，姜切片，备用。③油锅烧热，将姜片放入锅中，再放入鲫鱼，大火将鲫鱼煎至两面金黄。④转小火，加冷水没过鲫鱼，放入葱段、蒜末。⑤大火煮沸，把鲫鱼翻身，直至汤呈现奶白色，加盐调味即可。

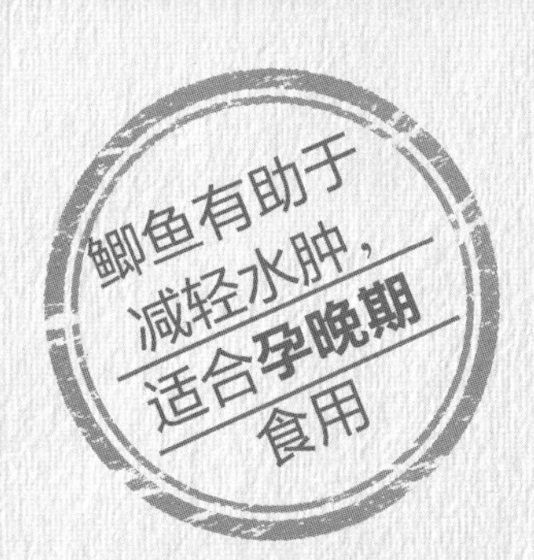

炖制鲫鱼汤时，可以先用油将鲫鱼煎一下，然后倒入凉水，用小火慢炖，使整个汤呈现乳白色，这样做出的鲫鱼汤味道鲜美。

本月推荐食谱

1. 干贝冬瓜汤

原料： 冬瓜 100 克，干贝 20 克，姜末、盐、料酒各适量。

做法： ①将冬瓜削皮，去瓤，洗净后切片；干贝洗净，浸泡 30 分钟，去掉老肉，放入碗内，加料酒、清水，隔水用大火蒸 30 分钟，取出备用。②冬瓜片、干贝、姜末放入锅内，加水煮 15 分钟，出锅时加入适量的盐调味即可。

孕妈妈便签： 冬瓜热量低，营养价值很高，搭配干贝，是孕妈妈的产前补益佳品。

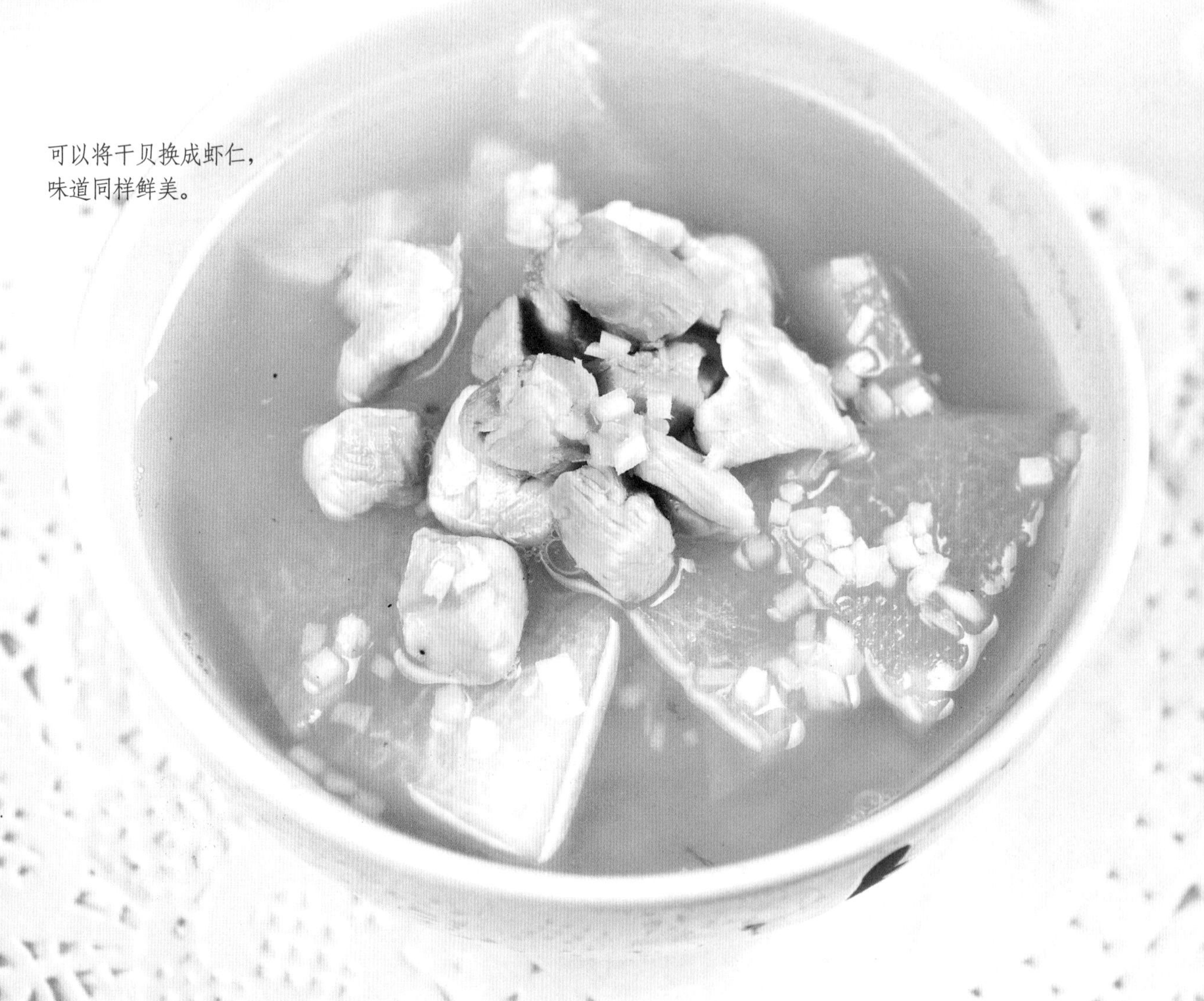

可以将干贝换成虾仁，
味道同样鲜美。

2. 西葫芦鸡蛋饼

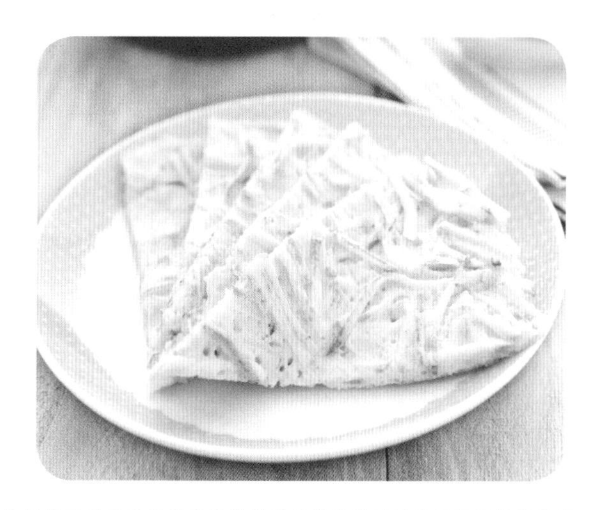

原料： 西葫芦 250 克，面粉 150 克，鸡蛋 3 个，盐适量。

做法： ①鸡蛋打散，加盐调味；西葫芦洗净，切丝。②将西葫芦丝和面粉放入蛋液中，搅拌均匀成面糊。如果面糊稀了就加适量面粉，如果稠了就加蛋液。③油锅烧热，倒入面糊，煎至两面金黄即可。

孕妈妈便签： 西葫芦富含维生素 C、胡萝卜素、钙，与鸡蛋搭配更利于营养吸收，且有清热利尿、润肺止咳、提高免疫力的功效。

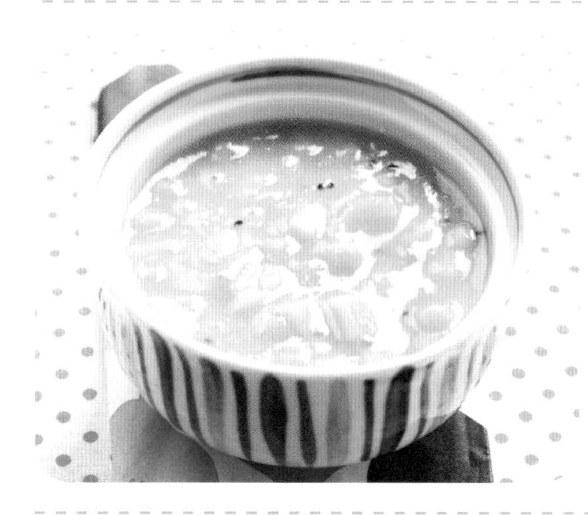

3. 果香猕猴桃蛋羹

原料： 猕猴桃 3 个，鸡蛋 1 个，白糖、水淀粉各适量。

做法： ①猕猴桃去皮，1 个切成小丁，2 个用搅拌机打成泥；鸡蛋打散备用。②将猕猴桃丁和泥一起倒入小锅中，加入适量清水和白糖，用小火边加热边搅拌，煮开后调入水淀粉，顺时针方向搅拌均匀，再将鸡蛋液打入，稍煮即可。

孕妈妈便签： 猕猴桃含有丰富的维生素 C，可干扰黑色素的形成，能使孕妈妈保持皮肤白皙。

4. 迷你八宝冬瓜盅

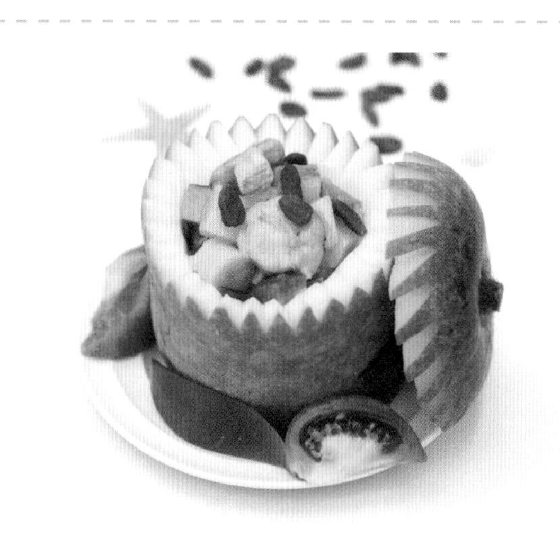

原料： 冬瓜 1 个，鸡肉、蟹柳、虾仁、鲜贝、熟火腿、萝卜、枸杞子、姜末、料酒、盐各适量。

做法： ①将冬瓜横切，瓜肉挖空，壳留用。②将冬瓜、鸡肉及其他原料切块。③将上述所有原料放入大盆中混合，放入料酒、盐，充分拌匀。④将拌匀的所有食材放在锅中炖，熟后放入冬瓜盅中即可。

孕妈妈便签： 丰富的食材可为孕妈妈提供充足的营养，为分娩储存能量。

孕10月健康运动

胎宝宝即将出生，有些孕妈妈开始为分娩担心。其实，生产是最自然的生理现象，是每个女性的本能，因此不必担心，顺其自然就好。孕妈妈此时仍要继续坚持做些有利于分娩的运动，同时还要学会一些缓解分娩疼痛的动作，开心地迎接宝宝的到来。

拉梅兹呼吸法

拉梅兹呼吸法是一种效果良好的分娩心理缓解法，可分散孕妈妈的注意力，令分娩的疼痛感减轻，从而使分娩更加轻松顺利。准爸爸可以和孕妈妈一起练习拉梅兹呼吸法，这样不仅会让孕妈妈更有安全感，而且有益于生产时准爸爸对孕妈妈进行抚慰。

第一步——胸部呼吸

在宫颈口刚刚打开时，孕妈妈会体会到阵痛的初次来袭。这时候不要慌，放松身体，用鼻子深深地吸一口气，尽量挺起胸部，好像把这口气暂时储存在胸部一样，然后用嘴吐出这口气。

胸部呼吸法是一种不费力且舒服的减痛呼吸方式，每当子宫开始或结束剧烈收缩时即可使用。

第二步——“嘻嘻”式浅呼吸

当宫颈口开到3~7厘米时，阵痛几乎每三四分钟1次。这时，孕妈妈努力放松身体，集中注意力，用嘴吸一小口气，暂时储存在喉咙，然后轻轻用嘴呼出，就像欢快地笑着时发出“嘻嘻”的声音似的。当子宫强烈收缩时，采用浅呼吸法，收缩开始减缓时恢复深呼吸。

练习时由连续20秒慢慢延长，直至一次呼吸练习能达到60秒。

第三步——喘息呼吸

当宫颈口几乎完全打开时，阵痛每隔1分钟左右1次。这时，孕妈妈先深呼气，然后深吸气，接着迅速连做4~6次浅呼气，比“嘻嘻”式浅呼吸还要更浅，也可以根据子宫收缩的程度调控速度。

练习时由一次呼吸练习持续45秒慢慢延长至每次呼吸能达90秒。

第四步——哈气

在进入第二产程时，医生会要求孕妈妈不要用力，以免发生阴道撕裂，等待宝宝自己挤出来。强烈的疼痛感几乎让孕妈妈难以忍受，但不要喊叫，因为这不但会消耗体力，而且对分娩毫无益处。先深吸气，然后快速有力地连吐4口气，接着使劲吐出所有的气。

练习时每次需达90秒，直到不想用力为止。

第五步——推气

此时宫颈已全部打开，医生会在即将看到胎宝宝头部的时候要求孕妈妈用力将其娩出。孕妈妈要用力把肺部的气向腹部下压，呼气要迅速，接着继续吸满一口气，像要大便时一样，努力将气向腹部下压，直到分娩结束。胎头娩出产道时，孕妈妈可以用短促的呼吸来缓解疼痛。

每次练习时至少要持续60秒。

有助顺产的 5 个动作

临产前，产科医生都会建议孕妈妈多走动走动，不要躺在床上默默地忍受阵痛的来临。因为保持身体的直立能够加强地心引力和骨盆运动，使充足的血液流向胎盘，为即将进入“战斗”的胎儿提供更多的氧气，降低胎儿在产程中发生窒息的风险。这里有 5 个有助顺产的动作，孕妈妈临产时可以做一做。

压腿：将一只脚放在比较稳固的椅子、床或者楼梯上，身体前倾，像压腿的姿势一样，在宫缩到来时摇晃臀部。这样做可以促进骨盆打开，胎儿下降的空间也会变得更宽敞。

深蹲：两脚分开，用手扶住床或者椅子作为支撑，然后屈膝下蹲、半蹲或者完全蹲下都可以。宫缩时做此动作，有助于转移压力，可以有效地减轻疼痛。不过，这个动作会让腿部承受一定的压力，所以最好在预产期前几周或者几个月就开始练习下蹲的动作。

身体前倾：在桌子或者床上放置一个枕头，如果床能升降，最好调到最高。身体前倾，随意趴靠在枕头上。当宫缩时，就摇晃臀部。因为这个动作是站立的姿势，所以重力会起到一定的加速产程的作用，而且在宫缩时，靠在柔软的物体上会感觉非常舒适，更容易放松。

左侧卧：在阵痛的间歇期，如果想休息，可以采取左侧卧，双腿间放一个枕头。因为无论是平躺还是右侧卧，孕妈妈的身体都有可能会压迫大动脉，从而导致血液循环不畅，影响胎儿的氧气供给。所以，最佳的休息姿势应该是左侧卧。

伸懒腰：跪在地板上或床上，双手撑地，把腰向上拱起，放平，然后再拱起，再放平。这样交替进行，宫缩时摇晃臀部。这个动作使胎宝宝受到的压力最小，动脉和脐带也不易受到压力，要比一直躺在床上感觉舒服。

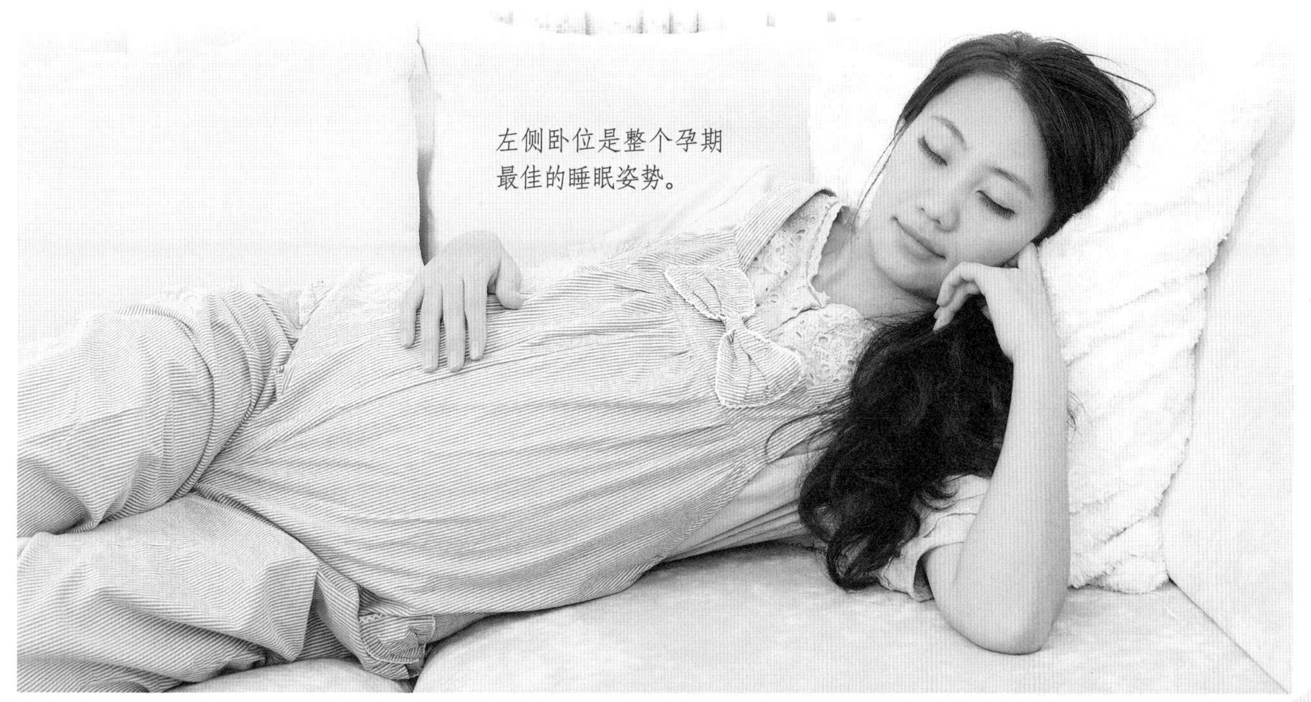

左侧卧位是整个孕期最佳的睡眠姿势。

孕妈妈体操：骨盆运动

骨盆运动可以锻炼孕妈妈骨盆底的肌肉，增强肌肉的弹性，让孕妈妈的骨盆在分娩时充分地打开，让胎宝宝顺利娩出。

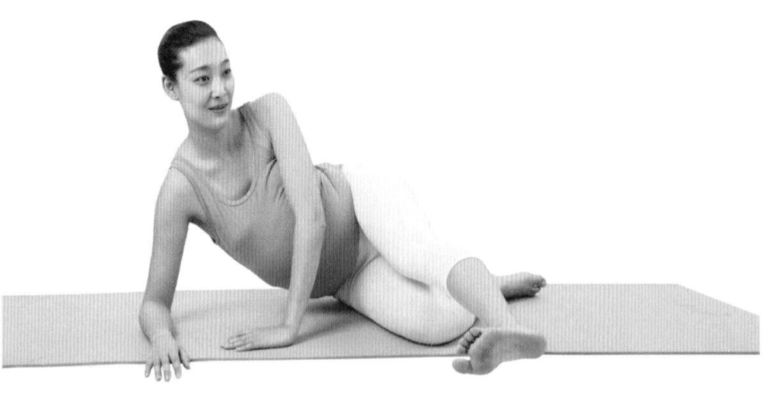

1 以舒适的姿势侧卧在垫子上，上身抬起，右小臂着地，并屈肘做支撑动作，右腿向内屈膝，左手臂自然地放在胸前，左腿抬起并向前伸直，心里从 1 默数至 10，先深吸气，再呼气，身体恢复原状。然后换另一侧进行练习。

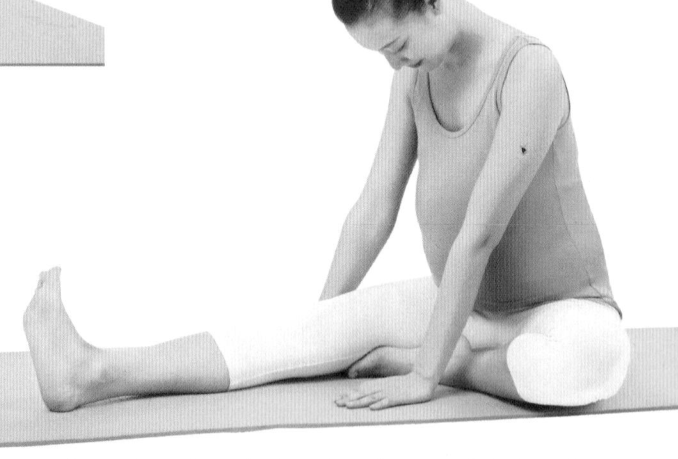

2 取舒适的姿势坐在垫子上，左腿屈膝盘起，右腿向前伸直，双臂撑地，上身向前倾，头下垂，深呼吸后换另一侧。

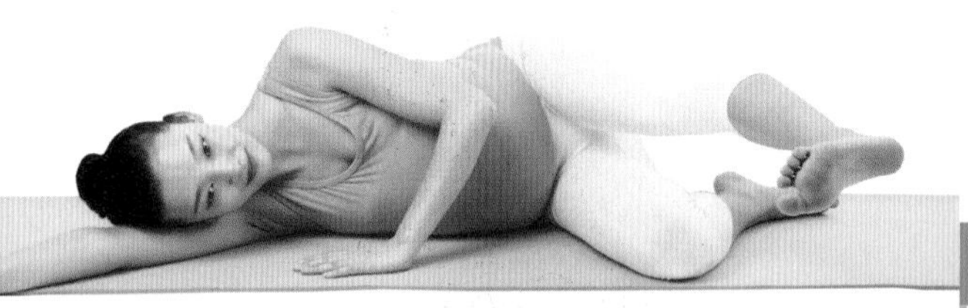

3 侧卧在垫子上，右手臂伸直垫在头下，右腿屈膝弓起，左手臂放在胸前，左腿抬起伸直，保持腿部肌肉紧张。然后换另一侧进行练习。

小提醒

- 以上 3 个动作的强度比较大，孕妈妈不用强求自己全部做到，每次选择 1~2 个动作，每个动作做 5 分钟即可。

孕妈妈体操：抱球婴儿式

子宫开始收缩后，一阵阵腹痛侵袭着孕妈妈，会使人难以忍受，心里也很恐惧，身心备受煎熬。如果采取一些恰当的姿势，可以帮助孕妈妈缓解疼痛，有助于顺利度过分娩关。抱球婴儿式体操是个很好的待产体式，当有宫缩出现时，或是疲劳时都可以利用此体式来放松。

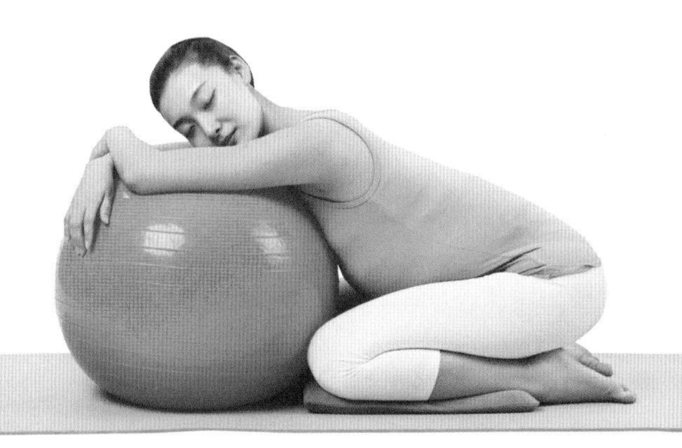

1 跪坐在垫子上（可在瑜伽垫上放毛毯或椅垫），臀部向下放松地坐在脚跟上，双手环抱于球上，将脸侧向一边，颈部、肩膀、背部、臀部及双腿都放松，随呼吸左右摇摆身体。

2 跪坐时间较长会感觉脚踝有压力，可选择跪立，大腿与地面垂直，将球放于胸廓下方，腰部不要过度地塌陷向下，腹部放松，双手环抱球，将脸侧向一边。

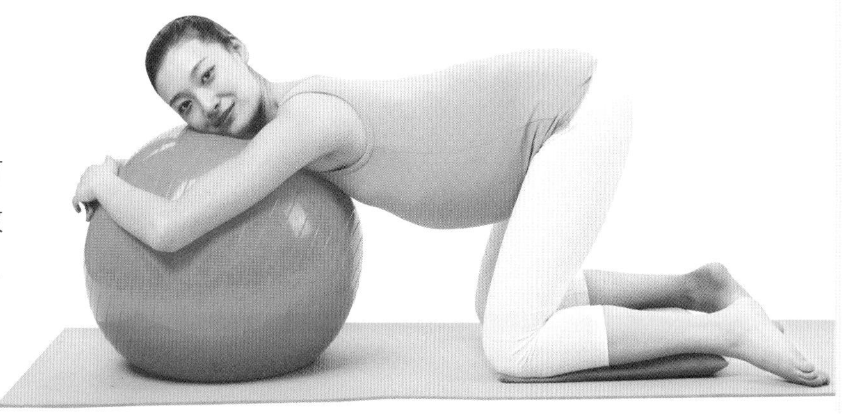

小提醒

- 这个运动的强度不大，不会引起孕妈妈的心率变化。而且不仅在宫缩时可以缓解疼痛，对孕晚期的背痛也有很好的缓解作用，可以在方便时随时进行。

附录：
产科门诊月子问题排行榜

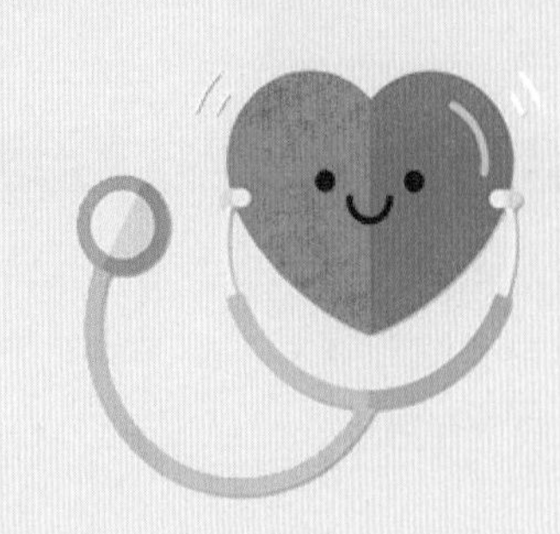

坐月子，除了分娩后在医院的那几天之外，新妈妈是很少接触产科医生的。而新妈妈在此期间产生的各种疑问，无论是生活上还是饮食上的，都只能通过查资料或者咨询长辈来解决，但不管是哪种方式，都不如跟产科医生直接交流得到的信息专业和靠谱。下面就来听听产科医生的专业指导。

怎样自行缓解宫缩痛

分娩后，因宫缩而引起的下腹部阵发性疼痛会让新妈妈感觉不舒服。此时，一个热水袋就能帮助新妈妈缓解腹部的疼痛。家人也可以用手掌稍微施力，帮新妈妈做环形按摩，直到感觉该部位变硬，以促进宫腔内残余物的排出。新妈妈还可以自检宫缩状况：用手触及腹部，如果总是像个硬球，就说明宫缩良好。

会阴侧切后想要大便怎么办

会阴侧切缝合后，新妈妈往往会有想大便的感觉，其实这是正常的。因为产后 2 小时，新妈妈子宫还偶有宫缩，并伴随着恶露排出，侧切伤口缝合后，也有轻微的伤口血肿。如果此时新妈妈的膀胱充盈，压迫会阴部位，肌肉之间互相牵拉，就会令新妈妈产生想要大便的感觉。只要排完尿液，解除压迫，想大便的感觉就会减轻。

产褥期体温略高正常吗

新妈妈在产后一定要定时量体温，如果发现体温超过 38℃就要当心了。分娩之后的 24 小时内，由于过度疲劳，可能会发热到 37.5~38℃，但这以后，体温应该恢复正常。如有发热，必须查清原因，及时处理。

产后需要控制饮食吗

新妈妈要适度饮食，不仅为了漂亮，更是为了健康。产后过量的饮食，会让新妈妈体重增加，对于产后恢复并无益处。进行母乳喂养的新妈妈，如果乳汁不够宝宝吃，孕妈妈的食量可以比孕期稍增，最多增加 1/5 的量；如果乳汁正好够宝宝吃，则与孕期等量；如果没有奶水或是不能母乳喂养，食量和非孕期差不多就可以。

剖宫产后月经不规律是怎么回事

由于剖宫产手术对新妈妈的子宫有一定创伤，所以剖宫产的妈妈产后前几次的生理周期都不是很规律，月经来的间隔时间、来的量等，都可能和怀孕前不太一样，不过几次过后就会趋于稳定。如果新妈妈产后生理周期长期紊乱，就要及时咨询妇科医生，以免忽略了其他生理问题。

生完就要开始喝催乳汤吗

过早喝催乳汤，乳汁下来太快、太多，新生儿根本吃不完，不仅容易造成浪费，还会造成新妈妈乳腺管堵塞，甚至引起乳腺炎。因此，新妈妈刚生完孩子不宜马上喝催乳汤，建议在分娩后的第 2 周开始喝清淡的鱼汤、肉汤等下乳的汤、粥。

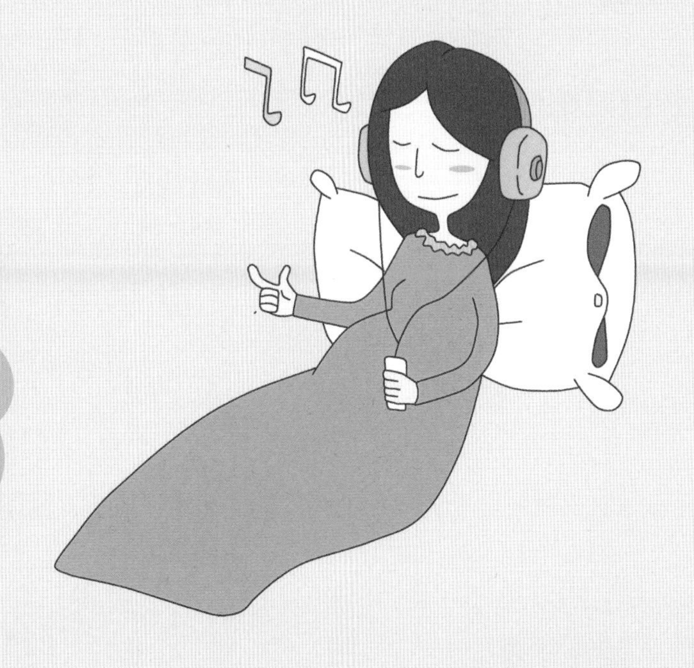

产科门诊新生儿问题排行榜

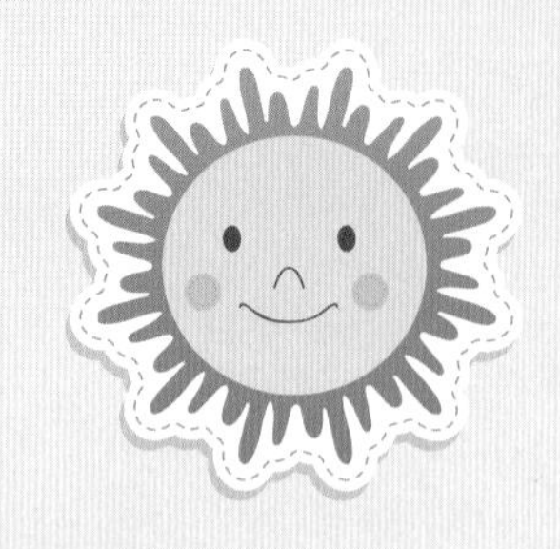

提到宝宝，新妈妈往往幸福又忐忑，经常跟其他人交流育儿经验。但是和老一辈人交流后，发现老一辈人说得挺有道理的，和年轻妈妈交流一番后，又发现年轻妈妈的育儿理论和老一辈相去甚远，所以有些不知所措。幸好我们还可以多多咨询医生，那么关于新生儿的喂养和护理问题，我们来听听医生是怎么说的。

新妈妈奶水少，不喂配方奶宝宝会不会挨饿

宝宝头几个月总有频繁吃奶的时候，因为宝宝正在经历“猛长期”，会通过频繁吸吮来刺激母亲分泌更多的乳汁。此时，新妈妈不要想当然地加喂配方奶，而是要坚持勤喂几天，这样乳汁分泌量就会逐渐满足宝宝的需求。

该不该宝宝一哭就喂

有些新妈妈认为宝宝一哭就是饿了，赶紧喂奶，这是不对的。新妈妈要先搞清楚宝宝究竟为什么哭，不能一哭就喂，否则容易造成喂养过度。其实，宝宝一般的哭闹，主要是想引起妈妈的关注，想让妈妈抱一抱。如果你抱起宝宝，他还是哭，那可能是饿了，也可能是有大小便、肠胃不适或者被蚊虫叮咬了，新妈妈要多注意观察。

配方奶越贵越好吗

市场上的配方奶多种多样，价格也高低不同，那么是不是越贵就越好呢？事实上，配方奶在营养成分上是不相上下的。新妈妈在选择配方奶时应该理性，最好选择品牌信誉度好、适合宝宝胃口的配方奶，而不能简单地认为价格高的就是好的。

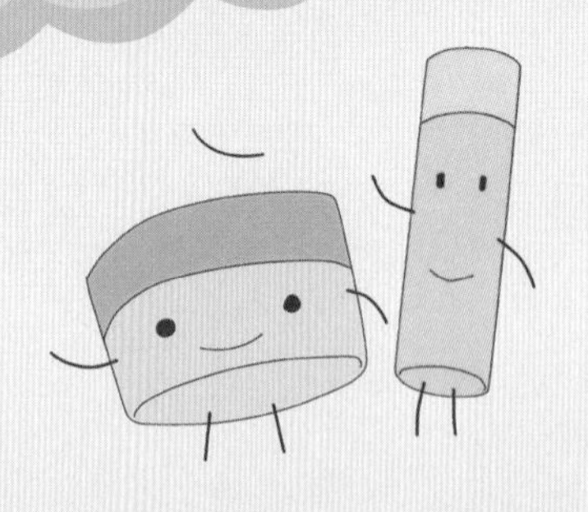

母乳喂养的宝宝还要打疫苗吗

母乳中存在一定的免疫球蛋白，可以增强宝宝的体质，提高宝宝的免疫力，但并不是说母乳喂养的宝宝就不用接种疫苗了。因为母乳并不能像疫苗一样可以预防某些特定的传染病。母乳喂养的宝宝可能会少感冒，但并不能预防脊髓灰质炎、百日咳等疾病，新手爸妈还是应当及时带着宝宝去接种疫苗。

宝宝没长牙需要清洁口腔吗

口腔不洁净，很容易引发牙龈炎，表现为宝宝牙龈红肿、流口水、不愿意吃东西等。因此，新妈妈要在宝宝每次进食后为宝宝清洁口腔。可以将纱布用温水蘸湿，拧干后套在食指上，伸入宝宝口腔将宝宝嘴里的奶渣清理干净。

感冒的宝宝能洗澡吗

宝宝感冒后，洗澡仍可照常进行，因为洗澡可以清洁皮肤、消除汗液，使宝宝感到舒服凉爽。另外，温水浴还是宝宝最佳的物理降温方法，能使发热的宝宝全身皮肤血管扩张，改善血液循环，解除四肢肌肉痉挛，从而达到物理降温的目的。

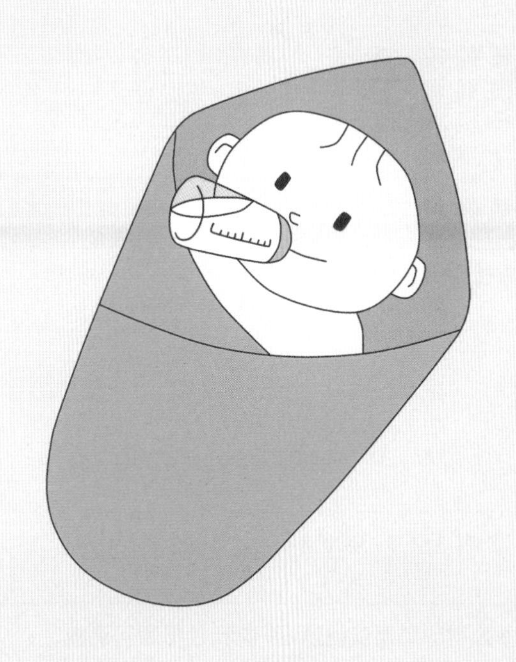

图书在版编目（CIP）数据

干货！产科专家说怀孕 / 王琪主编 . -- 南京：江苏凤凰科学技术出版社，2019.11

（汉竹 • 亲亲乐读系列）

ISBN 978-7-5537-9194-4

Ⅰ . ①干… Ⅱ . ①王… Ⅲ . ①妊娠期－妇幼保健－基本知识 Ⅳ . ① R715.3

中国版本图书馆 CIP 数据核字 (2018) 第 087164 号

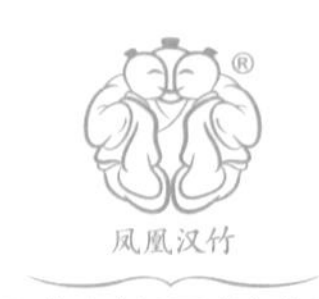

中国健康生活图书实力品牌

干货！产科专家说怀孕

主　　编	王　琪
编　　著	汉　竹
责任编辑	刘玉锋　黄翠香
特邀编辑	李佳昕　张　欢
责任校对	郝慧华
责任监制	曹叶平　方　晨
出版发行	江苏凤凰科学技术出版社
出版社地址	南京市湖南路1号A楼，邮编：210009
出版社网址	http://www.pspress.cn
印　　刷	北京瑞禾彩色印刷有限公司
开　　本	715 mm × 868 mm　1/12
印　　张	15
字　　数	300 000
版　　次	2019年11月第1版
印　　次	2019年11月第1次印刷
标准书号	ISBN 978-7-5537-9194-4
定　　价	39.80元